LOS PIONEROS DEL PSICOANÁLISIS DE NIÑOS

LOS PIONEROS DEL PSICOANÁLISIS DE NIÑOS
Teorías y técnicas que influyen el desarrollo normal del niño

Beatriz Markman Reubins

Editado por
Marc Stephan Reubins

KARNAC

Primera publicación: 2014
118 Finchley Road, London NW3 5HT
Reino Unido

Título original: *Pioneers of Child Psychoanalysis: Influential Theories and Practices in Healthy Child Development* copyright © 2014 Beatriz Markman Reubins
Esta traducción copyright © 2015 Karnac Books Ltd.

ISBN: 978-1-91044-402-3

www.karnacbooks.com/es

Dedicado a mi marido Marc y a mi hija Gabriella

ÍNDICE

AGRADECIMIENTOS

Quisiera expresar mi gratitud a los doctores Harold Blum, Horacio Etchegoyen, Eugene Halpern y Marc Reubins, personas a las que admiro, por aceptar la lectura de mi libro y guiarme con su conocimiento e inteligencia.

Quisiera agradecer al Dr. Blum sus claras ideas y sugerencias al leer el capítulo sobre Freud, y al Dr. Halpern sus valiosos comentarios.

Estoy muy agradecida al Dr. Horacio Etchgoyen por sus excelentes comentarios sobre el capítulo de Melanie Klein.

Agradezco a la Dra. Raquel Goldstein, experta en las ideas de Winnicott, sus enriquecedores comentarios.

Quisiera agradecer a mi amigo y colega Dr. Andrés Rascovsky, ex-presidente de la Asociación Psicoanalítica Argentina, que me sugiriera la obra de su padre, *Filicidio*, que me permitió incluir al pensador Dr. Arnaldo Rascovsky y sus valiosas ideas.

Estoy agradecida a mi esposo Marc, psicoanalista de adultos y niños, que me ayudó con sus ideas, me sugirió agregar el capítulo sobre los pioneros alrededor del mundo y aceptó ser el editor del libro en lengua inglesa.

Quisiera también dar las gracias a mi colega, el Dr. John Christmann, quien me ofreció su ayuda en la versión inglesa del libro,así como también al Dr. Daniel Cohen, por leer el libro y escribir una valiosa reseña.

Quisiera agradecer a mi amiga, la Lic. Diana Pollak, que leyera el manuscrito en español y me brindara sus valiosas ideas.

Un reconocimiento especial para mi hija Gabriella por leer mi obra además de ayudarme con el inglés y con los conceptos e ideas. También le agradezco su aportación a la cubierta del libro: su creatividad se refleja en una de sus pinturas, que he utilizado en esta cubierta.

También quisiera agradecer a todos mis pacientes a lo largo de mis cuarenta años de práctica, quienes me inspiraron para aprender e investigar continuamente y me llevaron al estudio de estos grandes pensadores.

Mi más sincero agradecimiento a mi editor de la edición original en lengua inglesa, Rod Tweedy, quien desde el comienzo hasta el final de la publicación en Londres estuvo siempre a mi lado.

Por último, quisiera expresar mi agradecimiento a toda la gente que me ha dado la oportunidad de expresar mi conocimiento y mis ideas sobre la importancia del desarrollo del niño.

ACERCA DE LA AUTORA

Beatriz Markman Reubins recibió su Doctorado en Medicina en la Facultad de Medicina de la Universidad de Buenos Aires. Es Licenciada en Psicología, graduada en la Facultad de Filosofía y Letras de la Universidad de Buenos Aires.

Se especializó en psiquiatría de niños, adolescentes y adultos en el Hospital North Shore, en Long Island, NuevaYork. Es psicoanalista de niños, adolescentes y adultos, graduada por la Asociación Psicoanalítica Argentina (APA).

Actualmente enseña psicoanálisis de niños y adultos a residentes en psiquiatría de adultos y niños en NorthShoreLIJ Hospital y ejerce la práctica privada en su consultorio de Old Westbury, Long Island, Nueva York.

Markman Reubins es miembro de la Asociación Psicoanalítica Argentina, ex-presidenta de la Sociedad Psicoanalítica de Long Island, miembro de CAPA (China-American Psychoanalytic Allience) y miembro de la International Psychoanalytical Association (IPA).

Su marido, Marc Reubins, es psiquiatra y psicoanalista especializado en niños, adolescentes y adultos, su hija Gabriella, es también Doctora en Medicina.

ACERCA DEL EDITOR DE LA VERSIÓN INGLESA

Marc Stephan Reubins, MD, recibió su Doctorado en Medicina en la Escuela de Medicina de Chicago. Se formó en psiquiatría de adultos en el Hillside Medical Center (Long Island Jewish Hospital), donde fue jefe de residentes en su último año. Se especializó en el Albert Einstein Medical Center en psiquiatría de adolescentes y niños, recibió formación en psiquiatría forense en la New York University School of Medicine. Cuenta además con la certificación del American Board of Medical Specialist en psiquiatría de adultos, adolescentes y niños. Se graduó como psicoanalista en la New York Psychoanalytic Society de New York.

El Dr. Reubins es miembro de la American Psychoanalytic Association y de la International Psychoanalytic Society, así como ex-presidente de la Long Island Psychoanalytic Society de New York. Está casado con Beatriz Markman Reubins, MD, y es el padre de Gabriella Juliet Reubins, MD.

PALABRAS PRELIMINARES

*Harold Blum**

Este libro provee una lúcida introducción a Freud y sus comienzos en la teoría psicoanalítica.

La autora comienza con la biografía de Freud, su familia, sus amigos y sus discípulos de una manera elaborada artísticamente. Los aspectos humanos y complejos de la personalidad de Freud se revelan en su actitud hacia los disidentes, los que le abandonaron, y hacia los antagonistas del psicoanálisis. Los conceptos básicos y el desarrollo de la teoría están diagramados en secuencia cronológica.

Beatriz Markman Reubins logra una integración que al mismo tiempo estimula la investigación y las preguntas. El libro abre nuevos caminos, que inspiran al lector a estudiar más profundamente la historia del movimiento psicoanalítico. Es especialmente recomendable para aquellos que desean ampliar su conocimiento sobre Freud, sus continuadores y los pioneros que enriquecieron el psicoanálisis en la práctica y en el pensamiento.

---

*Ex-editor del Journal of the American Psychoanalytic Association.
Vicepresidente de la Asociación Psicoanalítica Internacional.

PRÓLOGO

R. Horacio Etchegoyen*

Muchos libros se han escrito en el pasado sobre el análisis de niños, y tengo el gusto de presentar uno de los pocos que ofrecen un amplio resumen de esta disciplina.

Junto al mérito de ocuparse de *todos* los pensadores, este libro también tiene el mérito de hacerlo con amplitud y ecuanimidad. Empieza con Freud y sus grandes descubrimientos, repasando la primera y segunda tópica, para recorrer sus diversos artículos sobre la psicología del niño, con especial atención dedicada al análisis de Juanito.

En el siguiente capítulo la autora estudia cuidadosamente la vida y la obra de Anna Freud, destacando en primer lugar sus aportes singulares a los mecanismos de defensa. En este estudio, Anna sigue las ideas de su padre, pero agrega también la idealización, el altruismo y la identificación con el agresor, que Ferenczi había descubierto también un par de años antes.

*Ex-presidente de la Asociación Psicoanalítica Internacional.
Ex-presidente de la Asociación Psicoanalítica de Buenos Aires.

En *Normality and Pathology in Childhood*, Anna Freud—sostiene la autora—introduce una idea fértil y original, la de "líneas del desarrollo", que sigue los perímetros del crecimiento infantil en el marco de la maduración emocional, en términos de la interacción del yo con el ello, el superyó y el mundo exterior, atendiendo al desarrollo libidinal y de los impulsos agresivos. Describe, también, la evolución que va desde la dependencia infantil a la organización del yo y sus relaciones de objeto. La autora se preocupa de señalar que las múltiples líneas del desarrollo no siempre evolucionan simultáneamente, lo que no es necesariamente patológico.

La Dra. Markman Reubins recuerda su impresión de la visita a Anna Freud en la Hampstead Clinic (hoy Anna Freud Center), donde surgió la idea de escribir este libro. Este capítulo concluye con una clara exposición de la técnica de Anna Freud con los niños.

Si la exposición de Anna Freud resulta exhaustiva y rigurosa, no lo es menos la que le sigue, dedicada a Melanie Klein. Tras exponer la vida familiar y el matrimonio de Melanie con Arthur Klein, la autora traza su ciclo vital, a partir de Budapest, donde se encontró con Ferenczi, su analista y maestro durante muchos años y quien le animó a tratar niños. En Budapest tuvo su primer contacto con los niños, donde analizó a su hijo Eric. Después de sus primeros trabajos, Melanie Klein se instaló en Berlín, invitada por Abraham, con quien volvió a analizarse. Allí desarrolló su técnica del juego para tratar a los niños, siempre apoyada por Abraham. Su muerte a finales de 1925 fue un duro golpe para Melanie Klein, quien, al año siguiente e invitada por Jones, se instaló en Londres donde ejerció hasta su muerte.

Si Berlín fue la cuna de su técnica del juego y de sus numerosos hallazgos clínicos, Londres fue el lugar donde Klein elaboró sus ideas teóricas sobre el desarrollo del niño, con su teoría de la posición depresiva y, después, de los mecanismos esquizoides y la identificación proyectiva. La autora le presta gran atención a la idea de fantasía inconsciente, a partir del trabajo de Susan Isaacs, *Naturaleza y función de la fantasía*.

La Dra. Markman Reubins se esmera por exponer las ideas de Melanie Klein y sus disputas con Anna Freud en las famosas discusiones de los años cuarenta y sus últimas propuestas sobre la teoría de la envidia y de la gratitud. El capítulo termina con las ideas técnicas de Melanie Klein, que son comparadas con las de Anna Freud.

No menos atención le presta la autora a otro de los grandes pioneros del psicoanálisis infantil, Donald Winnicott. Nacido en Plymouth,

Inglaterra, se recibió como Doctor en Medicina a finales de la Primera Guerra Mundial y se especializó en pediatría, al tiempo que empezó su entrenamiento psicoanalítico con James Strachey y siguió años después con Joan Rivière. Durante la Segunda Guerra Mundial, Winnicott se ocupó de los niños evacuados y le impresionó notablemente el efecto que les provocaba la privación. Se dio cuenta del papel del entorno en el desarrollo infantil y sus tendencias antisociales. Se unió entonces a Melanie Klein, con quien supervisó muchos años (y, además, analizó a su hijo menor, Eric).

La personalidad de Melanie Klein y sus ideas influyeron mucho a Winnicott, aunque eso no le impidió desarrollar sus propias ideas, que no comulgaban con el instinto de muerte y la envidia primaria. Gradualmente Winnicott se fue alejando de Klein, a quien siempre consideró una gran analista y un genio. Compartió con ella la decisiva influencia que tienen los primeros años de la vida del niño y la relación con la madre.

Como otros analistas, que apreciaron mucho a Klein pero se reservaban el derecho a disentir con ella, Winnicott fue uno de los líderes del Grupo Independiente, entre Anna Freud y Melanie Klein (Middle Group), al que pertenecieron grandes pensadores como Fairbairn, Balint, Bowlby, Limentani y otros no menos destacados.

En su juiciosa descripción del despliegue teórico de Winnicott, Markman Reubins destaca su forma de entender el desarrollo del niño, desde un comienzo de no integración más que de disociación e instinto de muerte. El papel de la madre es determinante y, para él, los cuidados maternos tienen un peso que Klein, tal vez, no valoró lo suficiente. Hay un puente entre lo interno y lo externo en el área que llama el *espacio transicional*. De esto depende el desarrollo de un verdadero self o un falso self, en correlación con una madre "suficientemente buena" (*holding*).

Después de su cuidadosa descripción de las ideas de Winnicott, la autora expone la forma en la que él entiende el proceso terapéutico, en la dialéctica de la interpretación y el *holding* en una experiencia singular de juego entre dos personas.

En el capítulo VI, la autora se atreve con un ejercicio clínico con una paciente suya, Alicia, una niña de cinco años, que le sirve para mostrar cómo los tres grandes autores que ha estudiado procederían con este caso clínico. Se trata de un ejercicio sumamente instructivo, que—estoy seguro—encantará al lector.

En los capítulos siguientes Markman Reubins estudia con su respeto habitual a otros autores como Hermine Hug-Hellmuth, Sabina Spielrein, Phyllis Greenacre, Sophie Morgenstern, Rene Spitz, Erickson, Arnaldo Rascovsky, Dolto, Arminda Aberastury.

En las *Conclusiones*, la autora sostiene que estudiar todas las teorías abre el camino para comprenderlas, al ver las coincidencias y las discrepancias. A pesar de las diferencias, a veces intensas, Markman Reubins señala que hay muchos puntos en los que todas las teorías coinciden, como la gran importancia de la experiencia temprana y la relación madre-bebé, incluyendo también el valor del padre. Hay coincidencia, asimismo, en la influencia del medio social en el desarrollo de la personalidad.

Todos los pensadores afirman que no es fácil para los padres cumplir con las necesidades de la crianza y la autora señala, con cierto pesar, la ignorancia de los padres que dejan a su hijo recién nacido en manos extrañas para irse de paseo a la playa durante diez o quince días. Su mayor interés, concluye la autora, es transmitir este legado a los psicoanalistas y a los padres.

Estamos ante un libro completo, lleno de rigor y ecuanimidad, sereno y entusiasta, que llevará al lector a un mundo rico y variado. La autora hizo un gran esfuerzo para escribirlo. El lector la premiará al leerlo y agradecerá su esfuerzo.

Buenos Aires

PREFACIO

La motivación para escribir este libro nació en mi mente cuando conocí a Anna Freud en la Clínica de Hampstead, en Londres, en el año 1974; allí la vi en acción mientras ella moderaba la presentación de un caso en sus conferencias semanales. Encontré sus pensamientos, su carisma, su fuerte personalidad y sus penetrantes ojos profundamente esclarecedores. Esta experiencia marcó el comienzo de mi interés en la investigación de las diferentes formas de acercarse a la teoría y a la técnica. Después de la conferencia, me acerqué a ella y le expresé mi deseo de volver a la clínica; cálidamente me dio la bienvenida y me invitó a volver.

El segundo día, me encontré con la Sra. Mason, la psicoanalista que había presentado el caso en la conferencia, y tuve la oportunidad de ver los consultorios y de discutir algunos de mis casos con ella. Después de esta segunda vez, mi mente se abrió a otras formas de acercamiento en el tratamiento de niños.

Había llegado a Inglaterra con una formación kleiniana, tanto en la teoría como en la práctica. Durante mi formación en psicoanálisis en la Asociación Psicoanalítica Argentina (APA), sólo la teoría kleiniana era aplicada al tratamiento de niños.

En ese momento, me pregunté: ¿Cuál es la verdad? ¿Quién tiene razón? Ambos, kleinianos y freudianos, trabajaban con niños, aunque con diferentes encuadres en teoría y práctica. Con el tiempo, con estudio y experiencia, me interesé por diferentes teorías, y concluí que todas tienen enormes contribuciones que hacer en el campo del psicoanálisis infantil. Descubrí con fascinación a otros psicoanalistas que estudiaron, observaron, investigaron y llegaron a importantes conclusiones. Desde Anna Freud hasta John Bowlby, cada uno nos dejó un enorme legado del que ahora nos beneficiamos en nuestro pensamiento y en nuestro trabajo.

Al comenzar a enseñar a los residentes en psiquiatría de adultos, y a los fellows en psiquiatría de niños, en el Hospital NSHLIJ, me interesó cultivar su curiosidad por las teorías y la técnica, de manera que pudieran aplicarlas a su trabajo clínico.

André Green (1927–2012), un importante psicoanalista francés, propuso la necesidad de integrar el modelo freudiano con los postfreudianos para crear un nuevo modelo que proveyera un campo común para nuestro entendimiento y práctica. Con la ampliación de nuestro conocimiento de la teoría, todos podrían entender la importancia de la constancia física y emocional en el comienzo de la vida del bebé, que es la base de la futura salud psicológica del niño, adolescente y adulto.

Mi meta y mi mayor interés al escribir este libro es transmitir a los jóvenes profesionales en el campo del psicoanálisis las teorías del desarrollo humano, prestando especial atención a las importantes experiencias del infante y cómo estas experiencias afectan la futura conducta del adulto. Así, ayudar a los analistas a ser una madre-analista "suficientemente buena" con sus niños-pacientes, como lo conceptualiza Winnicott.

Las teorías descritas en este libro pueden servir como modelo y guía para los padres a través del proceso de desarrollo, y así evitar patologías futuras.

El Dr. Charles Brenner, un importante psicoanalista norteamericano, dijo que con el conocimiento de diferentes teorías, nosotros podemos utilizar las que nos pueden ayudar, y descartar, definitiva o transitoriamente, las que no nos sirven en nuestra práctica (*Comunicación Personal*, 1980).

INTRODUCCIÓN

Al crear la teoría y técnica innovadora del psicoanálisis para entender la psicopatología, Sigmund Freud plantó la semilla en otros campos donde su teoría también se podría aplicar. Uno de los más importantes fue el campo del psicoanálisis infantil. Desde entonces, muchos pensadores han descubierto, investigado y expandido teorías en el desarrollo del niño.

Después de muchos años de práctica psicoanalítica con adultos y niños, todavía me sorprende ver cómo muchos padres no tienen idea alguna de los riesgos y consecuencias que conlleva dejar a sus bebés y niños pequeños al cuidado de extraños, y en qué medida les afecta en su desarrollo futuro. Como terapeutas, podemos ayudar a los niños, pero otra meta importante es educar a los padres y futuros padres acerca de los factores de riesgo en el desarrollo del niño.

Este libro describe las vidas y las teorías de los pioneros en el psicoanálisis de niños, quienes crearon este campo y contribuyeron al entendimiento del desarrollo del niño. A través de observaciones e investigación, los psicoanalistas que presento aquí también progresaron en orientar a otros analistas que avanzaron en el estudio del desarrollo infantil. A su vez, este proceso nos ayuda en nuestra comprensión de los pacientes adultos, quienes a través de sus síntomas expresan las dificultades, los conflictos y las ansiedades de conflictos no resueltos en la niñez.

Las biografías de los hombres y las mujeres que desarrollaron las tempranas teorías y técnicas en el campo del psicoanálisis de niños, nos dan una perspectiva histórica pero también nos ofrecen una lente a través de la cual podemos observar la mente de estos pioneros, en su creatividad y motivación.

Los conceptos fundamentales de cada pionero han sido sintetizados con la intención de señalar cómo ellos entendieron y conceptualizaron sus observaciones de la conducta de los niños y de sus padres. Por último, espero que, al estudiar estos autores y el contexto en que se desarrollaron sus teorías, los terapeutas se inspiren para futuras investigaciones y generen un enriquecimiento del trabajo clínico y teórico.

CAPÍTULO I

Sigmund Freud

Muchos volúmenes se han escrito acerca de la vida y del trabajo de Sigmund Freud. En este capítulo, nos limitamos a la descripción de su familia, de sus padres, de sus hermanos, de sus hijos y nietos, y a la historia de la Sociedad Psicoanalítica de Viena, formada por su círculo de amigos, así como a los pioneros que formaron la Sociedad Psicoanalítica Internacional.

Freud y sus hermanos

Sigmund Freud nació el 6 de mayo de 1856, en un pueblo de Moravia, Freinberg (conocido actualmente como Pribor, en la República de Checoslovaquia), durante la era del Imperio Austríaco. Sus padres eran de origen judío galitziano.

Su padre, Jacob Freud (1815–1896), nació en Tysmenitz, Galitzia, parte del Imperio austrohúngaro. En 1886, a la edad de cuarenta y un años, Jacob se casó por segunda vez (aunque posiblemente fuera su tercer matrimonio) con la que sería la madre de Sigmund Freud, Amalia Malka Nathansohn, veintiún años menor que Jacob. Sigmund fue el primer hijo de la pareja.

Jacob Freud tenía dos hijos de su primer matrimonio con Sally Kenner (1829–1852): Emanuel (1833–1914) y Philipp (1836–1911). Ambos niños nacieron en Tysmenitz, Galitzia. No se sabe con certeza si Jacob tuvo una segunda esposa, Rebecca, que habría muerto después de tres años de matrimonio (1852–1855).

El hijo mayor de Jacob, Emanuel, se casó con Marie en la ciudad de Freiberg, y tuvieron dos niños: Johann (1855–1919) y Pauline (1855–1944). Johann y Sigmund eran muy cercanos en edad, y durante su temprana edad jugaron juntos, pero cuando Emanuel emigró con su familia a Manchester, Inglaterra, en 1860, perdieron contacto. En Manchester, Emanuel y Marie tuvieron dos hijos más, Bertha (1866–1940) y Samuel (1870–1945). El segundo hijo de Jacob, Philipp, se casó con Bloomah Frankel, con quien tuvo dos hijos, Pauline (1873–1951) y Morris (1875–1938).

Sigmund Freud mantuvo contacto con sus medio hermanos y sus familias en Inglaterra a través de su correspondencia con Samuel, y los dos hombres eventualmente se reunieron por primera vez en Londres en 1938, un año antes de la muerte de Freud.

Jacob Freud tuvo ocho hijos con su esposa Amalia Nathansohn. Sigmund, cuyo nombre de nacimiento era Sigismund Schlomo, fue el primero en nacer, en 1856; decidió cambiar su nombre a Sigmund en 1877, a los veintiún años.

Freud y sus hermanos

Sigmund (Freinberg 6 de mayo de 1856-Londres 23 de septiembre de 1939)

Julius (Freinberg octubre de 1857-Freinberg 15 de abril de 1858)

Anna (Freinberg 31 de diciembre de 1858-NuevaYork 11 de marzo de 1955)

Rosa (Viena 21 de marzo de 1860, deportada el 23 de septiembre de 1942)

Mitzi (Viena 22 de marzo de 1861, deportada el 23 de septiembre de 1942)

Dolfi (Viena 23 de julio de 1862, deportada el 23 de septiembre de 1942)

Pauline (Viena 3 de mayo de 1864, deportada el 23 de septiembre de 1942)

Alexander Gotthold Ephraim (Viena 19 de abril de 1866-Toronto, Canadá 23 de abril de 1943).

El primer hermano, Julius, murió antes de cumplir un año (1858), cuando Sigmund era pequeño. Su primera hermana, Anna, nació en Freinberg en 1858, y fue la única de sus hermanas que sobrevivió la ocupación nazi. Anna se casó con Ely Bernays (1860–1921), cuñado de Freud. En 1892, los Bernays emigraron a los Estados Unidos y se establecieron en Nueva York. Tuvieron cuatro hijas y un hijo, Edward Bernays (1891–1995), quien logró ser un conocido publicista en Nueva York. Edward tuvo cuatro hijas: Judith, Lucy, Hella y Martha.

La segunda hermana era la favorita de Freud. Regine Debora (Rosa) (1860–1942) se casó con un médico, Heinrich Graf (1852–1908), y tuvieron un hijo, Hermann (1897–1917), que fue asesinado en la Primera Guerra Mundial. También tuvieron una hija, Cacilie (1899–1922), quien se suicidó después de una desventura amorosa.

Su hermana Maria (Mitzi) se casó con su primo Moritz Freud. Tuvieron tres hijas y un hijo: Margarete, Lily, Martha y Theodor, que murió ahogado a la edad de veintitrés años.

Esther Adolfine (Dolfi) nunca se casó y permaneció en el hogar cuidando de sus padres hasta su muerte. Su quinta hermana, Pauline Regine (Paula), se casó con Valentine Winternitz (1859–1900). La pareja emigró a los Estados Unidos, donde nació su hija Rose Beatrice en 1896. Después de la muerte de su esposo, Paula y su hija volvieron a Europa. Cuando Rose tenía diecisiete años, comenzó a tener problemas psicológicos; diez años después, se quedó embarazada y se casó con Ernst Waldinger, un poeta. No fue una relación feliz, y en 1931 Rose tuvo una recaída y volvió a los Estados Unidos, donde se analizó con Paul Federn en Nueva York en 1946.

El hermano menor, Alexander, se casó con Sophie Sabine Schreiber. La pareja tuvo un hijo, Harry (1909–1968). Alexander era muy inteligente y trabajador: progresó y se dedicó al transporte en la Cámara de Comercio de Viena. Al aproximarse la Segunda Guerra Mundial, Alexander perdió su negocio, y en marzo de 1938 se escapó con su familia a Suiza. Más adelante, en septiembre, emigró a Londres, donde se reunió con su hijo Harry. Finalmente, la pareja emigró a Canadá, donde Alexander murió en 1943.

Su padre, Jacob Freud, murió el 23 de octubre de 1896, a la edad de ochenta y un años; su madre, Martha Freud, murió en 1930, a la edad de noventa y cuatro. Ambos fallecieron en Viena.

Durante la persecución nazi, Freud le pidió ayuda a Marie Bonaparte, para gestionar un permiso de salida de Viena para sus hermanas. En ese momento no fue posible y sus cuatro hermanas fueron asesinadas por los nazis, incluida Adolfine (Dolfi), quien fue asesinada en el campo de concentración de Treblinka.

Freud en Viena

En 1859, cuando Freud tenía cuatro años, la familia se mudó de Freinberg a Viena, después de que la crisis económica arruinara el negocio de telas del padre. Sigmund vivió en Viena hasta que se vio forzado a emigrar a Londres en 1938.

Freud ingresó en la facultad de medicina en la Universidad de Viena en 1873, a la edad de diecisiete años. Era un alumno brillante, el primero en la clase, y se graduó en marzo de 1881. Su investigación centrada en neurofisiología en el laboratorio de Brucke fue excelente, y en 1883 participó en el servicio de Theodor Meyner en el hospital psiquiátrico. Posteriormente se fue a Berlín a realizar su residencia y volvió a Viena en 1886.

Freud y sus hijos

En septiembre de 1886, Freud se casó con Martha Bernays (1861–1951), a quien amaba profundamente. En noviembre de 1895, Minna Bernays, la hermana de Martha, perdió a su prometido, Ignaz Schoenberg, amigo íntimo de Freud, y se mudó con los Freud, con quienes vivió el resto de su vida.

Freud y Martha tuvieron seis hijos y ocho nietos. Solo Anna, la menor, siguió el camino de su padre y fue psicoanalista.

Mathilde (Viena 1887-Londres 1978)
Jean Martin (Viena 1889-Londres 1976)
Oliver (Viena 1891-Willinstown 1969)
Ernst (Viena 1892-Londres 1970)
Sophie (Viena 1893-Viena 1920)
Anna (Viena 1895-Londres 1982).

La hija mayor, Mathilde, se casó con Robert Hollitscher en 1909. La pareja no tuvo hijos, y en 1938, durante la ocupación nazi, emigraron a Londres, donde se establecieron.

Su hijo mayor, Jean Martin, recibió ese nombre en honor del gran clínico francés Jean-Martin Charcot. Martin fue lugarteniente en la artillería austríaca entre 1914 y 1915, pero desde 1915 hasta 1919 estuvo prisionero en Génova, Italia, hasta que le liberaron a la edad de veinticinco años. Tras su vuelta, ya en Viena, cursó estudios de derecho y trabajó como abogado en un banco. Fue él quien manejó las cuentas bancarias y las finanzas de su padre.

Martin conoció en Viena a su esposa, Ernestine Drucker (1896– 1980), y se casaron el 7 de diciembre de 1919. La pareja tuvo dos hijos, Anton Walter (1921) y Myriam Sophie (1924). Después de la ocupación nazi, en 1938, la pareja escapó a Francia. Se separaron pero nunca se divorciaron. Ernestine permaneció en Francia con su hija, y Martin se fue a Londres. Ella y su hija se escaparon de Francia en 1940, vía Marruecos, desde donde se trasladaron en barco a los Estados Unidos. Ernestine estudió patologías del lenguaje en ese país, donde trabajó hasta su muerte en 1980. La vida de Martin en Londres fue muy difícil. Cambió frecuentemente de trabajo y su último empleo fue en un negocio de tabaco cerca del Museo Británico. En 1958, a pesar de la sugerencia de su hermana Anna de no hacerlo, publicó sus memorias: *Sigmund Freud: mi padre*. Es un libro que aún continúa editándose.

Oliver Freud nació también en Viena, el mismo año en que los Freud se mudaron a su nuevo hogar en la calle Bergasse 19, donde actualmente se encuentra el Museo Freud. En 1909, Oliver ingresó en la Politécnica de Viena, se graduó con el título de Ingeniero Civil en 1915. Durante la Primera Guerra Mundial y hasta diciembre 1916, trabajó como oficial en un regimiento de ingenieros. Oliver se casó por primera vez en diciembre de 1915, pero se divorció en septiembre de 1916; en 1921, empezó su análisis con Franz Alexander. Tiempo después se casó con Henny Fuchs (1892–1971), con quien tuvo una hija, Eva Mathilde, nacida en septiembre de 1924. Oliver vivió y trabajó en Berlín hasta que Hitler tomó el poder en 1933. Durante la persecución nazi, escaparon a Francia. Más adelante Oliver y su esposa emigraron a los Estados Unidos, mientras que su hija Eva se quedó en Francia con su novio. Eva murió de influenza en 1944. Oliver falleció en 1969.

Ernst Ludwig nació en 1892. Comenzó sus estudios en Viena en 1911 y se graduó en 1919, en una época de tumulto político. En Munich, conoció a Lucy, su futura esposa, estudiante de historia del arte e hija de una familia rica de Berlín. En 1920, se mudaron a Berlín y se casaron. Allí, Ernst desarrolló una exitosa carrera como arquitecto. La pareja tuvo tres hijos: Stephan (1921), Lucian (1924–2011), el internacionalmente conocido pintor; y Clement (1924–2009), escritor. En 1933, a causa de la influencia del nacionalsocialismo y de una muerte en la familia de su esposa relacionada con el nazismo, Ernst y su familia huyeron a Londres. En noviembre todos estaban ya establecidos allí. Ernst ingresó como socio en una firma de arquitectura y formó su propia cartera de clientes. Muchos psicoanalistas que necesitaban construir o renovar sus consultorios solicitaron sus servicios, y nuevamente logró el éxito profesional. Ernst murió en Londres en 1970.

Sophie se casó con Max Halberstadt, y tuvieron dos hijos. Ernest Wolfgang (1914–2008), and Heinz Rudolf (1918–1923). Murió durante la epidemia de influenza de 1920.

Su hija menor, Anna, nació en 1895, en Viena, y murió en 1982 en Londres, después de llevar adelante una notable carrera como psicoanalista. Anna nunca se casó.

La familia Freud vivió en Bergasse 19, en Viena, hasta su forzado exilio a Londres en 1938, poco antes de que Viena se convirtiera en un lugar extremadamente peligroso para los judíos. Poco después, Sigmund Freud murió de cáncer oral y de cuello, enfermedad que había sufrido durante los últimos veinte años de su vida. Falleció en Londres el 23 de septiembre de 1939, a los ochenta y tres años de edad. Martha Bernays Freud murió en Londres el 2 de noviembre de 1951; su hermana, Minna Bernays, falleció el 13 de febrero de 1941.

Freud y sus amigos: el grupo de los miércoles

Sigmund Freud fue un hombre intenso y apasionado, especialmente en lo relacionado con su esposa Martha, su familia, sus hijos, sus amigos y sus descubrimientos psicoanalíticos. A medida que desarrollaba sus ideas en busca de una explicación sobre la salud mental y los síntomas de sus pacientes, compartía sus descubrimientos con sus mejores amigos, también médicos, con quienes intercambiaba numerosas cartas que contenían sus ideas acerca de sí mismo y de sus pacientes. Uno de sus amigos más cercanos fue Wilhem Fliess, un médico alemán de origen judío.

Freud trató a William Stekel, médico y psicólogo. En 1902 Stekel le sugirió a Freud organizar un grupo donde discutir sus ideas. Este fue el comienzo del grupo de los miércoles, que más adelante se convertiría en la Sociedad Psicoanalítica de Viena. Cada semana, un grupo de hombres (más adelante se incorporaron varias mujeres) se reunía en casa de Freud, en Bergasse 19. Los fundadores del grupo fueron Alfred Adler, William Stekel, Paul Federn, Isidor Sadger, Edward Hitschmann,

Max Kahane, Rudolph Reitter y Otto Rank, con Freud presente en cada reunión.

Estos hombres tenían diversas especialidades médicas. Alfred Adler (1870–1837) era médico, especializado en oftalmología al inicio de su carrera; Wilhelm Stsekel (1868–1940) era médico clínico, al igual que Paul Federn (1871–1937), quien conoció a Freud en 1902 y permaneció leal a él hasta su muerte; Isidor Sadger (1867–1942), también médico clínico, fue un importante pionero, conocido y respetado por su trabajo en el campo de las perversiones, permaneció en el grupo hasta su disolución en 1983. Edward Hitschmann (1871–1958), médico clínico, se unió al grupo en 1905 y permaneció leal a Freud, emigró a los Estados Unidos y se estableció en Boston, Massachusetts. Max Kahane (1856–1923), también médico clínico, fue uno de los primeros que formó el grupo, mientras que Rudolph Reitter (1865–1917), de la misma especialidad, se incorporó al grupo en 1902; Otto Rank (1884–1939) fue un buen amigo de Freud y uno de sus miembros favoritos hasta que abandonó el grupo.

Durante esos años hubo otros miembros que participaron en el grupo.

Otros miembros del grupo de los miércoles

Fritz Wittels, médico, se unió al grupo en 1907 y emigró a New York en 1932. Fue psicoanalista y miembro de la Sociedad Psicoanalítica de Nueva York.

Rudolph von Urbantschitoch, médico, se unió al grupo en 1909. Psiquiatra y psicólogo interesado en la sexualidad humana, fue también psicoanalista. Se estableció en Carmel, California, en 1936.

Maximilian Steiner, médico, especializado en dermatología.

Erdwin Hollerung, médico, especializado en cirugía.

Albert Jochim, médico, director del Sanatorium de Viena.

David Bach, PhD, crítico de música.

Philipp Frey, profesor y escritor.

Hugo Heller, publicista, dueño de una librería donde se reunían los intelectuales de la época para discutir ideas.

Max Graf, PhD, autor austríaco, crítico, escritor y experto en música, amigo de Freud. Padre de Herbert Graf, el niño en el caso Juanito, uno de los historiales de Sigmund Freud.

Adolf Hautler, filósofo.

Alfred Meisl, médico clínico en un suburbio de Viena, Gumpendorf.

Alfred Bass, médico clínico.

Guido Brechter, médico clínico en los *spa* de Bad Ganstein y Merano.

Adolph Deutch, médico especializado en fisioterapia.

Desafortunadamente no existen registros de las reuniones entre 1902 y 1906. En 1908, el grupo de los miércoles se convirtió en la Sociedad Psicoanalítica de Viena, y allí la participación y asistencia de los miembros eran obligatorias. En 1910, las reuniones se trasladaron de la casa de Freud al edificio de la Sociedad Médica, y desde ese momento la participación y la asistencia dejaron de tener carácter obligatorio.

Todos los miembros estaban interesados en la psicología, pues buscaban nuevas ideas que les ayudaran a comprender la conducta y las patologías del ser humano. Las ideas de Freud eran fascinantes e innovadoras, pero no todos coincidían con ellas. Dentro de la comunidad médica, algunos grupos las rechazaban, y en ocasiones Freud se sentía solo y aislado. Al ser un hombre muy sociable, que quería a la gente, Freud sufrió mucho porque algunos le criticaban, odiaban e incluso apartaban. A raíz de este sentimiento Freud se volcó en el grupo de los miércoles, un lugar de discusión y de estímulo intelectual.

El grupo de los miércoles era heterogéneo: incluía médicos, educadores y escritores, entre otros. Se discutía una variedad de temas: casos clínicos, libros y artículos, biología, psicología, sociología, mitología, religión, arte, literatura, educación y criminología.

Adler fue el primero en enfatizar la importancia de la agresión en el nivel psicológico. Freud apreció esa idea y más tarde en 1915 desarrolló el concepto en su trabajo "El instinto y sus vicisitudes"; más adelante elaboró sus ideas, en 1920, en "Más allá del principio del placer". Como miembro del grupo, Adler empezó paulatina y sistemáticamente a promover sus ideas, las cuales eventualmente venían a contradecir los principios básicos de Freud. Sin embargo, Freud fue tolerante y nombró a Adler presidente de la Sociedad, posición que mantuvo hasta que su participación en el grupo concluyó.

Carl Gustav Jung, otro médico que vivía en Suiza, fue también amigo de Freud. Freud le estimaba mucho: no era miembro del grupo pero le visitaba ocasionalmente, Freud le nombró presidente de la Sociedad Internacional de Psicoanálisis. Más adelante, Jung desarrolló sus propias ideas y ambos se separaron.

A lo largo de los años, algunos miembros del grupo se desligaron del grupo, pero la mayoría permaneció fiel hasta el final, cuando Hitler invadió Austria en 1938. Desde ese momento no estuvo permitido a los médicos judíos permanecer en la sociedad. Los últimos miembros que permanecieron fueron Federn, Hitschmann y Sadger.

Es importante mencionar que hubo tres mujeres que participaron en el grupo de los miércoles. Hermine Hug-Hellmuth, una de las pioneras del psicoanálisis de niños, a quien Freud consideraba la representante; Sabina Spielrein, la psicoanalista rusa que fue considerada una de las primeras psicoanalistas de niños, dedicó su vida al estudio y desarrollo del psicoanálisis de niños. Margaret Hilferding, una psicóloga austríaca que también era profesora, fue la primera mujer aceptada en el grupo de los miércoles. Murió en 1942, mientras era conducida a los campos de exterminio nazi.

La ausencia de prejuicios de Freud, al aceptar las capacidades inte-lectuales de la mujer, queda demostrada en su inclusión de estas tres mujeres en el grupo. Dado que en esa época, las capacidades intelectuales de la mujer no eran tenidas en cuenta, esto marcó un gran paso hacia el lugar que ocuparía la mujer en el campo psicoanalítico en el futuro.

Amigos y disidentes de Freud

Freud tuvo siete amigos médicos que desarrollaron sus propias ideas, se separaron de él y se convirtieron en disidentes: Wilheim Fliess, Alfred Adler, Wilhelm Stekel, Carl Jung, Wilhem Reich y Sandor Ferenczi.

Wilhelm Fliess

Wilhelm Fliess (1858–1928), médico alemán de ascendencia judía, se especializó en otorrinolaringología y ejerció en Berlín. El Dr. Joseph Breuer sugirió a Fliess que participara en las conferencias que Freud daba en Viena en 1887. Fue allí donde ambos establecieron una fuerte e intensa amistad. Sus cartas y encuentros constituyen una parte muy importante de la historia y del desarrollo de la teoría psicoanalítica. El intercambio de correspondencia tuvo lugar entre 1887 y 1904, cuando Freud estaba haciendo descubrimientos fundamentales en los concep-tos psicoanalíticos.

Las cartas de Sigmund Freud a Fliess contenían algunas de sus más productivas investigaciones como psicoanalista. Fue Fliess quien le sugirió la importancia de los chistes como material esencial en la investigación psicoanalítica. Por su parte, Fliess desarrolló la inusual teoría de la conexión entre la nariz y los genitales, a la que llamó "reflejo nasal neurótico". Se dice que su amistad se desintegró en 1904 porque Fliess pensó que Freud había usado una de sus teorías—la teoría de periodicidad—para desarrollar sus propios conceptos.

Fue Fliess quien sugirió a Freud el principio de bisexualidad innata, basándose en el descubrimiento que cada sexo contiene representaciones anatómicas rudimentarias del sexo opuesto. Freud, por sugerencia de Fliess, desarrolló el principio con un entendimiento psicológico, determinando que ambos, lo masculino y lo femenino, están representados en el inconsciente (Glosskurth 1991, p. 8).

Freud y Fliess mantuvieron una fuerte discusión en su último encuentro en agosto de 1900, y su amistad se transformó en rivalidad competitiva. Freud ordenó la destrucción de la correspondencia entre ambos, pero Marie Bonaparte consiguió comprar las cartas a Fliess y se opuso a su destrucción, aún así, la mayoría de las cartas de Fliess a Freud no sobrevivieron. Fliess murió en Berlín, el 13 de octubre de 1928, a la edad de setenta años.

Alfred Adler

Alfred W. Adler (1870–1937) nació en Austria, era oftalmólogo y estaba interesado en las ideas psicoanalíticas. Más adelante fue psicoterapeuta y fundó la Escuela de Psicología Individual. Adler leyó una crítica contra Freud y sintió la necesidad de defenderle, escribiendo una carta. Cuando Freud se enteró de la existencia de esa carta, le escribió a Adler y le invitó a ser uno de los miembros de la Sociedad Psicoanalítica de Viena. Freud y Adler fueron buenos amigos durante diez años, hasta que Adler rompió con las teorías de Freud. Renunció a la presidencia de la Sociedad en 1911.

Adler no estaba interesado en lo inconsciente o en la espiritualidad: enfatizaba el aspecto social de las neurosis, ya que creía que la necesidad de tener relaciones sociales está presente desde el comienzo de la vida.

Sostenía, además, que para explicar la conducta neurótica, tenemos que considerar el futuro, nuestras expectativas, más que el pasado, y pensaba que Freud estaba demasiado preocupado por el pasado.

Adler rechazó la etiología sexual de las neurosis, y creía que la neurosis está causada por los sentimientos de inferioridad que son la causa de toda pena humana.

En la teoría de Adler, la masculinidad representa la fuerza y el poder, y menciona el concepto de *protesta masculina* tanto en el hombre como en la mujer. Describió el *complejo de inferioridad* y el desarrollo de la *sobrecompensación* como mecanismo de defensa para neutralizar lo que el sujeto siente de inferior y utiliza el término *protesta masculina* para entender la neurosis. Adler también consideraba que las fuerzas sociales debían formar parte de las explicaciones analíticas.

La técnica de Adler estaba dirigida al trabajo con el individuo, llevando al paciente a descubrir las ideas equivocadas, los valores y las suposiciones. La meta del terapeuta era ayudar al paciente con el descubrimiento y la comprensión de sus errores, y reorientarlo hacia un estilo de vida mejor.

Adler estableció muchas clínicas en Austria para ayudar a niños de bajos recursos con problemas emocionales. Estas clínicas fueron cerradas por el gobierno nazi debido a su ascendencia judía. Adler emigró a los Estados Unidos, donde fue profesor en el Long Island College de Medicina. Murió en 1937 de un ataque al corazón mientras estaba dando una conferencia en Aberdeen, Escocia.

Wilhem Stekel

Wilhem Stekel (1868–1940) nació en Bucovina, Austria-Hungría, y murió en Londres. Stekel rompió con Freud en noviembre de 1912, después de Adler y poco antes que Jung. Fue un innovador de la técnica más que de la teoría. Stekel desarrolló una terapia breve, que llamó *análisis activo*, que tiene mucho en común con las modernas formas de terapia. Stekel pensaba que los conflictos presentes eran tan importantes como los conflictos del pasado.

Carl Jung

Carl Gustav Jung (1875–1961) fue un psicólogo y psiquiatra suizo que desarrolló la psicología analítica. Jung propuso y organizó los conceptos de personalidad extravertida e intravertida, arquetipos e inconsciente colectivo. Nació en Kesswil, Suiza, y murió en Zúrich. Se casó con Emma Jung (1903–1955) y tuvo cinco hijos.

Su fascinación por la medicina y la espiritualidad le llevó al campo de la psiquiatría. Desde los comienzos de su carrera, conoció las ideas psicoanalíticas de Freud, y finalmente, en 1907, le conoció y pasaron mucho tiempo discutiendo temas psicoanalíticos.

El contacto con Freud tuvo un gran impacto en sus posteriores teorías. Inicialmente Freud pensó que Jung seguiría sus teorías, y le nombró presidente de la Sociedad Psicoanalítica Internacional. La amistad comenzó a disolverse a medida que Jung desarrollaba sus propias ideas, que diferían de los conceptos de Freud. La ruptura definitiva tuvo lugar en 1912, con la publicación de su nueva interpretación de la naturaleza de la libido en su trabajo *La psicología del inconsciente*. Allí quedó claro que sus ideas independientes le habían llevado a un punto irreparable de ruptura con Freud.

Para Jung, la libido primaria era una fuerza indiferenciada y una urgencia de vida universal. Rechazaba la idea de sexualidad en la fase oral, sosteniendo que esta fase tiene una cualidad neutral: la libido en la fase oral es el hambre y no lo sexual. Observó que hay similitudes entre los neuróticos y los primitivos y especulaba que existe una porción hereditaria en la mente que contiene las huellas de una experiencia ancestral. Llamó a estas huellas "arquetipos" y determinó que aparecen en las asociaciones, fantasías, dibujos y sueños. Jung identificó los arquetipos más comunes como *animus*, "la pareja ideal" para la psiquis femenina, y *anima*, "la pareja ideal" para la psiquis masculina. También describió un inconsciente colectivo que contiene arquetipos, y dividió la psiquis humana en la *persona* (la máscara superficial social) y el *ego* (la parte profunda de la psiquis, que es en parte consciente y en parte inconsciente).

Otto Rank

Conocido como Otto Rosenfeld en su juventud, cambió su nombre por Otto Rank. Otto Rank (1884–1939), nació en Viena y murió en Nueva York. Era escritor, maestro y psicoanalista cuando conoció a Freud. Rank era un joven estudiante en el momento en que empezó a participar en el círculo de los seguidores vieneses. Fue uno de los colegas más cercanos a Freud durante veinte años.

Alrededor de 1920, empezó a experimentar con terapia breve, con actividad y pasividad en la situación analítica y con cambios en la técnica de tratamiento. La ruptura con Freud fue paulatina. Rank se mudó a Paris, y más tarde Nueva York. El ataque más devastador a las ideas de Freud se produjo con la publicación, en 1920, de su libro *El trauma de nacimiento*, en el que Rank introdujo la idea de que la experiencia del nacimiento es la fuente de toda ansiedad. La controversia se intensificó aun más con la idea de su nueva técnica, a la que denominó *terapia no-directiva* o *centrada en el cliente*.

Wilhelm Reich

Wilhelm Reich (1897–1957) nació en Austria-Hungría y murió en Lewisburg, Pensilvania. Después de graduarse como médico en la Universidad de Viena en 1922, Reich estudió neuropsicología y psicoanálisis. Miembro de la segunda generación de los psicoanalistas de Freud, fue una de las figuras más radicales en la historia de la psiquiatría. Reich fue muy prolífico y escribió numerosos libros y artículos. Rompió con Freud en 1932, después de la controversia sobre la existencia del instinto de muerte y, en particular, sobre la causa del masoquismo.

Sandor Ferenczi

Sandor Ferenczi (1873–1933) fue psicoanalista y amigo íntimo de Freud. Nació en Miskolc, Austria-Hungría, y murió en Budapest. Ferenczi conoció a Freud en 1908 y fue presidente de la Asociación Psicoanalítica Internacional desde 1918 hasta 1919. En su trabajo, estimulaba el *acting-out*, dar amor, y admitía sus errores ante los pacientes. También se permitía a veces tener un vínculo emocional con el paciente, aspecto con el que Freud estaba completamente en desacuerdo. Ferenczi enfatizaba el amor, la calidez, y su permisividad provocó una reacción fuerte en los círculos psicoanalíticos. Freud y Ferenczi se distanciaron, pero nunca hubo una ruptura completa.

Conceptos fundamentales de Freud

Como preámbulo a las posteriores teorías psicoanalíticas que siguieron a las de Freud, esta sección se centra en los principales fundamentos de su teoría. Sus conceptos fundamentales no sólo nos guían en el tratamiento de los niños, sino que también nos abren las puertas al entendimiento de la patología del adulto.

Freud entendió la importancia de prevenir la enfermedad mental a través del entendimiento de la sexualidad de la infancia, pero intuyó que no iba a tener tiempo de extender su teoría y técnica al campo del psicoanálisis de niños. Animó a su hija menor, Anna (que era maestra), a que explorara sus descubrimientos, a que creara y extendiera ese campo. Cuando Freud fue consultado por uno de sus amigos acerca de su hijo, que tenía cinco años (caso que conocemos como "el caso Juanito"), Freud reconoció que era la oportunidad de observar los impulsos sexuales y deseos en el niño directamente, aunque los había explorado ya con sus pacientes adultos.

Creyendo que la sexualidad infantil es una propiedad común en todo ser humano, y que es parte de la constitución humana (incluso aunque en el caso del neurótico se encuentra exagerada y distorsionada), Freud animó a sus seguidores y amigos a recoger información sobre la vida sexual de los niños, un tema que había sido obviado en el pasado.

Las primeras personas que se aproximaron a Freud expresando su interés por el psicoanálisis de niños, fueron Sabina Spielrein y Hermine Hug-Hellmuth. Hermine creó la clínica de guía para el niño en Viena, participando en sus clases y conferencias, y asistiendo a congresos internacionales.

Cuando Anna expresó su deseo de trabajar como psicoanalista de niños, Freud le animó y le puso en contacto con Hermine. Más adelante Anna desarrolló sus propios descubrimientos y creó su práctica clínica, que significó una contribución significativa al campo del psicoanálisis infantil.

Teoría de la seducción

La teoría de la seducción fue la temprana hipótesis para la explicación de la fuente de los síntomas de la histeria y de la neurosis obsesiva. Freud basó su teoría en el estudio de muchos pacientes con angustia. Entendía que dicha explicación estaba relacionada con un trauma sufrido en la infancia en el entorno social del individuo. Inicialmente pensó que los síntomas de la histeria y de la neurosis obsesiva eran causados por los recuerdos reprimidos de un abuso sexual real a una edad temprana, especialmente antes de los cuatro años. Añadió que pensaba que la raíz de todas las neurosis era la prematura introducción de la sexualidad en la experiencia del niño pequeño. Los recuerdos reprimidos se manifestarían más adelante en la forma de una neurosis sistemática.

Años después abandonó esta teoría, y en 1897 explicó que impulsos, fantasías y conflictos que, según él, eran causados por los recuerdos reprimidos en sus pacientes, se encontraban sólo en la mente del niño, a partir de lo cual desarrolló la teoría de la sexualidad infantil.

Teoría topográfica: inconsciente, preconsciente y consciente

En el séptimo capítulo de *La interpretación de los sueños* (1900a), Freud construye un modelo general de la mente y sus funciones. En este importante libro, propone el Modelo Topográfico del aparato psíquico. Freud explica el funcionamiento mental, en sus estados normal y patológico, basándose en sus observaciones clínicas, en sueños y en su estudio de la neurosis. Por primera vez define el inconsciente, preconsciente y consciente. Entre el inconsciente y el preconsciente aparece lo que denominó *censura*, el precursor del concepto de superyó, que controla lo que se permite mover entre el inconsciente, preconsciente y consciente.

Freud menciona que los sueños nos permiten llegar a otra parte del aparato psíquico más allá de lo consciente. Describe la existencia del proceso preconsciente (Pcs), que puede ser consciente en ciertas condiciones. También describe el sistema más allá del preconsciente: son los procesos inconscientes (Inc), los cuales no tienen acceso a lo consciente excepto a través del preconsciente. Freud postula que los sueños son la *via reggia* (vía real) al inconsciente.

Proceso primario y proceso secundario

Freud dio los nombres de *proceso primario* y *proceso secundario* a dos clases de procesos de excitación o modos de descarga de energía. Los dos son opuestos pero complementarios en su modo de funcionamiento en el aparato psíquico. La vida psíquica está enteramente regulada por el equilibrio entre estos dos tipos de procesos, que varían entre distintos sujetos y en diferentes puntos en el tiempo de su desarrollo.

El proceso primario es inconsciente, un modo irracional de funcionamiento mental, e implica energía libre, usada para aliviar la tensión causada y activada por los impulsos al servicio del principio de placer; esta energía es descargada inmediatamente. El proceso primario sigue las leyes del inconsciente: es atemporal (el tiempo no existe), y tampoco existen las contradicciones (amor y odio pueden coexistir).

El proceso secundario es consciente, es un modo racional de funcionamiento mental que interviene como un sistema de control y regulación al servicio del principio de realidad. De esta energía combinada puede diferir la descarga, que es sólo parcialmente bloqueada y acumulada.

El principio de realidad trabaja a través del yo y controla la conducta para ajustarse a las condiciones que impone la realidad externa; bajo su influencia, la energía libre del principio de placer se transforma en energía combinada.

La teoría estructural: ello, yo, superyó

Freud desarrolló por primera vez el modelo estructural en 1920, en su ensayo "Más allá del principio del placer", y de manera más elaborada en 1923, con su teoría del aparato psíquico en su trabajo *El yo y el ello*. La teoría estructural describe la organización de la mente en tres sistemas teóricos: el ello, el yo y el superyó.

Ello

El ello es una parte desorganizada de la estructura de la personalidad que contiene los impulsos instintivos. El ello contiene la libido, que es la fuente primaria de la fuerza instintiva que no responde a las demandas de la realidad. El ello actúa de acuerdo con el principio de placer, buscando evitar dolor o displacer, y se intensifica con el aumento de la tensión instintiva.

Freud sostiene que el infante es puro ello al nacer, y el yo empieza a diferenciarse a través de los mecanismos de defensa de proyección e introyección. El ello opera bajo el principio del placer, es decir que ignora la realidad, los límites o las consecuencias. Fantasías sexuales y sueños son puramente ello.

Yo

Freud describe el yo por primera vez en su libro de 1895 *Estudios sobre la histeria*, y lo presenta como un yo consciente, pero es en el libro de 1923, *El yo y el ello*, donde describe las interacciones inconscientes entre el yo, el ello y el superyó en la mente del sujeto.

El yo equilibra los impulsos del ello contra la realidad del mundo y puede posponer o descargar varios impulsos del ello que llevan a la descarga de tensión. El yo trata de evitar el displacer y el dolor, es gobernado por el principio de realidad y actúa moderando la influencia del principio de placer. En suma, el yo modera las presiones del ello, las demandas del superyó y el impacto del mundo externo. La persona distingue entre percepciones que vienen de fuera y alucinaciones o recuerdos que vienen desde dentro del self.

La operación de todas estas estructuras es esencial en el desarrollo del yo, del superyó, del yo ideal, de la formación del carácter y de la identidad.

Superyó

Freud describe el superyó como el heredero del complejo de Edipo. Su función es la de un censor en relación con el yo. Su desarrollo aparece a través de la internalización de las demandas de los padres y de la prohibición. Freud desarrolla el concepto de superyó combinando sus primeras ideas en relación con dos aspectos: el yo ideal y la consciencia moral. El yo ideal aparece después del segundo año de vida, después de la identificación primaria. El niño desplaza al yo ideal su amor narcisista. El yo ideal aparece antes de la formación del superyó y es integrado luego en la consciencia moral, durante la disolución del complejo de Edipo, para convertirse en la identidad del superyó.

La idea de Freud es que la formación del superyó aparece por una identificación exitosa con la figura parental, y también con aquellos que representan a los padres, como educadores, maestros y personas elegidas como modelos ideales. El superyó tiende a la perfección y pertenece al aspecto de la personalidad que nos es enteramente inconsciente, incluyendo el yo ideal y las metas espirituales. Se puede conceptualizar como el tipo de consciencia que castiga la mala conducta con sentimientos de culpa. Mientras el ello desea gratificación inmediata, el superyó controla nuestros sentidos del bien, del mal y de la culpa, lo cual nos ayuda a adaptarnos a la sociedad. La teoría de Freud conceptualiza el superyó como una internalización simbólica de la figura del padre y de las regulaciones culturales.

En su libro *El malestar en la cultura* (1930a), Freud discute el concepto de "superyó cultural". Sugiere que las demandas del superyó coinciden con los preceptos del superyó cultural. Más aún, cree que los dos procesos (el desarrollo cultural del grupo y el desarrollo cultural del individuo) podrían estar siempre entrelazados.

Conflicto

Freud describe el conflicto como la expresión de demandas internas opuestas, tales como deseos y representaciones opuestos. El conflicto puede manifestarse, por ejemplo, entre un deseo y una demanda moral, o entre dos sentimientos contradictorios. También puede ser latente, expresándose de una forma distorsionada en el nivel manifiesto, o expresándose en forma de síntomas. El psicoanálisis considera el conflicto como parte de la naturaleza humana, y diferencia entre distintos tipos de conflicto: conflicto entre deseo y mecanismo de defensa, conflicto entre instintos y complejo de Edipo, donde no sólo hay deseos opuestos, sino también deseos que se enfrentan a lo prohibido.

Para Freud, la oposición entre los instintos de preservación del self y los instintos sexuales es la fuente de los conflictos que emergen en la neurosis de transferencia. El conflicto resulta del hecho que los impulsos sexuales, que pueden obtener satisfacción a través de la fantasía y siguen el principio de placer-displacer, parecen ir en contra del principio de realidad, representado por el instinto de preservación del self, que sólo puede obtener satisfacción a través de un objeto real.

Complejo de Edipo y envidia del pene

El complejo de Edipo aparece por primera vez en la última edición de *Tres ensayos sobre la teoría de la sexualidad* (Freud 1905d). Freud descubrió el complejo de Edipo en sí mismo a través de su propio análisis, y más tarde propuso que dicho conflicto emerge en el desarrollo del niño y constituye el organizador central de la vida mental. Asoció este conflicto con el mito de Edipo y sostuvo que es alrededor del conflicto de Edipo donde se estructura la identidad sexual del individuo. Para Freud, este complejo es universal: no está sólo limitado al desarrollo normal, sino que también es la base de la psicopatología y constituye el concepto nuclear de la neurosis.

Freud describe el complejo de Edipo positivo y directo. El primer objeto de amor del niño es la madre, a quien él desea poseer. Entre los tres y los cinco años, el amor por su madre le lleva a la rivalidad con su padre, al que el niño empieza a odiar. Entonces tiene miedo de que el padre lo castre, le deje sin pene, en respuesta a los incestuosos deseos que siente por su madre y al odio por su padre. Bajo el impacto de la ansiedad que aumenta por el temor a la castración, el varón abandona la idea de satisfacer los deseos sexuales incestuosos por su madre y entra en el período de latencia.

Más tarde, Freud comenzó a entender que el desarrollo de la niña es diferente al del varón. La niña tiene que cambiar el objeto de su deseo, desplazando el amor por su madre hacia el amor por su padre, pero de un modo diferente. Freud cree que el desarrollo psicosexual de la niña se ve influenciado de manera crucial por la envidia del pene: el deseo de tener un bebé con su padre es el sustituto.

En relación con la envidia del pene, es esencial entender la organización cultural en la época de Freud, en la que las mujeres tenían un papel diferente en la sociedad. En general, se esperaba que simplemente fueran amas de casa, maestras o gobernantas, y que no tuvieran acceso a la misma educación que los hombres (Harold Blum, *Comunicación Personal*, 2012).

Los pacientes que Freud observó eran mujeres que sufrían por las limitaciones de la época. En sus escritos tempranos, desarrolló la teoría de la seducción, en la cual el abuso del niño y la seducción eran tenidas en cuenta para explicar el desarrollo de los síntomas presentes en la histeria y en la neurosis obsesiva. Freud consideró esencial el trauma de la seducción en la psicopatología desde el año 1895 hasta 1900. Años después, comenzó a considerar que tanto la fantasía como los procesos psicológicos podían ser más determinantes en el sufrimiento de la mujer.

En su trabajo de 1923, *El yo y el ello*, Freud desarrolló el concepto de bisexualidad, mental y psíquica. Añadió además el concepto de complejo de Edipo negativo, según el cual el varón desea ser como la madre. Este es el deseo pasivo femenino: cuando el varón desea al padre, este deseo le lleva a abandonar sus deseos heterosexuales por su madre, así como su identificación masculina con el rival, su padre.

Teoría del instinto

Freud creía que las personas estaban guiadas por dos deseos conflictivos: la *libido*, descrita como energía mental, y el *instinto de muerte*. El instinto de muerte fue desarrollado en su trabajo de 1920, *Más allá del principio de placer*.

El término "instinto" fue usado originalmente en psicoanálisis para expresar las fuerzas motivadoras de la conducta humana. Más adelante, estas fuerzas fueron descritas como instintos, pulsiones. Freud afirma que el instinto es una presión dinámica con una fuente, un fin y un objeto. Modelos de impulsos instintivos son la necesidad de comida y la búsqueda de satisfacción sexual, la cual está presente en el ser humano. La meta es la satisfacción, y el objeto es variable; puede ser externo (alguien cercano a la persona), o parte del cuerpo de la persona, pero la especificidad del objeto es incidental y puede ser reemplazado.

Freud sostiene que el objeto puede ser cambiado muchas veces en el curso de las vicisitudes donde el instinto se dirige. Un instinto aparece desde un proceso somático, como ocurre en un órgano o parte del cuerpo, y el estímulo creado por el instinto tiene una representación mental.

Freud señaló que el aparato mental se encuentra gobernado por el principio de placer-displacer y que su funcionamiento se regula automáticamente por sentimientos que pertenecen a la serie del placer-displacer.

Freud propuso agrupar los instintos del yo o instintos de conservación, y el instinto sexual. En el comienzo de la vida, el instinto sexual se encuentra ligado a los instintos de conservación, los cuales proveen una fuente orgánica, una dirección y un objeto. Sólo cuando se abandona el objeto externo el instinto sexual se volverá independiente, como por ejemplo en el placer que el bebé obtiene al succionar el pecho de la madre (objeto). Al comienzo, la satisfacción está ligada a la alimentación; sin embargo, más adelante, el placer del chupeteo se separa de la alimentación y puede satisfacerse a través de la fantasía, de manera que el instinto sexual se independiza del instinto de conservación.

Freud desarrolló el concepto de vicisitudes de los instintos sexuales y afirmó que el instinto sexual puede seguir las siguientes vicisitudes:

1. convertirse en lo opuesto, como por ejemplo sadismo-masoquismo, voyeurismo-exhibicionismo; amor-odio (relacionado con la ambivalencia)
2. girar hacia el sujeto mismo
3. represión o sublimación.

Libido

Libido se refiere a la energía instintiva sexual de la persona o al deseo de actividad sexual, tiene su fuente en las diversas zonas erógenas. El instinto sexual generalmente tiene componentes biológicos, psicológicos y sociales. La libido fue reconocida tempranamente por Freud como una fuerza dinámica que determina el conflicto interno en el curso del desarrollo mental. La otra fuerza mayor son los intereses de autopreservación del individuo y los impulsos agresivos. La libido puede cargar ambos, la representación intrapsíquica del objeto (libido objetal) o el yo (libido del yo o narcisista): en otras palabras, la energía sexual está ligada a la representación mental del objeto, o self.

Instinto de muerte

En su trabajo de 1920, *Más allá del principio de placer*, Freud describió el instinto de muerte, el impulso hacia la muerte o autodestrucción, y la vuelta hacia lo inorgánico. El instinto de muerte es también conocido como Thanatos en el pensamiento postfreudiano, complementando a Eros, el instinto de vida; Freud sostuvo que hay una oposición entre el yo o instinto de muerte y lo sexual o instinto de vida.

Desarrollo psicosexual

En 1905, Freud publicó *Tres ensayos de la teoría de la sexualidad*, que es considerado su segundo trabajo más importante después de *La interpretación de los sueños*. En 1887, en el curso de su autoanálisis, Freud llegó a la conclusión de que los impulsos sexuales están presentes desde muy temprano en la vida de todos los niños y que se manifiestan en la madurez cuando aparece un factor desencadenante.

En la edición de 1915, añadió la idea de una organización de la libido en sucesivas fases: cada una corresponde a la zona erotogénica primaria y Freud describe la fase oral, la anal y la genital. En 1923, añadió la fálica, localizándola entre la anal y la genital. La fálica incluye el descubrimiento del pene en los varones y del clítoris en las niñas. El desarrollo de la sexualidad sigue un camino desde la pregenitalidad (oral, anal y fálica) hasta la organización genital, que comienza en la pubertad.

Freud indicó que es a través de la represión como el desarrollo avanza de una fase a la otra: vergüenza, repulsión y moralidad son importantes en la restricción de los instintos en los límites de la normalidad. Afirmó además que la neurosis está basada en fuerzas instintivas sexuales y en la energía de la neurosis, y que sus consecuencias en la vida sexual del adulto se expresan en síntomas que constituyen la represión de la actividad sexual del paciente.

Durante la latencia, los impulsos sexuales se alejan de la meta sexual y se dirigen hacia otros caminos en forma de logros culturales. Freud denominó este proceso *sublimación*, señalando que ocasionalmente el instinto sexual podía irrumpir durante la latencia.

Como síntesis diremos que la secuencia del desarrollo psicosexual, de acuerdo con la teoría de Freud, seguiría el siguiente orden: autoerotismo-narcisismo, fase oral, fase anal, fase fálica y fase genital.

La fase oral se desarrolla desde el nacimiento hasta los dieciocho meses, el foco del placer es la boca, por lo que succionar y morder son las actividades preferidas. La fase anal se extiende desde los dieciocho meses hasta los tres o cuatro años. Aquí el foco de placer es el ano, y el placer consiste en retener y expulsar. La fase fálica varía en duración entre los tres y los siete años, y el foco de placer se encuentra en los genitales; es común la masturbación.

La fase de latencia puede empezar entre los cinco y los siete años y durar hasta la pubertad o los doce años. Freud creía que, durante esta fase, el impulso sexual se suprimía para permitir el aprendizaje. Mientras que casi todos los niños se muestran calmados sexualmente, durante el período de latencia en los años de escuela, algunos pueden estar más agitados, masturbándose o "jugando a los médicos".

La fase genital empieza en la pubertad y representa el resurgimiento del instinto sexual en la adolescencia, al tiempo que incluye un foco más específico de placer a través de las relaciones sexuales. Freud considera que la masturbación, el sexo oral y la homosexualidad en adultos son actividades sexuales inmaduras, aberraciones de la actividad sexual normal. Hoy, todo esto está socialmente aceptado en la sexualidad adulta.

Autoerotismo—Narcisismo

En su trabajo de 1914, *Introducción al narcisismo*, Freud utilizó los términos "autoerotismo" y "narcisismo" con muy poca distinción. La palabra "narcisismo" fue incorporada al psicoanálisis desde el mito griego de Narciso. Narciso se enamoró de su propia imagen reflejada en una fuente. El deseo de besar la imagen, que él no sabía que era su propio reflejo, hizo que cayera al agua y se ahogara, para convertirse luego en una flor—el narciso. La conexión entre el mito y el estado psicológico se encuentra en el hecho de que "narcisismo" se emplea para designar el amor a uno mismo.

Freud utilizó este término por primera vez en 1910 para describir la elección de objeto de los homosexuales, ya que estarían eligiendo una persona similar a ellos mismos al tomarse como objeto sexual. Poco después de desarrollar este concepto, Freud también describió el narcisismo como una fase intermedia en el desarrollo psicosexual del niño, entre el autoerotismo y las fases más avanzadas del amor de objeto.

Freud afirma que la libido es primariamente de naturaleza sexual. Describe una forma temprana de narcisismo a la que denominó *narcisismo primario*, en la cual el bebé se toma a sí mismo como objeto de amor y siente que el mundo gira alrededor de sí mismo antes de continuar con la elección de un objeto externo. A medida que el desarrollo progresa, el niño es capaz de amar a otras personas separadas de él. Freud añade, además, que las catexis sexuales sobre el propio cuerpo del individuo se encuentran en el curso del desarrollo psicosexual normal, pero que también pueden ser psicopatológicas en la vida futura.

De acuerdo con Freud, el *narcisismo secundario* ocurre cuando la libido se desplaza desde los objetos externos al propio individuo y retorna nuevamente al yo. En el desarrollo normal, el narcisismo secundario es la base de la formación de la autoestima y coexiste con el objeto amado. Para Freud, mientras ambos narcisismo (primario y secundario) emergen en el desarrollo humano normal, puede haber problemas en la transición de uno a otro y desembocar en un narcisismo patológico en la adultez.

Freud describe dos tipos de elección de objeto: (1) elección anaclítica del objeto, que se produce cuando el objeto es amado con la certeza de que es diferente al individuo; en contraste, (2) elección narcisista de objeto, que se basa en el amor que el individuo tiene hacia sí mismo y le lleva a elegir una persona similar a él mismo.

Fijación—Regresión—Detención

Según Freud, la libido sufre de modos distintos en su progreso a través de las diferentes fases del desarrollo psicosexual; puede fijarse en una fase, puede regresar a la fase previa y/o puede detenerse en una de las tres fases:

1. *Fijación*: Esta desviación en la vida sexual normal que llevará más tarde a la neurosis y a la perversión, se establece en las experiencias sexuales tempranas de la infancia. Freud describe diferentes causas para la fijación que incluyen: constitucional, un aumento de pertinencia en las impresiones tempranas, y estimulación del instinto sexual por influencias exteriores. La fijación puede ocurrir como consecuencia de la frustración o de la gratificación excesiva en una de las fases del desarrollo psicosexual.

2. *Regresión*: La regresión es la vuelta a modelos de conducta inmadura y describe una regresión a una fase previa del desarrollo psicosexual.
3. *Detención*: La libido no avanza a través del proceso del desarrollo sexual y permanece en una fase particular.

Transferencia—Contratransferencia

Freud estudió el concepto de transferencia entre los años 1891 y 1892, cuando descubrió este fenómeno usando su técnica de hipnosis en una de sus pacientes femeninas quien, al despertarse del trance hipnótico, le abrazó. Freud se dio cuenta de que esta intensa emoción era la reproducción de experiencias reprimidas en la infancia, y reactivadas en la situación analítica, donde el analista se transforma en el sustituto de una persona importante en la niñez del paciente.

Observó entonces que una percepción consciente en el presente puede distorsionarse por los deseos inconscientes, semejante al resto diurno en los sueños. Cuando "Dora" salió del consultorio de Freud, la fuerza de esta conducta emocional dio lugar a un nuevo concepto teórico al que denominó *transferencia*. De 1905 a 1925, este fue un concepto muy importante que incorporó a su teoría.

Como resumen diremos que la *transferencia* es el fenómeno caracterizado por la redirección inconsciente de sentimientos y deseos, especialmente aquellos que inconscientemente se retienen de la niñez, hacia una nueva persona, específicamente el analista en el encuadre del tratamiento.

En su trabajo de 1914, "Recuerdo, repetición y elaboración", Freud enfatizó la dimensión repetitiva de la transferencia y mostró que cuanto más grande es la resistencia del paciente, más intensa es la tendencia a repetir la situación central a través de la actuación más que a través del recuerdo. Llamó a esa conducta *neurosis de transferencia* y la describió como la enfermedad artificial que se genera en la situación analítica. Freud describe dos tipos de transferencia: *positiva*, basada en sentimientos afectuosos, y *negativa*, basada en sentimientos hostiles.

Freud observó que la cura se da mediante el análisis de la compulsión a la repetición, que lleva a recordar en el encuadre de la transferencia. En su trabajo "Amor de transferencia" (1915a), Freud escribió que la transferencia de amor es una forma de resistencia que se opone al desarrollo de la transferencia, y que a través del tratamiento psicoanalítico es importante descubrir los orígenes inconscientes de la resistencia.

La *contratransferencia* se describe como el estado que se da cuando un paciente induce emociones en el analista y cuando el terapeuta se involucra emocionalmente con el paciente. El analista debe reconocer y resolver estos sentimientos.

La contratransferencia aparece en el analista como resultado de la influencia del paciente en los sentimientos inconscientes del analista. Freud postula que si estos sentimientos no se resuelven, presentan un obstáculo en el proceso de la transferencia. Por esta razón, Freud exigió que todos los analistas reconocieran la contratransferencia que se da en la experiencia personal del análisis, y que la controlasen por medio del autoanálisis.

Melanie Klein, por su parte, dijo que la contratransferencia le ayudaba a nivel personal, pero no con los pacientes.

Sueños

En su libro *La interpretación de los sueños* (1900a), Freud desarrolló su descubrimiento de los simbolismos en los sueños, y afirmó que los sueños son la ruta real al conocimiento de las actividades inconscientes de la mente. Según Freud, el estado de sueño facilita la formación del soñar al reducir el censor psicológico interno.

Freud describe el sueño como un mundo psíquico cuya meta es la realización del deseo, aunque el deseo no se reconoce como deseo, debido a la peculiaridad y absurdidad del sueño, que se debe a la influencia del censor psicológico activo durante la formación del sueño. Freud postuló que los sueños son una forma de realización inconsciente de los deseos.

A través del análisis de sus propios sueños, Freud describió que tienen un *contenido manifiesto* y *un contenido latente*. El significado del sueño puede descubrirse a través de las asociaciones libres del soñador. Fue en el capítulo siete de *La interpretación de los sueños* donde los conceptos de consciente e inconsciente fueron descritos por primera vez.

Freud registra numerosos mecanismos inconscientes que llevan a la organización del sueño, a saber:

1. *Condensación*: A través de los mecanismos de condensación, muchos elementos, como imágenes y pensamientos pertenecientes a diferentes cadenas de asociación, pueden combinarse en uno solo.

2. *Desplazamiento*: Describe la sustitución por pensamientos incidentales de los pensamientos más significativos que encubren la realización del deseo.
3. *Representación*: A través de este mecanismo, los pensamientos del sueño se transforman en imágenes.
4. *Revisión secundaria del sueño*: Aparece al despertarse, cuando el contenido del sueño es presentado al soñador en una forma más coherente.
5. *Dramatización*: Es el proceso de transformar el pensamiento en una situación.

Otros aspectos que han de ser tomados en consideración en la interpretación del sueño son los siguientes:

1. *Restos diurnos*: El soñador siempre incluye eventos que ocurren el día anterior en el desarrollo del escenario del sueño.
2. *El rol del censor*: Durante el sueño, el censor se relaja, pero no se elimina totalmente. Freud considera el sueño como el guardián del dormir, pero para cumplir esta función los elementos reprimidos tienen que esconderse. El censor del sueño se aplica a los deseos sexuales infantiles reprimidos. El contenido latente está relacionado con la satisfacción de los deseos eróticos.
3. *El rol de los símbolos*: A través del censor, los símbolos permiten al soñador proteger el sueño de las representaciones sexuales. Freud describe dos clases de símbolos: los universales y los relacionados con la vida del soñador. Es importante, al analizar un sueño, tener en cuenta las asociaciones de cada uno de los símbolos con el contenido manifiesto.

El método de la interpretación del sueño

En relación con el trabajo de la interpretación del sueño, Freud tomaba notas muy cuidadosas del material que el paciente relataba. Analizaba cada aspecto del sueño y tenía en cuenta todas las asociaciones que emergían espontáneamente en relación con cada fragmento del sueño. En función de este material, preguntaba por más asociaciones y hacía conexiones entre las diferentes secuencias, construyendo posibles interpretaciones del sueño. Su tesis primaria era que los sueños son expresiones de deseos frustrados y que, gracias al trabajo analítico, se podría descubrir ese deseo.

Freud comparaba los sueños con chistes. Los chistes tienen una expresión verbal y también un pensamiento implícito. Afirmaba que detrás del chiste sin sentido hay siempre un sentido. Describió el *chiste inocente*, que tiene sentido en sí mismo, y los *chistes tendenciosos*, que están al servicio de una intención relacionada con todo tipo de motivos, incluyendo hostilidad (agresión, sátira, cinismo), obscenidad (con el objetivo de exponerse), vulgaridad (contenido sexual) y escepticismo (el peor de todos los motivos). A través del chiste se obtiene placer, no sólo por las técnicas empleadas sino también por el regreso a los deseos infantiles.

Series complementarias

En su trabajo de 1905, *Tres ensayos de la sexualidad infantil*, Freud describió tres aspectos principales de los factores hereditarios y externos que se relacionaban con el desarrollo de las neurosis:

1. *Biológico*: Se trata de factores constitutivos y disposiciones hereditarias.
2. *Filogenético* (experiencias en la temprana infancia): Aquellas impresiones infantiles y desarrollos sexuales de la temprana infancia, que Freud consideraba que llevaban a la represión y a la regresión.
3. *Psicológicos*: Los desencadenantes de la enfermedad, incluyendo tanto experiencias adultas como experiencias accidentales, las cuales más tarde aparecerían como experiencias traumáticas.

Freud llamó a los dos primeros aspectos, biológico y filogenético, "Serie Disposicional", refiriéndose a los factores constitutivos y a las experiencias de la primera infancia.

Freud introdujo el concepto de *defensa* en sus trabajos de 1894, "La psiconeurosis de defensa" y "La etiología de la histeria", en los cuales describió las luchas entre el yo y las ideas y afectos dolorosos que el paciente encuentra intolerables.

Más tarde, en su libro *Inhibición, síntoma y angustia* (1926d), introdujo el término *represión*. Allí describe la necesidad del yo de protegerse de las exigencias provenientes del ello, del superyó y del mundo externo.

La represión es uno de los mecanismos de defensa, pero Freud remarcó que era esencial para el desarrollo de la neurosis. Afirmó que la represión era el mecanismo más valioso pero también el más peligroso porque empobrecía significativamente el funcionamiento del yo. También describió la represión como la base de la formación de síntomas y neurosis.

Freud presentó además numerosos mecanismos diferentes en su trabajo, incluyendo la supresión, la negación, la represión, la regresión, la formación reactiva, el aislamiento, la anulación, la proyección, la introyección, la vuelta en contra del sujeto, la transformación en lo contrario, la sublimación y el desplazamiento, que se describirán a continuación:

La *supresión* es una forma consciente y voluntaria que Freud propuso en 1892. Es un proceso consciente de eliminación de pensamientos no deseados, que provocan ansiedad, recuerdos, emociones, fantasías y deseos. Es diferente de la represión y de la negación porque es un proceso consciente y no inconsciente.

La *represión* es un mecanismo inconsciente que utiliza el yo para mantener fuera de la consciencia pensamientos perturbadores o amenazantes. El material reprimido puede emerger en forma de síntoma neurótico o puede integrarse a la sexualidad normal. Cuando el censor es menos fuerte, los escenarios reprimidos infantiles pueden aparecer en los sueños de los pacientes.

Freud sostenía en 1915 que la esencia de la represión se encuentra simplemente en alejar algo y mantenerlo lejos de la consciencia. La represión se convirtió en el principal mecanismo de defensa cuando Freud introdujo la distinción entre consciente e inconsciente. A través del mecanismo de la represión, se rechazan o bloquean las ideas o los impulsos inaceptables para evitar su entrada en la consciencia.

La *disociación* es otro de los estados psicológicos por los cuales los pensamientos, emociones, sensaciones o recuerdos se separan del resto de la psiquis. La identidad disociativa se asocia frecuentemente con un trauma infantil prolongado y severo, como por ejemplo la negligencia o el abuso emocional o sexual, y se desarrolla como un modo de enfrentarse a una situación que nos desborda, que es demasiado dolorosa o violenta para asimilarse a la consciencia. La persona, literalmente, "se va" dentro de su cabeza para escaparse de la experiencia que le produce ansiedad, cuando no es posible la escapatoria física. El proceso disociativo permite que los sentimientos y recuerdos traumáticos estén completamente separados, de manera que la persona pueda funcionar como si el trauma no hubiese existido. Mientras que en un estado mental el paciente tiene acceso a recuerdos traumáticos de su vida con su respuesta emocional (como en el caso de la violación), en otro estado mental la persona pude decir que no se acuerda de nada relacionado con la violación. El uso de esta defensa se mantiene mucho tiempo después de que hayan tenido lugar las experiencias traumáticas.

La *proyección* es el acto inconsciente de atribuir los propios pensamientos, sentimientos o motivaciones a otra persona. Los pensamientos que comúnmente se proyectan en otro son aquellos que pueden causar culpa, como por ejemplo, las fantasías o los pensamientos agresivos o sexuales.

La *introyección* se da cuando una persona adopta los pensamientos o características de otra persona y los hace propios. Por ejemplo, es posible que esto suceda con la pérdida de una persona, y puede internalizarse en el proceso de duelo. Sin embargo, una persona percibida como un objeto malo u hostil puede también internalizarse, dando al paciente la sensación de que puede controlarlo.

La *negación* es una defensa primitiva, que puede operar de manera independiente o, más comúnmente, en combinación con otros mecanismos de defensa; implica la eliminación de los sucesos externos de la consciencia. La persona que niega, lo hace porque es muy doloroso aceptar ciertos hechos, entonces los rechaza, insistiendo en que no es verdad que eso haya ocurrido a pesar de que la evidencia muestre que fue así.

El *desplazamiento* consiste en redireccionar un impulso (generalmente agresivo) hacia un objetivo sustitutivo. El desplazamiento puede permitir que un elemento sea un sustituto simbólico de otro. Puede también referirse al acto de desplazar sentimientos de una persona a otra que, de alguna manera, parece similar al objeto primitivo.

El *aislamiento* se da cuando una persona separa el contenido emocional de la experiencia dolorosa, o separa la idea del afecto asociado, para evitar la irrupción emocional.

Con el mecanismo de *anulación* la persona neutraliza una conducta con otra y así, inconscientemente, ignora el elemento o la acción que contiene las emociones rechazadas.

La *racionalización* es una distorsión cognitiva de los hechos para volver menos peligroso un impulso o un evento. A menudo puede ser una manera consciente de "poner excusas", que pueden aparecer fácilmente.

La racionalización ofrece una razón lógica y racional (justificación) en lugar de la razón real.

La *regresión* es el acto de volver a una fase previa del desarrollo para evitar los conflictos y tensiones asociados con la fase presente.

Con la *formación reactiva*, la persona actúa en forma opuesta a lo que piensa o siente. La formación reactiva puede relacionarse con sentimientos conscientes que son los opuestos a los inconscientes, como amor-odio o vergüenza-repulsión; y moralizar puede ser la formación reactiva contra la sexualidad.

A través de la *sublimación*, la energía sexual se canaliza en actos aceptados social y culturalmente. Puede ser completa, en el caso de la disposición artística, o parcial, donde la perversión se mezcla con las metas del individuo. Por otro lado, el impulso sexual puede suprimirse por la formación reactiva y continuar a lo largo de la vida del individuo.

Puntos de fijación y mecanismos de defensa

Freud describe los mecanismos de defensa que aparecen en cada fase del desarrollo psicosexual. Durante la etapa oral, los mecanismos preponderantes son proyección, introyección y negación. En la etapa anal, formación reactiva y anulación. En la etapa fálica, el principal mecanismo es la represión.

La teoría de Otto Fenichel sobre el desarrollo psicosexual y las defensas

En su libro de 1932, *Teoría psicoanalítica de las neurosis*, Otto Fenichel desarrolló el concepto de las etapas describiendo los mecanismos de defensa, al tiempo que la libido se fijaba en cada una de ellas. Desde su punto de vista, cuando la libido se fija en la etapa oral, los mecanismos preponderantes de defensa son la regresión al estado de narcisismo, la introversión (en forma de fantasías) y la omnipotencia, que lleva a la esquizofrenia.

Fenichel sostiene que, cuando la libido se fija en la etapa oral tardía, aparecen los mecanismos de regresión narcisista, omnipotencia, introyección y negación, que llevan a la depresión o a la manía. En la manía, la omnipotencia del narcisismo primario es la prevalente. Cuando la fijación se produce en la etapa anal, los mecanismos de defensa predominantes son la regresión, la represión, la anulación, el aislamiento y la formación reactiva. Esto produce los síntomas de neurosis obsesiva, frugalidad, obstinación, compulsiones, obsesiones y persistencia. Con fijación en la etapa fálica, la represión es el mecanismo principal, unido a la histeria. Hay dos tipos de histeria: (1) la fobia, donde los principales mecanismos son la represión, la regresión, el desplazamiento y la proyección; (2) la conversión histérica, en la cual las defensas incluyen la represión, la regresión, la identificación, la introyección y la conversión en el cuerpo.

Identificación

Freud usó el término "identificación" en una carta a Fliess en 1896, para explicar el síntoma de una de sus pacientes, una mujer con agorafobia que se identificaba con una prostituta caminando por la calle. Al año siguiente, en otra carta a Fliess, Freud escribía acerca de otra paciente con espasmos histéricos que se identificaba con una persona muerta. Más tarde, hablando de su paciente Dora, Freud dijo que se identificaba con su madre y con la Sra. K., dos mujeres amadas por su padre. Su padre era tanto amante como represor, lo que explicaba los sentimientos inconscientes de amor hacia su padre.

En 1900, en *La interpretación de los sueños*, Freud afirmó que el proceso de identificación era esencial en el desarrollo del yo, del superyó, del ideal del yo, de la formación del carácter y de la identidad. En 1917, el concepto apareció en "Duelo y melancolía". Fue en 1921, en el capítulo siete ("Identificación") del libro *Psicología de grupo y el análisis del yo*, cuando especificó que la identificación puede ocurrir con sólo un aspecto de la persona-objeto. Freud describió los mecanismos de identificación como el proceso de internalización del objeto, o de las personas como el resultado final de ese proceso.

Conceptos conectados con la identificación

Los conceptos que están conectados con el proceso de identificación son la incorporación (oral), la asimilación (oral), la introyección, la eyección, la proyección, la internalización (superyó), la imitación y la identidad (estructurada a través del tiempo y de las experiencias).

Cronológicamente, el concepto de internalización se desarrolla desde una identificación histérica hasta una identificación primaria y secundaria.

En la identificación histérica, la formación de síntomas a través de la identificación depende de las fantasías inconscientes reprimidas. En el caso de la paciente con agorafobia y su identificación con una prostituta; en el de la paciente con espasmos y su identificación con la muerte; y en otros pacientes que tienen fantasías relacionadas con la servidumbre, el denominador común es que las identificaciones se desarrollan desde un impulso sexual o agresivo reprimido en lo inconsciente. Freud sostiene que el síntoma es la realización de un deseo reprimido; el síntoma es la autosatisfacción, por ejemplo, la masturbación. Además, afirma que los sueños son una realización de deseos reprimidos.

En el proceso de duelo de una figura parental, Freud describe la presencia de dos tipos de identificación, (1) el *autorreproche*, dirigido al objeto amado, que a través de la identificación se dirige al propio yo del paciente; y (2) el *autocastigo*, que es la introyección de la figura parental prohibida y la identificación del yo con el objeto abandonante. El odio al objeto perdido es transformado en odio hacia la pérdida del yo. El ataque histérico es el castigo por el deseo de muerte hacia el padre odiado que abandonó al paciente al morir.

Freud describió diferentes modalidades en la identificación histérica, incluyendo la identificación con el objeto amado, con la persona que fue amada y con el objeto reprimido, así como el autocastigo por el deseo sexual prohibido y por desear el objeto sin catexias libidinales. Estas identificaciones pueden superponerse con la identificación como mecanismo de defensa para evitar la expresión de los impulsos instintivos.

Identificación primaria

Freud introdujo el concepto de identificación primaria en la evolución de su pensamiento. Desarrolló este concepto en varios trabajos, incluyendo "Duelo y melancolía" (1917e), *La historia de una neurosis infantil* (Hombre de los Lobos) (1918b), *Psicología de grupo y el análisis del yo* (1921c) y *El yo y el ello* (1923b).

Freud presenta el concepto de identificación primaria relacionado con el desarrollo psicosexual (donde la identificación primaria aparece en la etapa fálica en conexión con el narcisismo) y con la relación con el objeto, tanto objetal como anobjetal, previa a la elección de objeto edípico. También conecta la identificación primaria con la identificación con el padre. Al mismo tiempo o más tarde, comienza la carga libidinal del objeto, la madre.

Identificación secundaria

Freud describe la identificación secundaria en *Tótem y tabú* (1913), "Duelo y melancolía" (1917e) y *El yo y el ello* (1923b). La identificación secundaria con los padres es la evolución normal del complejo de Edipo.

Amnesia infantil

Freud centra la amnesia infantil en el período que se extiende desde el nacimiento hasta los seis u ocho años. El infante es capaz de expresar dolor y alegría en una forma humana, así como amor, celos y otros sentimientos apasionados. Mientras que en la madurez no tenemos memoria de ellos, sin embargo examinando pacientes podemos ver que, aunque olvidados, estos sentimientos infantiles afectan a las personas, dejando profundos trazos en la mente, que tendrán fuertes efectos en el desarrollo posterior.

La amnesia infantil simplemente retiene las impresiones más tempranas de lo consciente debido a la represión. Freud compara la amnesia infantil con la amnesia histérica. Piensa que la amnesia histérica podría estar relacionada con los impulsos sexuales de la niñez y explica que la amnesia histérica, que aparece unida a la represión, es sólo un pensamiento claro de la posesión de un caudal de recuerdos que han dejado lo consciente. Freud afirma que la amnesia infantil es la causa por la que nunca se tuvo en consideración la sexualidad en la niñez.

Formación del síntoma

Freud sostiene que el síntoma, como en el sueño, es la realización de un deseo reprimido. El síntoma es la autosatisfacción de ese deseo, y añade que el síntoma, como el sueño, es una formación de compromiso a través de la cual el deseo trata de lograr la satisfacción. En una de sus cartas a Fliess, Freud escribe que el síntoma aparece cuando lo reprimido y el pensamiento reprimido se unen en la realización del deseo.

Como las imágenes en el sueño, el síntoma es multideterminado, y su formación se basa en los procesos de condensación y desplazamiento. Sin embargo, la formación del síntoma es diferente a la elaboración del sueño. En el sueño aparecen imágenes; los síntomas están más cerca de la expresión del cuerpo, como en la conversión histérica.

La formación del síntoma expresa procesos mentales y tipos de conducta que son repetitivas y aisladas, y no están integradas en el resto de la personalidad. Además, el paciente percibe que son patológicas y que no son aspectos de su carácter. Los síntomas pueden llevar al paciente a buscar tratamiento.

Teorías de la angustia

La primera teoría de la angustia estaba basada en la insatisfacción de la libido, que logra su descarga transformándose en ansiedad. Más adelante, cuando Freud cumplió setenta años, propuso una nueva hipótesis para explicar el origen de la angustia. Desde 1926, con la publicación de *Inhibición, síntoma y angustia*, su idea del origen de la angustia está más relacionada con la mente, entendiendo que la angustia es un afecto experimentado por el yo siempre que el yo se enfrenta a un peligro que implica miedo de separación o pérdida del objeto.

La tesis que Freud sostuvo más tarde está basada en la distinción entre varios tipos de angustia. Esto incluye un *peligro real*, cuando la persona se enfrenta a una situación peligrosa; *ansiedad automática*, cuando se enfrenta a una situación traumática que genera ansiedad; *ansiedad señal* (amenaza de peligro), cuando se enfrenta a una situación donde el yo puede responder a la amenaza de un peligro inminente, como el temor a perder el objeto.

Inicialmente, Freud creyó que la represión provocaba la angustia; más tarde cambió de idea y determinó que la *angustia provoca represión*. Para evitar la ansiedad, el yo desarrolla defensas y síntomas. Freud estimó que el yo era donde se asentaba la ansiedad y abandonó su teoría anterior según la cual la energía catectizada del impulso reprimido automáticamente se convertía en angustia. En trabajos posteriores sobre la angustia, cuando estudió las fobias y la neurosis obsesiva, desarrolló el concepto de ansiedad que ocurre cuando la persona se enfrenta al peligro de pérdida o separación. Freud no aceptó la teoría de Rank, que relacionaba la ansiedad con la experiencia de nacimiento.

En el curso del desarrollo del niño, el contenido de situaciones peligrosas cambia. En la etapa fálica, el temor a perder el objeto materno se transforma en angustia de castración. Más tarde, la angustia de castración se convierte en angustia moral y social, angustia relacionada con el superyó y con el temor de perder el amor del superyó. Freud recalcó que todas aquellas situaciones de angustia en la infancia pueden persistir en la vida futura, causando que el yo reaccione ante ellas con ansiedad. La angustia de castración no es la única razón del desarrollo de las neurosis. Las mujeres tienen complejo de castración pero no angustia de castración. Realmente, para la mujer, la situación de peligro no es el miedo a la pérdida de objeto, sino la pérdida del amor del objeto.

Hipnosis y asociación libre

En 1886, Freud comenzó con la práctica de la medicina, en la especialidad de neurología, tratando pacientes con dolencias físicas y con "problemas nerviosos". Afirmaba que su arsenal terapéutico contenía dos armas: hipnotismo y electroterapia. Al comienzo, como Breuer, Freud hipnotizaba a sus pacientes, estimulándolos a contar sus historias mientras estaban bajo el trance hipnótico. Pero la hipnosis no los ayudaba: tenían curas momentáneas pero después volvían nuevamente a recaer en la enfermedad. Más tarde, Freud les pedía a los pacientes que dijeran todo lo que pasaba por sus mentes. A este método lo llamó *asociación libre*, un proceso que uno de sus pacientes denominó "la cura de hablar".

Compulsión a la repetición

Freud empleó este concepto por primera vez en su artículo de 1914 "Recordar, repetir y elaborar". Allí nota no sólo que el paciente no recuerda nada de lo que olvidó y reprimió, sino que lo vuelve a hacer sin saber que lo está repitiendo. El paciente reproduce las experiencias pasadas en su conducta, no en su memoria. Esta compulsión a repetir experiencias pasadas en el contexto de la relación con el médico es la esencia de la transferencia, que está siempre presente al comienzo del tratamiento. Con suerte, es menos intensa al final del tratamiento y se puede comprender cuándo el paciente está encaminado al recuerdo.

Freud se interesó por la relación entre la compulsión a la repetición y la transferencia y resistencia. Sostuvo que, a través del proceso de terapia, el paciente regresa a una situación temprana, transformando las experiencias pasadas inconscientes en conscientes. Explicaba además que hay experiencias especiales que ocurrieron en la temprana infancia y que no fueron entendidas en ese momento. El material sólo puede ser alcanzado en los sueños. Freud concluyó que el paciente actúa lo que no puede recordar, nada que haya sido reprimido y, por lo tanto, "olvidado". Repite sin saber que está repitiendo. Para el paciente, la repetición de la acción es su único modo de recordar. De manera que el paciente repite en lugar de recordar, y repite bajo las condiciones de resistencia. Se entiende por resistencia la acción inconsciente del paciente para proteger el material enterrado reprimido, como los instintos, los sentimientos intensos, las fantasías y los patrones de conducta cercanos al consciente. Freud se preguntaba qué es lo que el paciente repite en realidad. Su respuesta fue que el paciente repite sus experiencias inconscientes, sus inhibiciones, sus actitudes, líneas de carácter patológico y síntomas que van de lo inconsciente a la personalidad manifiesta del paciente. Esta enfermedad aparece poco a poco con nuestro trabajo terapéutico, que consiste en regresar al pasado. De acuerdo con Freud, el principal instrumento para curar la compulsión a la repetición del paciente y transformarla en recuerdo es nuestro trabajo con la transferencia. Esto nos lleva a movilizar los recuerdos después de que se resuelva la resistencia.

Duelo y melancolía

En su trabajo de 1917, "Duelo y melancolía", Freud compara la melancolía con el proceso de duelo normal. Describe el duelo como una reacción ante la pérdida de la persona amada, o la pérdida de una abstracción que ha tomado su lugar, por ejemplo, el propio país, la libertad o un ideal. El sentido de realidad muestra que el objeto amado ya no existe; entonces hay una exigencia de retirar completamente la libido de esa conexión con ese objeto. Este proceso tiene que hacerse lentamente; cada uno de los recuerdos y expectativas con los que la libido está ligada a ese objeto debe ser examinado e hipercatectizado; así se logra el desprendimiento de la libido. Cuando el trabajo de duelo está completo, el yo es libre y desinhibido nuevamente. Entonces, el yo está listo para encontrar otro objeto que lo reemplace.

Freud describe en ese texto la reacción clínica de esta manera:

> Las características mentales de la melancolía son dolorosas, el interés por el mundo externo cesa, se pierde la capacidad de amar, hay inhibición de toda actividad y disminución de la autoestima hasta el grado del auto-reproche que culmina en una expectativa de castigo delirante. (Freud 1917e, p. 244)

Es importante notar que la descripción tanto del duelo como de la melancolía es la misma, con la excepción de la disminución de la autoestima, que no existe en el duelo. Freud remarca que en la melancolía hay también reacciones ante la pérdida del objeto amado. El objeto quizás no murió, pero se perdió como objeto de amor; sin embargo no se puede ver claramente que se perdió. Freud afirma además que la melancolía está relacionada con la pérdida del objeto, que es retraído de lo consciente, en contraste con el duelo, en el que no hay nada acerca de la pérdida, que es inconsciente.

En la melancolía, mientras el paciente experimenta una disminución severa en su autoestima, es el yo mismo el que se empobrece. El paciente muestra su yo como algo sin valor alguno, incapaz de ningún logro y moralmente despreciable. El paciente se reprocha, se denigra a sí mismo, y espera ser castigado, la insatisfacción con el yo en el aspecto moral es el aspecto más sobresaliente. Freud observa que este auto-reproche se dirige al objeto amado internalizado en el mismo yo del paciente a través del mecanismo de identificación.

La explicación de Freud de la dinámica de este proceso se basa en que en el pasado hubo una elección de objeto, pero esta relación fue destruida; no hubo una retracción normal de la libido con este objeto. La libido no fue desplazada a otro objeto, sino que fue retraída en el yo, y hubo una identificación del yo con el objeto abandonado. El objeto perdido se transformó en la pérdida del yo. Así, la disposición para la melancolía se basa en la predominancia de una elección de objeto narcisista. La característica más notable de la melancolía es la tendencia a convertirse en manía, un estado opuesto a los síntomas de la melancolía.

CAPÍTULO II

Trabajos de Freud relacionados con el análisis de niños

Muchas publicaciones de Freud están relacionadas con el análisis de niños, por lo que fue una influencia temprana en el desarrollo del pensamiento psicoanalítico del niño. Fue capaz de estar en contacto con niños sintomáticos y aplicar sus teorías en ellos, ya que conocía la importancia de observar directamente al niño para corroborar lo que iba descubriendo en sus pacientes adultos.

Los siguientes trabajos representan el pensamiento de Freud sobre los niños que observó. Entre ellos se encuentra "Juanito", el niño de cinco años, hijo de uno de sus amigos más cercanos, y otro niño que tenía alrededor de dieciocho meses, hijo de una de sus hijas:

- Actos sintomáticos y casuales, en *Psicopatología de la vida cotidiana* (SE 6, 1901b, pp. 191–216)
- *Tres ensayos sobre la teoría de la sexualidad* (SE 7, 1905d, pp. 135–243)
- *Análisis de una fobia en un niño de cinco años*, "*Juanito*" (SE 10, 1909b, pp. 5–149; "Pequeño Juanito")
- *Reflexiones sobre la psicología de un niño en la escuela* (SE 13, 1914f, p. 2241)

- *Sueños de los niños* (SE 15, 1914, p. 126)
- *Asociaciones en un niño de cuatro años* (SE 18, 1920d, pp. 7–64)

"Actos sintomáticos y casuales" (1901)

En su libro de 1910, *Psicopatología de la vida cotidiana*, Freud dedica esta sección a explicar los "actos sintomáticos y casuales". Las ocurrencias aparentemente insignificantes, sin explicación obvia, tienen un papel en los síntomas que, a su vez, expresan algo que la persona no sospechaba.

Freud observó que los actos sintomáticos y casuales pueden ocurrir habitual y regularmente bajo ciertas circunstancias, o bien sólo rara o esporádicamente. Añadió además que el simbolismo juega un papel destacado en la infancia de las personas en mayor medida de lo que se había pensado con anterioridad. Freud recalcó que los actos sintomáticos que se observan tanto en gente normal como enferma deben tenerse en cuenta en el proceso analítico. Después de describir numerosos ejemplos clínicos, Freud concluyó que tales actos sintomáticos frecuentemente ofrecen una comprensión importante de la vida íntima de las personas.

En cuanto a los actos sintomáticos que ocurren esporádicamente, Freud nota que—debido a que estos actos no son intencionales—la persona no se hace responsable de estas acciones. Freud concluye que, mientras uno es libre de expresarse a través de palabras y formas, detrás de esa forma puede aparecer un destello de un sentido más profundo. Las imágenes y expresiones de la gente tienen un significado oculto que frecuentemente no es intencional.

Tres ensayos de la teoría sexual (1905)

Uno de los tres trabajos más importantes de Freud, *Tres ensayos de la teoría sexual*, que comparte esa posición de privilegio con *La interpretación de los sueños* (1900a) y con *Estudios de la histeria* (1895d) contiene uno de sus principales descubrimientos: que los factores que causan la histeria derivan de la infancia, una idea que comenzó a desarrollar en 1896. Freud sostiene que lo que es normal en el desarrollo psicosexual del niño puede transformarse en anormal en la vida adulta.

Los elementos de *Tres ensayos de la teoría sexual* fueron presentados en el orden siguiente: (1) las aberraciones sexuales; (2) la sexualidad infantil; (3) las metamorfosis de la pubertad.

Primer ensayo: "Las aberraciones sexuales"

En este ensayo, Freud introdujo dos términos técnicos: *objeto sexual* y *fin sexual*. Observó que las desviaciones sexuales se dan en ambos, respecto al objeto sexual y con relación al fin sexual. Relacionó las aberraciones sexuales con la sexualidad infantil, indicando que lo que es normal en la infancia se transforma en perversión en la adultez, debido a la fijación en las etapas previas con la etapa donde adquieren primacía los genitales y la satisfacción del instinto que lleva al acto reproductivo.

Desviaciones respecto al objeto sexual

Con respecto a las desviaciones en cuanto al objeto sexual, Freud describe la inversión y la bisexualidad. Sostiene que la inversión se da cuando la elección de objeto en un hombre es otro hombre, y la elección de objeto en la mujer es otra mujer. En la bisexualidad, Freud explica que en cierto grado normalmente existe un hermafroditismo anatómico, y cada hombre y cada mujer tienen restos atrofiados del aparato del sexo contrario. Estos órganos rudimentarios persistirán sin función o se modificarán en uno unisexual, manteniendo sólo mínimos rastros del sexo que se ha atrofiado. En 1885, Krafft-Ebing afirmaba que la predisposición bisexual en todos los individuos correlaciona centros en el cerebro masculino y femenino, así como órganos somáticos sexuales; estos centros sólo se desarrollan en la pubertad.

La actitud final hacia la elección de objeto sexual se decidirá después de la pubertad, y de acuerdo con Freud, existen numerosos factores que influyen en esta elección, incluyendo la naturaleza constitutiva.

Desviaciones relativas al fin sexual

Consideradas como la causa de las perversiones, Freud indicó que aparecen en dos formas: activa y pasiva. Estas incluyen perversiones como el voyeurismo (contemplación), el exhibicionismo, el sadismo y el masoquismo.

Escoptofilia (voyeurismo, masoquismo)

Escoptofilia es el término que describe "el placer de mirar", pero para nosotros "mirar" tiene dos sentidos: tocar y mirar. Freud afirma que tocar es común y necesario entre seres humanos antes de que el fin sexual sea alcanzado. Lo mismo es verdad para el sentido de la vista: mirar es una actividad que deriva de tocar. La escoptofilia es una perversión si se halla restringida a mirar solamente los genitales en lugar de ser una fase preparatoria para el fin sexual normal. Lo mismo ocurre con el exhibicionismo: el acto se produce cuando la persona exhibe sus genitales, o incluso en una mirada mutua a los genitales, como en el voyeurismo.

Sadismo—Masoquismo

Freud sostiene que el sadismo y el masoquismo son las formas más frecuentes y significativas de todas las perversiones. El sadismo está ligado al componente agresivo del instinto sexual devenido independiente y describe el deseo de infligir dolor sobre el objeto sexual. El placer ligado al hecho de recibir dolor es conocido como masoquismo.

La sexualidad de la mayoría de los seres humanos masculinos contiene elementos de agresión, un deseo de dominar el objeto. El sadismo corresponderá a un componente agresivo del instinto sexual exagerado, devenido independiente, y colocado en primer término por medio del desplazamiento. La perversión se da cuando la satisfacción está totalmente condicionada por la humillación y el maltrato del objeto. Asimismo, en el masoquismo la perversión se da cuando el dolor mental y físico y el sufrimiento que es recibido del objeto sexual es la única fuente de satisfacción sexual.

Sadismo y masoquismo son las perversiones más comunes porque el contraste entre la actividad y la pasividad relacionadas con ellos es una de las características universales de la vida sexual. Lo que cabe recalcar es que el aspecto más significativo de estas perversiones es que sus formas activa y pasiva se encuentran habitualmente en la misma persona. Las formas activa y pasiva coexisten, aunque una es más preponderante. El sadismo coexiste con el masoquismo y viceversa.

En las etapas del desarrollo sexual normal, los sentimientos de vergüenza, repulsión y horror o dolor son determinados biológicamente. Debido a los sentimientos de repulsión o vergüenza, por ejemplo, el niño abandona el placer del acto de chuparse el dedo o de defecar en el pañal.

De acuerdo con Freud, la neurosis está basada en las fuerzas instintivas sexuales.

El paciente neurótico crea sus síntomas sobre la base de una actividad sexual normal o anormal. Freud estableció que la perversión se da cuando el instinto se expresa directamente en la fantasía y en la acción sin ser consciente. Los síntomas se forman, en parte, por una sexualidad anormal. Freud afirma que "la neurosis es el negativo de las perversiones". En las neurosis, los instintos sexuales están reprimidos; en las perversiones se llevan a cabo (Freud 1905, p. 165).

Freud sostiene además que la vida mental inconsciente de los neuróticos (sin excepción) muestra impulsos invertidos, es decir, la fijación de su libido en personas de su mismo sexo. Toda perversión activa es acompañada por su contraparte pasiva, como en el caso del sadomasoquismo. Freud finaliza esta sección diciendo que la sexualidad de los neuróticos se quedó allí o volvió a un estado infantil.

Cuando Freud describió la disposición perversa polimorfa, dijo que bajo la influencia de la seducción, los niños pueden volverse perversos polimorfos, y esto puede llevar a toda clase de irregularidades sexuales.

Segundo ensayo: "La sexualidad infantil"

Freud considera que la sexualidad infantil había sido ignorada y se le había dado muy poca importancia a la existencia de los instintos sexuales en la niñez. Advierte acerca de la diferencia entre lo sexual y lo genital, diciendo que el instinto sexual tiene un curso de desarrollo desde el principio de la vida (desde la infancia temprana hasta los seis u ocho años) y que presenta diferentes fuentes. Además, argumenta que la razón por la cual la sexualidad infantil no se reconocía era que la persona no tiene ninguna memoria de aquellas experiencias y fantasías, sino sólo recuerdos fragmentados y debilitados.

Freud describió la amnesia infantil (desde el comienzo de la infancia hasta los seis u ocho años), que considera paralela a la amnesia histérica. A través del examen de pacientes, concluye que las impresiones de la infancia que se han olvidado tienen una importante influencia en nuestras mentes y tendrán un gran impacto en el desarrollo futuro, y que debido a la represión de la sexualidad infantil las fantasías se olvidan.

El periodo de latencia sexual de la infancia y sus interrupciones

Freud escribió que estaba seguro de que los gérmenes de los impulsos sexuales estaban ya presentes en el recién nacido y que se desarrollaban con el tiempo. La vida sexual de los niños emerge y es accesible a la observación en el tercer o cuarto año de vida. Este es el periodo durante el cual se construyen las fuerzas mentales que más tarde interfieren con el curso del instinto sexual y lo restringen. Freud explica que las *inhibiciones sexuales* ocurren cuando el flujo del instinto sexual es restringido por la repugnancia hacia los sentimientos de vergüenza (pudor moral) y hacia la influencia de la ética y los ideales morales. Reconocía que la educación también juega un rol en el flujo del instinto, pero recalcaba que su desarrollo estaba determinado biológicamente y fijado por la herencia, y podía ocasionalmente darse sin educación. Freud afirmó que en el comienzo del periodo de latencia sexual en la niñez, cuando el niño comienza la educación en la escuela, los impulsos sexuales se mueven desde el fin sexual a los logros culturales, y llama a este proceso *sublimación*.

Durante los años de la infancia, los impulsos sexuales no pueden ser utilizados ya que la función reproductiva está diferida. Por otro lado, estos impulsos pueden verse como perversos ya que emergen de sentimientos no placenteros de vergüenza o culpa. Estas son fuerzas e impulsos reactivos que suprimen los impulsos sexuales, a los cuales Freud llamó interrupciones de los impulsos sexuales en el periodo de latencia; sin embargo, cierta actividad sexual puede emerger durante la latencia, hasta el impetuoso florecimiento del instinto sexual en la pubertad.

Freud afirma que, en ocasiones, quizás se manifieste un fragmento de la sexualidad que evitó la sublimación y se hace presente, o que alguna actividad sexual puede persistir a través de la duración de la latencia hasta que el instinto sexual emerge con mayor intensidad en la pubertad.

Manifestaciones de la sexualidad infantil

La sexualidad infantil se ve en el chupeteo, en el instinto de agarrar y de frotar. El chupeteo (o succión sensual) aparece en la temprana infancia y puede continuar hasta la madurez, o incluso persistir de por vida. En conexión con el chupeteo, el instinto de agarrar puede aparecer y manifestarse simultáneamente con tomar su oreja o sostener parte de otra persona (generalmente la oreja) con el propósito de la misma satisfacción. Muchos niños van desde el chupeteo hasta la masturbación.

El aspecto importante de la masturbación es que el instinto no está dirigido hacia otra persona, sino hacia el cuerpo del propio niño. La conducta es autoerótica; es la primera y principal actividad del niño relacionada con el bebé succionando el pecho de la madre, o como su sustituto; esta actividad familiariza al niño con el placer. En la actividad sexual temprana, el placer está ligado a funciones que sirven el propósito de autopreservación. Actividad sexual y autopreservación se independizan una de la otra más adelante en el desarrollo.

Freud describe tres características de las manifestaciones de la sexualidad infantil: (1) al comienzo, se relaciona con una de las funciones vitales somáticas; (2) no tiene aún un objeto sexual; (3) es autoerótica, y su fin sexual está dominado por las zonas erógenas. Estas características son aplicables asimismo a la mayoría de las demás actividades del instinto sexual infantil.

El fin sexual de la sexualidad infantil

El fin sexual consiste en hacer surgir la satisfacción a través de la estimulación de una zona erógena. Esta satisfacción tiene que haber sido experimentada anteriormente, por ejemplo succionando el pecho de la madre, y Freud considera que esta experiencia es de naturaleza biológica. Durante el desarrollo sexual, hay zonas erógenas específicas, y el fin de la sexualidad es el sentimiento de placer más que la cualidad de los estímulos.

Por ejemplo, succionar el dedo muestra la importancia de la zona erógena en la sexualidad infantil. Freud describe las características de las zonas erógenas señalando que surgen en parte de la piel o membrana mucosa en la cual un cierto estímulo evoca el sentimiento de placer que tiene una cualidad particular, y un carácter rítmico. El sentimiento de placer tiene, de hecho, una cualidad específica.

Las manifestaciones sexuales masturbatorias

Freud entendía que la naturaleza del instinto surge desde una sola zona erógena—labial, anal y genital—aunque hay diferencias entre una zona y otra en cuanto a la satisfacción del instinto.

La zona labial comprende el área de la boca, que es satisfecha por el pecho y la actividad de succión; más adelante va a ser reemplazada a medida que el infante desarrolle otras acciones musculares de acuerdo con la posición y la naturaleza de las otras zonas y las otras etapas del desarrollo psicosexual.

Durante la etapa anal, pueden aparecer síntomas de la zona anal, como problemas intestinales, estreñimiento, retención de heces, catarros intestinales, que pueden más tarde desarrollar síntomas de neurosis. La estimulación masturbatoria de la zona anal por medio de los dedos provoca una sensación de prurito que es raro encontrar en niños mayores. Los excrementos son tratados por el niño como parte del cuerpo, y les da representación simbólica en el futuro, como regalos, bebés y dinero.

Durante la etapa genital, las actividades sexuales están focalizadas alrededor de la zona erotogénica genital, que es la parte de los órganos genitales donde comienza ulteriormente la vida sexual "normal". La micción, tocarse o apretar las piernas pueden ser actividades cuyo fin es la satisfacción sexual.

Freud distinguió tres fases en la masturbación infantil:

1. La primera fase aparece en la edad de lactancia y desaparece después de un corto tiempo, pero puede persistir hasta la pubertad.
2. La segunda fase comienza alrededor de los cuatro años de edad. Después de la infancia y antes de los cuatro años, el instinto sexual genital generalmente aparece y persiste durante un tiempo hasta que se suprime. Es diferente en cada caso. Normalmente la amnesia infantil no deja ninguna memoria de la actividad sexual infantil; pero esta actividad puede dejar profundas impresiones inconscientes en el sujeto, lo que puede determinar si el sujeto va a ser sano o neurótico después de la pubertad. La actividad sexual infantil puede dar lugar a síntomas.
3. La tercera fase, o fase puberal, aparece en la pubertad. La excitación sexual temprana de la infancia puede retornar, por ejemplo, en picazón que es aliviada con la masturbación, o en tensión nocturna que se alivia con las emisiones nocturnas en los años de madurez.

Instintos parciales

Freud llamó instintos parciales a los variados aspectos de la actividad sexual infantil que llevan a la maduración genital. Podemos decir que, en las perversiones, el instinto sexual se fracciona en varias partes, lo que llamamos instintos parciales, mientras que en la sexualidad normal los instintos parciales se reúnen para llegar a una madurez genital.

La actividad sexual infantil implica la predominancia de las zonas erógenas y de otras personas como objetos sexuales. Aún cuando la represión del impulso puede ocurrir, el deseo persiste, transformándose en una compulsión tumultuosa llevando a la formación de síntomas.

Los niños pequeños no tienen vergüenza, exponen sus cuerpos y genitales sin pensarlo, como parte de su naturaleza infantil. La contrapartida es la curiosidad de ver los genitales de otras personas. En la infancia, el componente cruel del instinto sexual es independiente. Y aparece antes que la fase genital. La capacidad de compasión se desarrolla más tarde. Lo que es normal en los niños puede convertirse en síntomas perversos, como por ejemplo el voyeurismo, más adelante.

La investigación sexual infantil

Freud describió el pensamiento del niño, su curiosidad y el deseo de explicar sus curiosidad en las diferentes fases de su desarrollo, en su estudio incluye los siguientes:

- El instinto de saber: Cuando la sexualidad del niño llega a su primer florecimiento, entre los tres y cinco años, aparecen en él los primeros indicios de esta actividad, denominada instinto de saber. La curiosidad es la manera subliminal de usar la energía del placer de contemplación.
- El enigma de la esfinge (Theban Sphinx): En este momento de su desarrollo, la primera pregunta es: ¿De dónde vienen los niños? El varón piensa que todos nacen con pene, y las niñas piensan que ellas perdieron el suyo.
- Complejo de castración y envidia del pene: La hipótesis de que ambos sexos poseen el mismo aparato genital (el masculino) es la primera de estas teorías sexuales infantiles tan singulares y que pueden acarrear graves consecuencias. Según esta teoría los varones están convencidos de esta hipótesis, mientras que las niñas piensan que tuvieron un pene y lo perdieron a través de la castración. Ellas reconocen que tienen un órgano diferente y sienten envidia del pene.
- Teorías sobre el nacimiento: Los niños tienen muchísimas teorías sexuales, pero Freud descubrió una creencia común: los bebés vienen por comer algo especial y nacen a través del intestino, como las heces. También pueden pensar que los bebés vienen del pecho o del ombligo. Todas estas ideas son reprimidas.

• Concepción sádica del acto sexual: Cuando los niños son espectadores del acto sexual, lo interpretan como acto de maltrato y abuso de poder, en un sentido sádico.

Fracaso típico de la investigación sexual infantil

Los niños son capaces de comprender los procesos sexuales, pero desconocen el rol de la fertilización del semen y la existencia del orificio de la madre. La investigación sexual en los años infantiles se lleva a cabo de manera solitaria y constituye un primer paso del niño hacia su orientación independiente en el mundo, que implica un alto grado de alienación por parte del niño con respecto a las personas que le rodean, quienes previamente habían gozado de completa confianza.

Fases evolutivas de la organización sexual

Freud describe las fases de la organización sexual infantil de esta manera:

1. *Autoerotismo*: La característica de la vida sexual infantil es esencialmente autoerótica con respecto al objeto sexual.
2. *Organización pregenital*: En su descripción del desarrollo psicosexual, Freud divide las fases de acuerdo con la edad, la zona erógena y los mecanismos de defensa; como comentamos previamente, también desarrolló los conceptos de fase oral, anal y genital.
3. *Ambivalencia*: El concepto de ambivalencia—término que creó Bleuer, quien habló de fuerzas antagónicas como el "amor-odio"—está caracterizado por pares de instintos opuestos, de igual fuerza.
4. *Los dos tiempos de la elección de objeto*: Freud describe la elección de objeto en dos tiempos; el primer periodo tiene lugar entre los dos y cinco años de edad, seguido de un periodo de latencia; el segundo periodo aparece en la pubertad y determina la constitución definitiva de la vida sexual de la persona.

Fuentes de la sexualidad infantil

Freud describió situaciones que originan excitación sexual. Estas incluyen:

1. *Excitación mecánica y/o actividad muscular*: Freud también se preguntaba acerca de la conexión entre actividad física y sexualidad, como, por ejemplo, en la lucha.
2. *Procesos afectivos*: en estos procesos, la tensión y el miedo pueden estimular la excitación sexual.
3. *Trabajo intelectual*: La concentración de la atención en el trabajo intelectual tiene como consecuencia una coexcitación sexual en muchos jóvenes y adultos.

Tercer ensayo: "Las metamorfosis de la pubertad"

Freud escribió que, durante la pubertad, existen dos procesos que actúan juntos para formar un aparato complicado. El primero es la manifestación del crecimiento de los genitales externos; el segundo es el desarrollo de los genitales internos, que necesitan descargar productos sexuales para procrear. Este aparato puede estimularse por medio de un estímulo del mundo exterior, de las zonas erógenas, del interior orgánico y de la vida mental, y el resultado es la excitación sexual. Es durante la pubertad cuando se establece la distinción entre masculino y femenino.

El hallazgo del objeto

En la vida temprana, la satisfacción sexual está unida al alimento, donde el objeto sexual es el pecho de la madre, fuera del cuerpo del infante. Freud sostiene que demasiado o muy poco alimento de la madre puede llevar a la fijación de la libido en la etapa oral, y agrega que el niño succionando el pecho de la madre será el modelo de toda relación de amor.

El objeto sexual durante la época de lactancia

Una madre que cuida y ama a su bebé lo trata como a un sustituto de un objeto sexual completo. Su afecto estimula el instinto sexual del niño y lo prepara para su elección de objeto, es decir, le ayuda a volver a constituir la felicidad perdida. La madre cumple su tarea de enseñar al niño a amar. La neurosis aparece si el bebé exige más tarde demasiado amor de sus padres. Los padres pueden provocar neurosis si sus caricias son excesivas o lo opuesto, es decir, demasiada gratificación o frustración puede llevar a la fijación de la libido en esa etapa.

Miedo infantil

Los niños son dependientes de las personas que los cuidan. *El miedo de los niños es la expresión de un sentimiento de pérdida de la persona que aman.* El miedo a la oscuridad está relacionado con el hecho de no ver a los padres físicamente. Un adulto neurótico se comporta como un niño, es inseguro y teme quedarse solo y alejado de aquellos a los que ama.

Las barreras contra el incesto

El individuo lucha con la tentación del incesto durante su desarrollo. La barrera es una exigencia cultural determinada por la sociedad. Las fantasías en la pubertad derivan de las fantasías durante la sexualidad infantil, las cuales fueron olvidadas debido a la amnesia infantil, pero persisten en el inconsciente y son importantes en el contexto de los síntomas.

Elección de objeto

Entre los dos y los cinco años se considera la elección de objeto. Esta fase es un precursor importante de la organización sexual final. La naturaleza de estas manifestaciones sexuales de la infancia es predominantemente masturbatoria. En la madurez todas las fuentes de excitación sexual se aúnan bajo la primacía de la zona genital y el proceso de hallar un objeto.

Factores que interfieren en el desarrollo

Freud sostiene que el orden en el que aparecen los impulsos sexuales está filogenéticamente determinado, de manera que hay un periodo de tiempo en el que están activos hasta que se reprimen. Ese periodo puede variar de acuerdo con la duración de la presencia de los impulsos que pueden producir un impacto en el desarrollo normal de la organización sexual y psicológica del niño. Freud describió algunos de los factores que van a interferir con el desarrollo normal:

1. *Fijación*: La fijación puede darse en los estadios tempranos del desarrollo sexual. Las causas de la fijación pueden incluir lo constitutivo, la frustración o la excesiva gratificación.

2. *Constitución y herencia*: Debemos considerar el impacto de los factores relacionados con la constitución biológica y los factores hereditarios.

3. *Represión*: El material reprimido nunca desaparece y puede emerger en forma de síntomas o integrarse a la sexualidad normal.

4. *Sublimación*: La sublimación puede ser completa o parcial. Es completa cuando los ideales o deseos no aceptados por la sociedad son conscientemente derivados a otro campo, por ejemplo, es una de las fuentes de la actividad artística. Es parcial cuando la sublimación del dominio de los impulsos sexuales se realiza por medio de la formación de reacciones, que tiene lugar al comienzo del periodo de latencia infantil y continúa toda la vida en los casos favorables, lo que llamamos "carácter".

5. *Supresión*: La supresión puede ocurrir como resultado de la formación reactiva y puede continuar a lo largo de toda la vida.

6. *Sucesos accidentales*: Son sucesos traumáticos que más tarde pueden afectar al desarrollo sexual.

Análisis de la fobia de un niño de cinco años

Juanito (1909)

Freud no trabajó directamente con Juanito en esta historia clínica, sino que tuvo contacto con él una sola vez y mantuvo correspondencia con el padre, quien estaba muy familiarizado con las teorías de Freud. Cuando el padre de Juanito compartió con Freud su preocupación por el niño, este le sugirió un plan de tratamiento, que el padre llevaría adelante informando a Freud sobre sus conversaciones con el niño y sus observaciones.

Juanito tenía cinco años cuando mostró síntomas de miedo a los caballos en la calle, y específicamente miedo a ser mordido por ellos. Este temor parecía relacionado con el susto que había experimentado al ver un pene de grandes proporciones (representado por el pene de un caballo). Es importante notar que a principios del siglo XX, el transporte se limitaba a carruajes tirados por caballos. En 1909, las ideas de Freud acerca del complejo de Edipo ya estaban establecidas, y Freud interpretó este caso siguiendo esta línea de su teoría.

Freud y el padre de Juanito trataron de entender juntos lo que el niño estaba experimentando, y asumieron el desafío de resolver la fobia a los caballos. Los padres estaban de acuerdo en educar al niño con las mínimas coerciones necesarias para mantener su buena conducta. Según Freud, los padres describieron a Juanito como un niño alegre, de buena naturaleza y activo; la idea de dejarlo libre para que creciera y se expresara sin intimidarlo había sido un éxito (Freud 1909b, p. 103).

La familia vivía cerca de una estación de carruajes muy concurrida, de manera que Juanito tenía mucho miedo a salir de su casa porque había muchos caballos fuera de su puerta. Decía que tenía miedo de que los caballos se cayeran e hicieran ruidos con las patas. En una ocasión, durante un paseo con su niñera, Juanito vio a un caballo colapsar, emitiendo ruidos, y lo vio morir en la calle. La única vez que Juanito se encontró con Freud, le dijo que a él no le gustaban los caballos blancos con bigotes negros alrededor de la boca. Freud creyó que el caballo era el símbolo del padre, y que los bigotes negros eran los de su padre. Después de la entrevista, el padre anotó una conversación con el niño, en el que éste le dijo: "Papi, no te vayas trotando y me dejes".

Durante algunas semanas, la fobia de Juanito comenzó a mejorar. Después de varios intercambios entre Freud y el padre, Freud concluyó que el niño tenía miedo de que el padre le castrase por desear a la madre.

Freud contó que Juanito tenía un intenso interés en temas sexuales y que sentía curiosidad por su "pito" (pene) y por el de otros, como los de sus padres y su hermana Hanna, que había nacido cuando Juanito tenía tres años y medio. Freud describió en la sección de discusión del caso clínico que Juanito decía repetidamente a sus padres que estaba desilusionado porque nunca había visto sus "pitos", lo cual probablemente tenía que ver con una necesidad de comparar el suyo con el de ellos. Juanito observaba que los animales grandes tenían un pito probablemente más grande que el suyo. Por lo tanto, Juanito sospechaba que lo mismo era verdad con el de sus padres, y estaba ansioso por confirmar esta idea. Freud notó que la constitución sexual de Juanito, la zona genital, era la que le ofrecía más placer comparada con las otras. Similar placer experimentaba a través de la micción y de la evacuación de las heces.

Freud escribió: "Juanito realmente es un pequeño Edipo, que desea tener a su padre fuera de su camino, deshacerse de él, de manera que pueda quedarse solo con su hermosa mamá y dormir con ella" (Freud 1909b, p. 111).

La influencia más importante en el curso del desarrollo psicosexual de Juanito había sido el nacimiento de su hermana, ya que había acentuado la relación con sus padres y le había provocado algunos problemas que no podía resolver. Su primera actitud hacia Hanna fue de hostilidad, seguida de afecto.

Ambos, Freud y el papá de Juanito, trataron de expresar a Juanito sus deseos inconscientes, el amor a su madre, su resentimiento hacia el padre y hacia su hermanita por interponerse en su camino. La clave del tratamiento de la fobia de Juanito consistió en hacerle ver sus deseos inconscientes.

Juanito no se recobró inicialmente de sus fobias después de haberse reunido con Freud. Antes de que Juanito se recuperara por completo, su padre trabajó con él muchos meses, acercando sus sentimientos conflictivos de hostilidad y ansiedad a su entendimiento en un marco de gran apoyo.

Cuando Juanito tenía diecinueve años, apareció en el consultorio de Freud después de leer su caso clínico. Le dijo a Freud que se sentía muy bien, libre de problemas o inhibiciones. Su vida emocional había soportado con éxito las dificultades del divorcio de sus padres y el hecho de que cada uno se volviera a casar. Añadió que, cuando leyó su caso clínico, no se reconoció en él y no podía recordar nada. Sin embargo, después de leerlo, pudo analizar sus sueños y volver a dormir tranquilamente.

Biografía de Juanito

Juanito, cuyo nombre real era Herber Graf, nació en Viena el 10 de abril de 1904 y murió en Ginebra el 5 de abril de 1973. Era hijo de Max Graf (1873–1958), autor, crítico y musicólogo austríaco, miembro del círculo de amigos de Sigmund Freud. Max Graf también participó en los encuentros de los miércoles en la casa de Freud.

Herbert Graf se convirtió en un famoso director de orquesta. En 1930 dirigió la *première* de la obra de Arnold Schoenberg, *Von heute auf morgen* (*Desde hoy hasta mañana*), y fue director de la escuela de ópera en el Conservatorio Hoch, desde 1930 a 1933.

Cuando los nazis tomaron el poder, fue forzado a dejar su cargo y emigró a los Estados Unidos, donde fue un exitoso y popular productor de ópera en el New York Metropolitan Opera. A finales de 1950, volvió a Europa y dirigió en Londres la Royal Opera House y el Covent Garden. En 1959 volvió a los Estados Unidos, a Nueva York, y en 1960 se estableció en Suiza y trabajó en la Ópera de Zúrich, pero murió antes de mudarse a Ginebra, en 1973. Fue autor de tres libros: *The Opera and its*

Future in America (1941), *Opera for the People* (1951) y *Producing Opera for America* (1961).

"Algunas reflexiones acerca de la psicología del estudiante" (1914)

En este ensayo corto, Freud presenta su idea de que la naturaleza y el tipo de relaciones que el niño tiene en su vida adulta se establecen en los primeros seis años de la vida del niño. Estos elementos pueden desarrollarse y transformarse de diferentes formas, pero esos primeros años son la base de las experiencias del niño. Las principales personas en la vida temprana del niño son los padres y los hermanos.

Más adelante, las personas con las que se relaciona son figuras sustitutas de los primeros objetos por los cuales el niño mostró sentimientos. Freud también incluyó otras personas significativas, como enfermeras o cuidadores del niño en la primera infancia, quienes asimismo juegan un importante papel en las relaciones futuras. Freud las denominó imagos del padre, de la madre, de los hermanos y de otros.

Freud enfatizó la importancia del padre, quien es amado y admirado por el niño. En los primeros años de vida, el padre es el más poderoso, el más amable y el más sabio del mundo. Más tarde, cuando el niño se enfrenta a la fase del complejo de Edipo, el padre es el modelo a imitar, pero también a eliminar, para ocupar su lugar. Esto lleva al niño al sentimiento de ambivalencia.

Cuando el niño se desarrolla, el padre ya no es el más sabio y rico de todas las personas, y el niño aprende a criticarlo y a ubicarlo en la sociedad, y así se va desligando del padre y entra en una nueva etapa. El niño mayor entra en contacto con profesores y con otros hombres que ocupan el lugar del padre. El joven transfiere a estos sustitutos su respeto y expectativas, y los trata como trataba al padre en el hogar.

Los sueños infantiles (1914)

Cuando Freud se centró en los sueños de los niños pequeños, descubrió que eran cortos, claros, coherentes, fáciles de entender e inequívocos. Y añadió que la distorsión del sueño se realizaba en la primera infancia. Así, se observa que los sueños soñados por niños entre los cinco y los ocho años tienen las mismas características que los sueños de años posteriores. Pero los sueños de niños menores de cinco años tienen características que Freud describió como "sueños infantiles".

A través del estudio de los sueños de niños pequeños, Freud afirma que el sueño infantil es una reacción de la vida mental del niño, al dormir, ante un suceso del día anterior. Los sueños de estos niños son actos mentales inteligibles, válidos. No presentan ninguna distorsión y no requieren una actividad interpretativa. El contenido manifiesto coincide con el latente, aunque podemos reconocer una mínima distorsión. El sueño infantil es, pues, una reacción ante una experiencia del día anterior o ante un deseo que no se pudo lograr. El sueño produce una satisfacción directa y clara de ese deseo.

Para los niños pequeños, el sueño es una reacción ante un estímulo físico. Estos sueños no molestan, sino que son los guardianes del dormir, que ayudan a no perturbar el sueño.

El sueño representa la satisfacción del deseo como una experiencia alucinatoria. Es la transformación de un pensamiento en una experiencia. Freud compara el sueño con la "parapraxis", "lapsus linguae". Una parapraxis es un error en el hablar, en la memoria o una acción física causada por fuentes inconscientes. Un lapsus linguae revela un pensamiento o motivo oculto. El propósito del dormir y de la parapraxis es la satisfacción de un deseo; que se logra y se abandona en parte.

Un concepto paralelo es el de los *sueños diurnos*, que representan la satisfacción de ambiciones y deseos eróticos pero a través de pensamientos, no de alucinaciones. Algunos otros sueños tampoco son distorsionados y generalmente se hallan relacionados con un imperioso deseo del cuerpo como el hambre o la sed, o la necesidad sexual, y que por lo tanto constituyen realizaciones de deseos correspondientes a reacciones o excitaciones internas.

Finalmente, Freud afirma que los adultos pueden ocasionalmente tener sueños infantiles.

"Asociación de ideas de una niña de cuatro años" (1920)

En este ensayo, Freud escribe acerca de una carta que una niña de cuatro años le envía a su madre con motivo del matrimonio de su prima Emily. En la carta, la niña dice: "Ella va a tener un bebé … porque cuando alguien se casa, siempre tiene un bebé". Y añade que ella sabe algo más, que los árboles crecen en la tierra y que Dios hizo el mundo.

Parece que la madre entendió lo que la niña quería decir. Freud dijo que la madre tenía razón, lo que la niña trataba de decir era: "Yo sé que los bebés crecen dentro de la madre". Simbólicamente, la niña habia reemplazado "madre" por Madre Tierra. Freud comenta que, a través de sus observaciones, sabemos cómo los niños usan los símbolos. A través de las palabras de la niña, sugiere que la madre ofrecía más información a su hija con el propósito de que entendiera el origen del nacimiento de los bebés. Freud concluyó que la niña pensaba que Dios hizo el mundo, pero que sabía también "que todo eso es la obra del padre" (Freud 1920d, p. 266).

"Mas allá del principio de placer" (1920)

En este trabajo, Freud presenta su observación de un niño de dieciocho meses que jugaba con un carrete de madera atado a una cuerdecita.

El niño arrojaba con destreza el carrete, que sostenía por el piolín, tras la baranda de su cunita con mosquitero; el carrete desaparecía ahí adentro, y el niño pronunciaba su significativo "o-o-o-o-o" (fuera), y después, tirando del piolín, volvía a sacar el carrete de la cuna, saludando ahora su aparición con un amistoso "Da" (aquí está). Ese era el juego completo, el de desaparición y reaparición (Freud 1920, p. 14).

Cuando Freud observó al niño jugando con el carrete descubrió los mecanismos psicológicos de la actividad lúdica. Freud entendió que el niño no sólo jugaba por placer, sino que repetía situaciones dolorosas (se marchó), elaborando las ansiedades que el yo experimentaba.

La interpretación de Freud respecto de este juego fue que el niño había aceptado la ausencia de la madre sin protestas porque había podido elaborar su ansiedad, relacionada con la marcha de su madre.

Cuando la madre dejó la habitación, el niño se quedó en una situación pasiva, de manera que él había formado parte activa en el juego repetitivo, un proceso que está relacionado con lo que Freud describió en 1914 como compulsión de repetición.

Biografía del niño de dieciocho meses

W. Ernest Freud, nieto de Sigmund Freud, era el niño de dieciocho meses al que Freud observó mientras jugaba con el carrete de madera. Este fue el único nieto de Freud que llegó a ser psicoanalista.

Ernest era hijo de la segunda hija de Freud, Sophie, y de Max Halbersdt, un fotógrafo retratista.

Nació el 11 de marzo de 1914 en Hamburgo, Alemania, y fue llamado Max Wolfgang Halberstadt, pero cambió su nombre por W. Ernest después de la Segunda Guerra Mundial, en parte porque sentía que el sonido alemán de su apellido podía ser una desventaja en la Inglaterra de la postguerra, y en parte porque siempre se había sentido más cercano a la parte Freud de la familia.

Disfrutó de una infancia dichosa con su madre mientras su padre estaba en la Guerra; cuando este volvió, Ernest lo sintió como un intruso. Cuando Ernest tenía cuatro años, nació su hermano Heinerle, al que también sintió como un intruso. Después de la guerra, Sophie quedó nuevamente embarazada, pero contrajo influenza española y murió, con su tercer bebé en el vientre. Ernest perdió a su madre y a su hermano nonato cuando tenía casi seis años. Su hermano Heinerle murió de tuberculosis miliar tres años y medio después.

Ernest no se llevaba bien con su padre ni con su madrastra, y tampoco con su media hermana.

A los siete años fue analizado por Anna Freud; fue, de hecho, el primer paciente de Anna, hecho que se mantuvo durante largo tiempo en secreto. Su análisis contribuyó al desarrollo de la teoría y de la técnica de Anna Freud.

A los catorce, Ernest se mudó a Viena y vivió en casa de Eva Rosenfeld, amiga de Anna y de Dorothy. Asistió a la escuela Hietzing, fundada por Dorothy Burlinham y Eva Rosenfeld, bajo la guía educacional de Anna Freud, y con Peter Blos y Erik Erikson como maestros. En Viena, reanudó su análisis con su tía, pero esta vez en el diván.

En 1931 Ernest continuó con la escuela secundaria en Berlín, pero en abril de 1933, debido a la intrusión nazi, se escapó de Alemania. Sin embargo, regresó a Viena en 1935 y terminó su educación secundaria; allí conoció a su amigo Leopold Bellak, con quien mantuvo una amistad que duraría toda la vida. Ernest no tenía claro qué camino seguir, así que viajó a Palestina, donde estuvo seis meses y se alojó con Max Eitingon. Después viajó a Moscú durante el régimen de terror de Stalin, y después de una semana volvió a Viena.

Fue aprendiz de fotógrafo retratista con Trude Fleischmann durante un año y su asistente durante otro, pero cuando los nazis marcharon sobre Viena, el 11 de marzo de 1938, y la Gestapo interrogó a Anna, decidió irse a Inglaterra, hacia donde partió el 22 de marzo de 1938.

En julio de 1940, Ernest fue encerrado en un campo de prisioneros durante catorce meses; cuando salió de allí, trabajó ocasionalmente como observador de bombardeos y como centinela en las guarderías de guerra organizadas por Anna Freud y Dorothy Burlingham.

En 1945 Ernest se casó con Irene Chambers. Empezó a estudiar psicología, se graduó en 1949 y entró en el Instituto de Psicoanálisis de Londres para su formación analítica de adultos (1949–1853) y de niños (1954–1958). Se analizó con Willi Hoffer; supervisó adultos con Hedwig Hoffer y John Pratt, y niños con Ilse Hellman y Hedi Schwartz. Asistió a seminarios impartidos por Anna, Melanie Klein, Donald Winnicott y otros. Su esposa Irene también se formó como analista de niños en la clínica Hampstead. En 1953 comenzó su práctica privada. En 1956 nació su hijo, Colin Peter Freud.

Ernest trabajó como analista de adultos en su consulta privada y en la Clínica Hampstead con su tía Anna, realizando investigación en el campo de la observación de bebés y de los perfiles metapsicológicos de la personalidad. También fue analista didacta en la clínica y en el Instituto de Psicoanálisis de Londres. Además dio conferencias internacionalmente y escribió numerosos artículos sobre la observación de bebés, la vinculación madre-bebé y los aspectos psicológicos de los cuidados intensivos neonatales.

En 1983 Irene y Ernest se divociaron, y en 1987 su único hijo, que tenía 31 años, murió en un accidente de tráfico conduciendo un vehículo que él mismo había construido. Tras el divorcio, Ernest se mudó a Alemania con su novia, pero regresó a Inglaterra en 1996, donde permaneció dos años, para regresar luego a Heidelberg, Alemania.

En Alemania, junto con su amigo Hans von Lupke, compilaron los trabajos seleccionados de Ernest Freud, traduciéndolos al inglés y al alemán.

Ernest Freud murió el 30 de septiembre de 2008 a la edad de 94 años. Era el nieto mayor de Freud y, como dijimos, el único que llegó a ser psicoanalista. Ernest fue el sujeto de las observaciones de niños que realizara su abuelo, el primer paciente en analisis de su tía Anna, estudiante de Peter Blos y Erik Erikson, además de psicoanalista, investigador y escritor de psicoanálisis.

CAPÍTULO III

Anna Freud

Biografía

La hija menor de Sigmund Freud y Martha Bernays Freud, Anna Freud, nació en Viena, Austria, el 3 de diciembre de 1895 y murió en Londres el 8 de octubre de 1982.

Anna tuvo una relación cercana con su padre, pero no con su madre ni con sus hermanos. Estaba ligada emocional y psicológicamente a su niñera, Josephine Cihlarz, quien era católica y estuvo con la familia desde el nacimiento de Anna. Josephine cuidó de Anna y de los niños más pequeños, Ernst y Sophie, y permaneció con la familia hasta que Anna completó el primer año de la escuela primaria, momento en el que se marchó para casarse y formar su propia familia. Anna tenía veintinueve años cuando Josephine murió en Viena y asistió a su funeral.

Anna Freud se graduó como maestra en 1914 y ejerció de maestra de escuela primaria desde 1917 hasta 1920. Mientras que su vida profesional estaba centrada en la educación en la niñez, su ambiente familiar ofrecía una estimulación intelectual única que le marcó el resto de su vida. Anna estaba a menudo presente en las discusiones psicoanalíticas que tenían lugar entre su padre y sus colegas en su casa.

Anna Freud estuvo expuesta a todos los aspectos de la dinámica del psicoanálisis a través de su tratamiento terapéutico con su padre desde 1918 hasta 1922 (en este tiempo, él era el pionero del psicoanálisis; en la actualidad, no se practica de esa manera, y de hecho está contraindicada). Su propio tratamiento y los encuentros en su casa, además del apoyo de su padre, la inspiraron a seguir la carrera de psicoanálisis, particularmente en el campo del psicoanálisis de niños. Fue miembro de la Sociedad Psicoanalítica de Viena en 1922, y en 1923 comenzó su práctica clínica en psicoanálisis de niños centrado en la latencia y la adolescencia.

Desde 1925 hasta 1934 fue la secretaria de la Asociación Psicoanalítica Internacional, continuó con el análisis de niños y organizó seminarios y conferencias sobre este tema. En 1935, Anna Freud fue directora del Vienna Psychoanalytic Training Institute, y en 1936 se publicó una de sus contribuciones más importantes, "El yo y los mecanismos de defensa". Este trabajo fue el fundador de la psicología del yo y estableció su reputación como pionera teórica. Anna mantuvo su interés por la educación toda la vida, y sus extensas aportaciones a este campo están relacionadas con aspectos de la ley de familia, pediatría y psicología psicoanalítica, tanto normal como anormal.

Su trabajo en Viena finalizó con la invasión nazi. El 14 de marzo de 1938, llegó Hitler a Viena, y al día siguiente la Gestapo registró el hogar de Freud. El 22 de marzo, Anna fue interrogada durante un día entero y finalmente puesta en libertad. Fue entonces cuando Sigmund Freud decidió irse de Viena y establecerse en Londres, donde llegó el 6 de junio. Con la ayuda de algunos de sus amigos, especialmente la princesa Marie Bonaparte y Ernest Jones, la familia Freud huyó a Inglaterra y evitó los campos de concentración. Debido a la salud precaria de su padre, Anna organizó y preparó completamente la emigración. Una vez en Inglaterra, ella continuó con su trabajo al mismo tiempo que cuidaba de su padre enfermo, quien murió al año siguiente, en 1939.

En 1938, cuando los Freud llegaron a Londres, Melanie Klein llevaba nueve años establecida como analista de niños. Anna siguió las ideas de su padre y desarrolló sus ideas propias como continuación del trabajo de Freud. Después del estallido de la Segunda Guerra Mundial y de la muerte de su padre, en 1941 Anna estableció la Hampstead War Nursery para niños víctimas de la guerra, donde los niños recibían cuidados; allí tuvo además oportunidad de observar los efectos de la privación parental en los niños. Finalizada la Guerra, Anna fundó un orfanato para los supervivientes de los campos de concentración. Anna Freud y Dorothy Burlingham (su mejor amiga) publicaron estudios basados en el estrés de los niños sin padres y sus habilidades para encontrar afecto y amor entre sus compañeros.

Anna Freud fundó la Hampstead Clinic Therapy Course en 1947, donde daba cursos y seminarios; luego, en 1952, añadió la clínica, donde ella y sus compañeros continuaban con el cuidado de los niños. El edificio estaba en el número 21 de Maresfield Gardens, cerca de su hogar en Hampstead.

Centrándose en la investigación, la observación y el tratamiento de niños, Anna estableció un grupo prominente de analistas de niños, que incluía a Erik Erikson, Edith Jacobson y Margaret Malher. Se dieron cuenta de que los síntomas de los niños eran análogos a los desórdenes de la personalidad encontrados en los adultos y que estaban relacionados con las diferentes fases del desarrollo infantil.

Anna Freud formuló una teoría comprensiva del desarrollo y el concepto de "líneas de desarrollo", que incorporó al importante modelo de los instintos de su padre. Anna Freud y Melanie Klein competían entre sí, al punto de que existía la amenaza de dividir la Sociedad Inglesa, a la que ambas pertenecían. Las controversias continuaron entre 1942 y 1944, y algunos miembros seguían a una y otros a la otra, de manera que se formaron dos grupos paralelos en la sociedad para evitar la división de la institución. El Grupo Medio fue creado y más tarde creció como el Grupo Independiente, gente con sus propias ideas, conceptos teóricos y técnica psicoterapéutica, entre los que se contaban Donald Winnicott, John Bowlby, Ronald Fairbairn, Michael Balint, Adam Limentani y otros.

Anna Freud estaba interesada en el crecimiento del yo y en los problemas de adaptación. Durante un tiempo trabajó con Heinz Hartmann, uno de los fundadores de la psicología del yo, antes de que él se fuera de Viena para establecerse en los Estados Unidos. Sin embargo, es importante resaltar que Anna se distanció de la psicología del yo y basó su práctica en la teoría estructural de Freud.

Anna Freud y Dorothy Burlingham eran íntimas amigas y describían su relación como "la amistad ideal". Anna también tenía una relación cercana con los hijos de Dorothy.

Cuando Anna Freud murió a los ochenta y seis años, la Hampstead Therapy Clinic cambió su nombre a Anna Freud Center, y su casa en el número 20 de Maresfield Gardens se convirtió en el Museo Freud. Los contenidos que quedaron en Viena, en la calle Bergasse 19, conforman actualmente el Museo Freud, abierto en 1986.

Conceptos fundamentales en la obra de Anna Freud

Las mayores contribuciones de Anna Freud a la teoría psicoanalítica son los mecanismos de defensa (1936); las líneas de desarrollo (1965); el perfil diagnóstico para la evaluación del niño (1962) y una técnica para el análisis del niño (1965).

Mecanismos de defensa

Uno de los libros más importantes en la obra de Anna Freud es *El Yo y los Mecanismos de Defensa*, publicado originalmente en alemán, en 1936. Su primera traducción al inglés le siguió inmediatamente, en 1937. En este libro Anna desarrolla el concepto de que el yo está conectado con el ello, el superyó y el mundo externo. Podemos llegar al ello, es decir a los instintos, a los contenidos del ello y a sus transformaciones, sostiene Anna, a través de sus derivados desde el inconsciente, al preconsciente y consciente. Consideraba que cuando el ello está tranquilo y satisfecho, no podemos llegar a su contenido, y que lo mismo sucede con el superyó, y que cuando el yo se enfrenta con material hostil y crítico desde el superyó, el resultado es la culpa.

En "El Yo y los Mecanismos de Defensa", Anna describe el yo y sus funciones de esta manera: (1) observación; (2) relación con el ello; (3) relación con el superyó; (4) relación con el mundo externo (A. Freud 1936, pp. 5–6).

El ello está dominado por el proceso primario, es decir, el inconsciente, un funcionamiento mental irracional basado en el principio de placer, que implica energía libre gobernada por mecanismos como los de condensación y desplazamiento. Siguiendo la ley del inconsciente, el ello es atemporal y la contradicción no existe. El yo está dominado por el proceso secundario, consciente, funcionamiento mental racional, basado en el principio de realidad, que incluye energía ligada. Los mecanismos de defensa son silenciosos, pero se vuelven evidentes cuando aparecen en la actividad del yo, como por ejemplo en la inhibición de jugar, en las relaciones y demás. Cuando el material represivo retorna (retorno de lo reprimido), se desarrolla un conflicto entre el impulso y las defensas y lleva a la neurosis.

¿Cómo podemos leer el inconsciente? Podemos llegar al inconsciente a través de la interpretación de los sueños, de la asociación libre, del lapsus linguae y de la transferencia (de los impulsos libidinales y los mecanismos de defensa).

El análisis de las defensas en la psicoterapia analítica es importante, porque el análisis es liberador de los elementos reprimidos del ello, cuya represión lleva a los síntomas. En el proceso terapéutico, el yo del paciente está en alianza con el terapeuta, permitiendo la observación de los derivados del ello, esto es, *analista—alianza con el yo*. Los mecanismos de defensas son la actividad inconsciente del yo.

Anna Freud describe las defensas actuando contra el instinto y también contra el afecto. El yo está en conflicto con los derivados del ello, el material inconsciente que trata de acceder a la consciencia y obtener gratificación, y también con los afectos asociados con esos impulsos instintivos. La primera tarea es aceptar esos afectos.

Los afectos de amor, dolor, celos, mortificación y duelo acompañan a los deseos sexuales (libidinal). Los afectos de odio, rabia y furia acompañan a los impulsos de agresión. En la transferencia, el yo desarrolla resistencias para detener la emergencia del instinto en la consciencia. Las defensas son una forma de resistencia en el trabajo terapéutico. Cuando las manifestaciones defensivas son rígidas, forman el carácter. El análisis de los aspectos del carácter es doloroso y dificultoso para el paciente.

Formación de síntomas

La formación de síntomas en el niño puede producirse por el estrés y las tensiones que son inherentes al mismo desarrollo. Inhibiciones y síntomas aparecen comúnmente cuando en una fase particular del desarrollo se dan exigencias inusuales en la personalidad del niño y los padres no pueden manejarlas de una manera apropiada. Los síntomas pueden desaparecer cuando se logra la adaptación en ese nivel de desarrollo.

El rol del yo en la formación de los síntomas neuróticos consiste en el uso de los mecanismos de defensa específicos cuando se enfenta a la exigencia instintiva. Anna Freud afirma:

> Hay una conexión entre una neurosis particular y mecanismos de defensa específicos, por ejemplo, histeria con represión; neurosis

obsesiva con aislamiento y anulación. Hay una constante conexión entre neurosis y mecanismos de defensa. (A. Freud 1936, p. 34)

Según su punto de vista, los síntomas aparecen como la fijación de los mecanismos de defensa en una etapa del desarrollo, y puede tener lugar como resultado de una gratificación excesiva o de demasiada privación.

Neurosis y mecanismos de defensa

Anna Freud describió defensas que se basan frecuentemente en una organización estructural particular en el diagnóstico patológico. La fijación de la libido en las diferentes etapas del desarrollo psicosexual llevará a defensas que se organizan en ese período. En la histeria, la defensa que prevalece es la represión, y aparecen síntomas somáticos. En la fobia, las defensas son proyección, anulación y retorno de los impulsos reprimidos. En la neurosis obsesiva observamos regresión, aislamiento, anulación y formación reactiva como defensas. En la paranoia, encontramos que introyección, identificación y proyección son las defensas principales.

Sigmund Freud describió un número de mecanismos defensivos a través de su trabajo con pacientes, entre los que incluyó la negación, la regresión, la represión, la formación reactiva, el volverse contra sí mismo, el aislamiento, la anulación, la proyección, y la introyección. Anna Freud añadió otras: la sublimación, o el desplazamiento de los fines sexuales, que supone la existencia del superyó. Anna escribió: "El yo tiene diez métodos diferentes a su disposición en sus conflictos con las representaciones de instintos y afectos" (A. Freud 1936, p. 44).

A través de su propia observación con pacientes, Anna Freud también añadió el ascetismo, el idealismo, la intelectualización, la identificación con el agresor y el altruismo.

- El ascetismo puede observarse cuando en gente joven se rechazan los impulsos conectados con la sexualidad. Durante la pubertad, el ascetismo puede ser interpretado como una manifestación de hostilidad innata entre el yo y los instintos, una hostilidad que es indiscriminada, primaria y primitiva. La gente joven en esta fase parece temer la cantidad más que la cualidad de sus instintos.

- Durante la pubertad, se observa frecuentemente la evidencia de un intento transitorio de sobrecargar los contenidos del superyó. Anna Freud lo llamó el idealismo de la adolescencia.
- La intelectualización durante la pubertad es una actividad mental, una indicación de alerta de los procesos instintivos. Es la traducción de los impulsos sexuales percibidos y las nuevas exigencias del propio ello del individuo, que amenazan con revolucionar sus vidas, en un pensamiento abstracto.
- La identificación con el agresor es una defensa donde se transforma lo pasivo en activo; es decir, el sujeto se transforma en aquel que teme, a través de la introyección de la agresión, y dirige el acto agresivo hacia otros. Anna Freud sostuvo que es común en el desarrollo normal del superyó.
- El altruismo es la proyección de los propios impulsos instintivos en favor de otras personas.

Anna Freud sugirió una clasificación cronológica, desde los mecanismos más tempranos hasta los mecanismos más maduros, como desde la introyección y proyección, los cuales ayudan a estructurar el yo, hasta la represión y la sublimación, los cuales sólo se pueden desarrollar más tarde. La regresión aparece en la etapa más temprana.

Anna afirma que el yo tiene que estar ya establecido para desarrollar los mecanismos de introyección y proyección. Este concepto es diferente de los de Melanie Klein, quien piensa que, a través de los mecanismos de proyección e introyección, el yo que ya existe desde el nacimiento se desarrolla. De acuerdo con Anna Freud, las defensas nacen bajo las presiones del superyó. Menciona que durante el tratamiento es importante prestar atención al funcionamiento del superyó.

Fuentes de la defensa

Anna Freud escribió, "Los peligros instintivos contra los cuales el yo se defiende son siempre los mismos, pero las razones por las cuales se siente que es peligrosa una irrupción particular pueden variar" (A. Freud 1936, p. 54).

Las fuentes de las defensas son:

1. *Presiones y temor del superyó*: "El instinto se siente peligroso porque el superyó prohíbe su gratificación y, si se logra el fin, va a provocar

disturbios entre el yo y el superyó" (A. Freud 1936, p. 55). El resultado es la *ansiedad del superyó*.

2. *Temor al mundo externo*: Los niños sufren a veces ansiedad objetiva innecesaria, miedo al castigo, si ellos gratifican su instinto. *Ansiedad objetiva*.

3. *Temor a la intensidad del instinto proveniente del ello*: "Con el temor de la intensidad de los propios instintos, aparecen mecanismos de defensa contra los instintos, con el resultado de la formación de neurosis y características neuróticas" (A. Freud 1936, p. 59). La ansiedad en este caso se debe a la fuerza de los instintos.

4. *Interacción entre el principio del placer y principio de realidad*: El yo del adulto requiere armonía de conflictos, conflictos entre tendencias opuestas, como homosexualidad y heterosexualidad, pasividad y actividad. "Cuando la gratificación instintiva es protegida por uno de estos dos motivos, la defensa se produce de acuerdo con el principio de realidad. El propósito es evitar el dolor secundario" (A. Freud 1936, p. 61).

Anna Freud observó que la ansiedad activa el proceso defensivo. En tratamiento, es esencial entender que cuando nos dirigimos a las defensas, la ansiedad aumenta. La lucha entre el yo y la vida instintiva genera ansiedad. Describe tres clases de ansiedad: instintiva, objetiva y consciente.

El yo trata de evitar el dolor, y las defensas son parte normal del desarrollo del yo, pero lo que es normal en la niñez puede aparecer como un problema patológico en el futuro. Anna Freud considera constantemente el rol de la educación, afirmando que entender estos conceptos puede ayudar a los padres y educadores a intervenir en el desarrollo del niño. Más plástico es el yo, y al ser más libre de acción, permitirá al niño desarrollar todas las formas de sublimación.

Con respecto a los mecanismos de defensa, Anna escribió acerca de la represión, la formación reactiva, la sublimación y la proyección. Teniendo en cuenta el desarrollo psicosexual, la fijación en cualquier etapa determina conductas específicas y defensas. Es importante recordar que la fijación ocurre cuando el niño se enfrenta a frustraciones o a excesiva gratificación; bajo estas condiciones, la libido se fijará en una determinada etapa.

Anna Freud describe la conducta del niño como consecuencia de la fijación de la libido en las diferentes etapas del desarrollo psicosexual. Si la fijación se da en la fase oral, el niño va a exhibir voracidad, exigencias, egoísmo, apego, insatisfacción, miedo de ser intoxicado y rechazo de algunas comidas. Si la fijación ocurre en la fase uretral, el niño tendrá una conducta impulsiva. Si la fijación se da en la fase anal, el niño expresará tendencias anales, como tendencia al orden, puntualidad, excesiva limpieza, necesidad de ser exacto, evitando también el contacto con los impulsos agresivos. Cuando la fijación es en la fase fálica, síntomas de timidez o modestia (formación reactiva al exhibicionismo) pueden causar que el niño se comporte como un payaso o exprese una masculinidad exagerada o una agresión fuerte como expresión de ansiedad de castración. El niño puede también mostrar aburrimiento como expresión de la represión de las fantasías masturbatorias y de la masturbación.

Finalmente, Anna Freud concluye que la actividad defensiva del yo se produce tanto *contra el peligro externo como contra el interno*. *Los mecanismos* de defensa no solamente vienen desde el yo, sino que influyen en el proceso instintivo, de manera que también están relacionados con las propiedades del instinto. El retorno de lo reprimido que lleva a la formación de compromiso (síntomas) es un fracaso en la función de la defensa, un fracaso del yo. El yo es exitoso cuando sus funciones defensivas están en su lugar, cuando evita la ansiedad y el dolor y cuando provee a la persona de satisfacción a través de la transformación del instinto que es necesario para lograr armonía entre el ello, el superyó y las fuerzas del mundo externo.

Líneas de desarrollo

En su libro *Normalidad y patología en la niñez* (1965), Anna Freud desarrolla una evaluación de la normalidad y la patología en el niño e introduce el concepto de líneas de desarrollo donde utiliza parámetros de desarrollo para evaluar la madurez o inmadurez emocional del niño, así como también la interacción entre el yo y el ello y sus niveles de desarrollo.

Desarrollo de las pulsiones sexuales y agresivas

Anna Freud siguió la estructura del desarrollo psicosexual descrito por Sigmund Freud y el flujo de la libido en las diferentes etapas del desarrollo, empezando por la oral, anal, fálica, de latencia, de preadolescencia, de adolescencia y genital. En el inicio del desarrollo, la pulsión agresiva, está entrelazada con la pulsión libidinosa. En la etapa oral, se expresa mordiendo, escupiendo y destruyendo. En la etapa anal, el niño exhibe tortura sadista, pegando, pateando, destruyendo y dominando. En la etapa fálica, es común la conducta vigorosa. En la adolescencia, la crueldad mental, la falta de consideración y los berrinches pueden ser frecuentes.

A través del desarrollo, la cronología de la actividad defensiva y el crecimiento del sentido de la moral varía. Además, las funciones intelectuales son expresiones relacionadas con la edad del desarrollo. Las líneas de desarrollo son realidades históricas que transmiten un sentido de los logros personales del niño o de sus fracasos en el desarrollo de la personalidad. Anna Freud distingue inicialmente varias líneas de desarrollo.

Desde la dependencia hasta la autosuficiencia emocional y las relaciones objetales adultas

Esta línea de desarrollo describe los cambios que observamos en la relación madre-niño que es paralela a la evolución de las representaciones internas de objetos, que crean modelos para las relaciones futuras.

Esta es la secuencia que lleva al recién nacido desde la absoluta dependencia del cuidado de la madre a la autoconfianza del joven, emocional y material, una secuencia por donde los sucesivos estadios del desarrollo de la libido (oral, anal, fálica) simplemente forman la base de maduración (Anna Freud 1965, p. 65).

Las siguientes etapas se han identificado en esta línea de desarrollo:

1. *La unidad biológica de la pareja madre-hijo*: El infante asume que la madre es parte de él mismo y que está bajo su control; por otro lado, la madre siente al bebé como parte de ella psicológicamente. Se cree que la separación de la madre en esta etapa producirá la ansiedad de separación.

   De acuerdo con Margaret Malher (1952), el niño se desarrolla desde un estado de autismo, más adelante simbiótico, y finalmente entra en la fase de separación-individuación, con el peligro de desarrollar alteraciones en cada fase individual (Anna Freud 1965, p. 65).

2. *La relación anaclítica con el objeto parcial*: Existe una satisfacción de la necesidad en la relación anaclítica entre el niño y el objeto, que está basada en la urgencia de las necesidades somáticas del niño y en los

derivados de los impulsos, y que es intermitente y fluctuante, dado que la catexis del objeto se libera bajo el impacto de deseos imperiosos y se vuelve a retraer tan pronto como se los ha satisfecho.

La manera en la que el niño es nutrido y satisfecho lleva a la formación de una imagen de "madre buena y mala", o más específicamente de "pecho bueno y malo", el objeto parcial del cual habla Melanie Klein.

3. *La etapa de constancia objetal*: En esta etapa, el niño logra una representación constante de la madre, que puede mantenerse independientemente de la satisfacción de los impulsos, permitiendo que la representación de la madre sea más estable. El niño es capaz de formar relaciones recíprocas que pueden sobrevivir a desilusiones y frustraciones.

4. *La relación ambivalente de la fase preedípica sádico-anal*: La relación ambivalente entre la etapa preedípica y la sádico-anal está "caracterizada por actitudes del yo como aferrarse, torturar, dominar y controlar el objeto de amor" (A. Freud 1965, p. 65). Los sentimientos positivos y negativos del niño están focalizados en la misma persona, llamado "los terribles dos", que corresponde a los dos años de edad. El niño está en conflicto, deseando a la vez ser independiente y mantener la completa devoción de la madre. En esta etapa, la ambivalencia se considera normal.

5. *La fase fálico-edípica completamente centrada en el objeto*: La llamada etapa fálico-edípica está "caracterizada por la posesión del padre de sexo opuesto y por los celos y rivalidad con el padre del mismo sexo" (A. Freud 1965, p. 65). El niño se da cuenta de que hay aspectos de la relación entre los padres de los cuales él está excluido.

6. *Período de latencia*: En el período de latencia, la urgencia de los impulsos del niño se reduce y se produce una transferencia de la libido de los padres a los compañeros y a otros en el medio social del niño y la comunidad.

7. *El preludio preadolecente de la "rebeldía de la adolescencia"*: Antes de la revuelta adolescente, en este período, hay una regresión desde la razonabilidad del niño latente al exigente, y a la actitud desconsiderada de las primeras etapas, especialmente hacia el objeto parcial, junto con la necesidad de satisfacción, y actitudes y conductas ambivalentes. La intensidad de los componentes instintivos orales, anales y fálicos reviven fantasías infantiles e intensifican conflictos intrapsíquicos.

8. *La lucha del adolescente*: Durante la adolescencia, el yo lucha por controlar el surgimiento de la sexualidad y de la agresión. "Lucha por negar, contrarrestar, alojar y cambiar los vínculos con sus objetos infantiles, defendiéndose contra los impulsos pregenitales, y finalmente establecer la supremacía genital con la catexis libidinal transferida a los objetos del sexo opuesto, fuera del círculo familiar" (A. Freud 1965, p. 66). Dos nuevos mecanismos de defensa, la intelectualización y el ascetismo, emergen en la adolescencia para proteger al individuo de las exigencias instintivas del cuerpo. El adolescente está preocupado por su lucha interna de transferir la carga emocional de los padres a nuevos objetos.

Es sólo después de que se ha logrado la constancia de objeto cuando la ausencia externa del objeto puede, por lo menos en parte, ser sustituido por la presencia de una imagen interna que permanece estable, y las separaciones temporales pueden alargarse, de acuerdo con los avances en la constancia de objeto.

Algunas líneas del desarrollo hacia la independencia corporal

Anna Freud siguió la idea de Sigmund Freud de que el yo del infante es al inicio un yo corporal. El infante experimenta confusión en relación con los límites del cuerpo; y la distinción entre el mundo interno y externo se basa principalmente en las experiencias subjetivas de placer y displacer. La niñez temprana está dominada por las necesidades del cuerpo, los impulsos del cuerpo y sus derivados. La satisfacción o insatisfacción están determinadas por el mundo externo, con la excepción de las gratificaciones autoeróticas.

Desde la lactancia a la alimentación racional

1. Ser alimentado por el pecho o por el biberón de acuerdo con un horario o de acuerdo con su exigencia o pedido: esta etapa va a estar regulada por las fluctuaciones en el apetito y los problemas intestinales, y también por la actitud y las ansiedades de la madre con respecto a la alimentación. El placer del chupeteo aparece como predecesor, como un efecto colateral, un sustituto o una interferencia con respecto a la alimentación.

2. "En el proceso de destete del pecho o biberón iniciado por el bebé o por la madre, pueden aparecer dificultades con la introducción de sólidos; nuevos sabores y consistencias pueden ser aceptados o rechazados" (A. Freud 1965, p. 70). Esta etapa puede llevar a la privación oral y a síntomas como, por ejemplo, dificultades con los sólidos, nuevos gustos y demás.

3. Transición de ser alimentado a alimentarse, con o sin utensilios: Desacuerdos con la madre y dificultades en la relación madre-niño pueden aparecer en esta etapa.

4. Alimentarse por sí solo, con el uso de la cuchara, tenedor y demás: En esta etapa la relación madre-niño puede presentar dificultades y llevar a peleas y problemas en la alimentación.

5. "Gradualmente desaparece la ecuación comida-madre en el período edípico. Durante este período, las actitudes irracionales hacia la comida están determinadas por las teorías sexuales infantiles, es decir, las fantasías de la inseminación a través de la boca (el temor a ser envenenado), y por las fantasías acerca del embarazo (temor a engordar) y del nacimiento, de los partos anales (temor de ingestión y evacuación), así como también las formaciones reactivas contra el canibalismo y el sadismo" (A. Freud 1965, p. 71).

6. "Gradualmente desaparece la sexualización de la comida durante el período de latencia, con la abstención o con el aumento del placer que acompaña al acto de comer" (A. Freud 1965, p. 71).

La experiencia en esta línea determina los enfoques futuros de los hábitos con la comida en la vida adulta. Es importante considerar que la actitud que domina el proceso de alimentación será tambien importante en otras áreas del desarrollo.

De la incontinencia al control de los esfínteres

Según Anna Freud, esta línea de desarrollo incluye cuatro fases:

1. *Primera fase*: El niño se siente completamente libre con respecto a la evacuación, a orinarse y a ensuciarse. Esta fase dura días si el entrenamiento comienza inmediatamente después del nacimiento y está basado en reflejos condicionados o, hasta los dos o tres años cuando el entrenamiento está basado en la relación con los objetos y en el control del yo.

2. *Segunda fase*: Esta fase se inicia por un avance en la maduración, que nos lleva de la fase oral a la anal. En esta fase, los productos de la evacuación se encuentran altamente catectizados con la libido; y como se consideran objetos preciosos para el niño, él los trata como regalos que son ofrecidos a la madre como signo de amor. También, cuando están catectizados con agresión, son armas de descarga de furia, odio y desilusión por las relaciones con los objetos. En esta fase, la actitud del niño hacia el objeto mundo está dominada por la ambivalencia, como se ve en las violentas fluctuaciones entre el amor y el odio (libido y agresión no están fusionadas). La curiosidad se torna hacia el interior del cuerpo y el descubrimiento del placer: placer en desordenar, moldear, retener, vaciar, acumular, coleccionar, poseer, destruir, etc. El entrenamiento del control de esfínteres puede ser suave y sin problemas o dificultoso de acuerdo con la actitud de la madre durante esta etapa.

3. *Tercera fase*: En esta fase, el niño acepta e incorpora la actitud de la madre y el ambiente con respecto al entrenamiento esfinteriano por medio de identificaciones en una parte integral de las exigencias de su yo y de su superyó; desde ese momento en adelante el control de esfínteres se internaliza y las defensas del yo de represión y formación reactiva contendrán los deseos uretrales y anales.

4. *Cuarta fase*: Sólo en la cuarta fase se asegura por completo el control de los esfínteres, cuando éste ya no depende de las relaciones objetales y alcanza el estadio de intereses totalmente neutralizados y autónomos del yo y el superyó.

De la irresponsabilidad hacia la responsabilidad en el cuidado corporal

Durante años, la alimentación y la evacuación del niño se encuentran bajo el control externo, y de manera gradual el niño asume la responsabilidad del cuidado de su propio cuerpo y lo protege contra los posibles daños. En los primeros meses de vida, la agresión hacia el propio cuerpo del niño se torna hacia el mundo externo. A través de su desarrollo, el niño tiene más entendimiento de causa y efecto, orientación hacia el mundo externo y control de deseos peligrosos al servicio del principio de realidad. El niño voluntariamente sigue las reglas de higiene y necesidades médicas.

Otras líneas de desarrollo

Desde el egocentrismo al compañerismo

El desarrollo desde el egocentrismo al compañerismo muestra una secuencia de conductas paralelas en la relación del niño con otros, como describiremos a continuación:

1. Egoísmo: "el niño tiene una perspectiva egoísta y narcisista del mundo objetal" (A. Freud 1965, p. 78).
2. Los otros niños son percibidos como objetos sin vida: en esta etapa, los demás niños son considerados como objetos inanimados, como juguetes que pueden ser manipulados, maltratados, buscados o descartados según los propios estados de ánimo. En esta etapa el niño es asocial.
3. Los otros niños son considerados como colaboradores para realizar una actividad determinada, como jugar, construir, destruir, cometer travesuras, etc. La duración de esta sociedad está determinada por la tarea a realizar y es secundaria a ella. Esta etapa presenta un requerimiento mínimo de socializar, de ser aceptado en la comunidad o en el grupo de jardín de infantes.

Los otros niños son considerados como socios y objetos con derecho propio: En esta fase, el niño es capaz de considerar a otros niños como socios y objetos independientes. "El niño puede admirar, temer o competir con quien él ama u odia. Es capaz de compartir sobre la base de la igualdad. Es sólo en esta etapa cuando el niño está equipado para el compañerismo y la amistad de todo tipo y duración" (A. Freud 1965, p. 78).

Desde el cuerpo hacia los juguetes y desde el juego hacia el trabajo

1. En los estadios tempranos, el juego del niño comienza con una actividad de placer erótico que implica la boca, los dedos, la visión y toda la superficie de la piel. Es un juego autoerótico o un juego con el cuerpo de la madre (relacionada con la alimentación), donde no hay una clara distinción entre estos dos campos.
2. Las propiedades del cuerpo de la madre y del niño se transfieren a ciertas sustancias de consistencia suave tales como un pañal, un osito de felpa, que sirven como primer objeto de juego, como un objeto de

transición (Winnicot 1953), catectizado tanto por la libido narcisista como por la objetal.

3. El apego a un objeto transicional específico se desarrolla en un interés menos discriminado por juguetes suaves de varios tipos que, como objetos simbólicos, son acariciados y maltratados, catectizados con libido y agresión. Al ser objetos inanimados y por lo tanto sin reacciones, permiten al niño de dos años expresar la gama completa de su ambivalencia hacia ellos.

4. Los juguetes suaves desaparecen gradualmente, excepto a la hora de dormir. Durante el día, son reemplazados por material de juego, como (a) juguetes que ayudan a desarrollar las actividades del yo; (b) juguetes que se mueven, dando placer con la movilidad; (c) materiales de construcción que dan la oportunidad de construir y de destruir en línea con las tendencias ambivalentes de la fase sádico-anal; (d) juguetes que pueden ser usados para la expresión de tendencias y actitudes masculinas y femeninas. En el solitario rol de representación, estos pueden ser objetos edípicos, para desplegar las variadas situaciones del complejo de Edipo en el juego en grupos.

5. La satisfacción directa o desplazada de la actividad de juego da placer en el producto final de la actividad. El placer es experimentado en la finalización de la tarea, tarea cumplida, problema resuelto.

6. La habilidad de jugar se transforma en la habilidad laboral cuando se desarrollan otras facultades como: (a) la habilidad de control, la inhibición o modificación de los impulsos para poder usar los materiales positiva y constructivamente; (b) la habilidad de llevar a cabo planes preconcebidos y de posponer el placer, junto con la neutralización de la energía empleada; (c) la habilidad de ir desde el principio de placer al principio de realidad, la cual es esencial para el desarrollo del éxito en el trabajo durante la latencia, adolescencia y madurez.

Otras actividades significativas

Derivado desde la progresión del cuerpo al juguete, y del juego al trabajo, Anna Freud afirma que hay otras actividades que son significativas en el desarrollo de la personalidad, incluyendo los sueños diurnos, los juegos estructurados y las aficiones (*hobbies*):

1. Sueños diurnos, que incluyen la capacidad de fantasear, que persiste hasta la adolescencia y más allá;
2. Juegos estructurados, que requieren la habilidad de competir, tolerar la frustración y proveer el anhelado compañerismo;
3. Aficiones (*hobbies*), a mitad de camino entre jugar y trabajar, aparecen por primera vez en el comienzo del período de latencia (colecciones, investigacions primarias, especialización de intereses), pueden persistir como forma específica de actividad a lo largo de toda la vida.

La correspondencia entre las líneas del desarrollo

En términos clínicos, para tener una personalidad armoniosa, el niño debe llegar a desarrollarse apropiadamente en cada área de la maduración. Algunos niños, sin embargo, exhiben patrones irregulares en su crecimiento: son maduros en algunos niveles e infantiles en otros. Si no hay balance entre las líneas de desarrollo puede causar problemas y esto nos plantea una pregunta: ¿cuánto es innato y cuánto se debe a razones del entorno social? El desequilibrio entre las líneas de desarrollo no es necesariamente siempre patológico; sin embargo, puede producir variaciones en la normalidad, que nosotros debemos evaluar.

Líneas de desarrollo y psicopatología

Al conceptualizar las líneas de desarrollo, Anna Freud entendía que no se puede esperar que los niños se desarrollen parejos en todas las líneas. Como las fuerzas que determinan el desarrollo del niño son externas y también internas y en gran parte están fuera del control del niño, se espera que las desarmonías del desarrollo sean mínimas. Una gran desarmonía, sin embargo, predispone al niño a la neurosis severa, a desórdenes de la personalidad y a otras psicopatologías.

Anna Freud describió varios ejemplos de las dificultades que se dan en una fase específica del desarrollo en relación con las líneas básicas descritas anteriormente. Por ejemplo, en la fase 1, la unidad biológica de la pareja madre-infante, una perturbación en la unión de la pareja biológica madre-infante, por cualquier razón (muerte, adicción, abandono), puede llevar a la ansiedad de separación. De la misma manera, un fracaso severo en la confiabilidad de la madre, en satisfacer las necesidades, en confortar al bebé , en la fase 2 la relación con el objeto parcial pecho causará dificultades en la individuación. Las relaciones libidinales no satisfactorias con un objeto inestable durante la fase 4, la relación ambivalente, van a impactar en la integración de libido y agresión, lo cual llevará a una conducta agresiva incontrolable y a la destructividad.

La estructura de las líneas de desarrollo nos permite determinar el desarrollo "normal" y "anormal" y nos conduce a lecciones prácticas interesantes. Por ejemplo, Anna Freud sostiene que las actitudes de apegarse a la madre en la fase 4 son el resultado de la ambivalencia preedípica, y no de un cuidado maternal extremo, como se pensaba. Además, en el período preedípico (final de la fase 4), los padres no pueden esperar reciprocidad en las relaciones de objeto, ya que es parte de la próxima fase; de la misma manera, el niño no puede estar completamente integrado en la escuela antes que la libido se transfiera de los padres a la comunidad, lo cual ocurre en la fase 6, el período de latencia.

Las líneas de desarrollo pueden también ser útiles para hacer predicciones, por ejemplo, cómo un suceso particular impactará en el niño. Por ejemplo, Anna describe el final de la fase 6, como una fase en la cual la reacción a la adopción puede ser especialmente severa. Esto ocurre porque todos los niños experimentan una desilusión normal de sus padres, de manera que todos los niños sienten que son adoptados.

Perfil diagnóstico

Anna Freud desarrolló el concepto de perfil psicológico basado en el concepto de las líneas de desarrollo. Este esquema para la evaluación del niño nos ayuda a tener una mejor idea de la dinámica de la familia y del niño, así como también de los conflictos intrapsíquicos que llevan al niño a desarrollar determinados síntomas. El perfil diagnóstico lo describiré más adelante, con la presentación de un caso clínico de la Anna Freud Hampstead Child Therapy Clinic.

Influencias del trabajo de Anna Freud

Las teorías de Anna Freud fueron muy importantes en la disciplina de la psicología del desarrollo. Estimuló a analistas de niños a entender, desde el punto de vista psicoanalítico, la pregunta central del desarrollo: ¿cómo se produce el desarrollo? Inspirados en su trabajo, los psicoanalistas actuales prestan particular atención al desarrollo del niño.

Su concepto de líneas de desarrollo anima a otros analistas de niños a investigar los otros campos en los cuales se desarrolla el niño. A pesar de que Anna no conocía los nuevos procesos en neurobiología, genética y psicología social, su modelo es todavía útil como modelo básico para entender a los niños y para entender cómo podemos aprender más acerca de su desarrollo. La contribución de su teoría es su continuo cuestionamiento de cómo la mente y el cuerpo interactúan juntos.

El campo de la psicología del desarrollo aprendió de Anna Freud a entender que el mundo interno del niño está construido sobre la interacción entre la predisposición biológica y el entorno.

Notas acerca de la técnica de Anna Freud

Trabajando con niños, Anna Freud propuso una fase introductoria para establecer la alianza con el niño. Se basó en la interpretación de los sueños, sueños diurnos, y dibujos para realizar esta tarea; y no utilizó mucho el juego del niño como elemento de análisis.

Anna Freud observó los sueños de los niños y sostuvo que el niño habla libremente de sus sueños, y que estos sueños eran más fáciles de interpretar que los de los adultos. Basándose en sus propias observaciones y refiriéndose al trabajo de Sigmund Freud de 1915, "El sueño de los niños", Anna estableció que los niños hablan más abiertamente de los sueños y no necesitan la asociación libre porque sus sueños no contienen el elemento distorsión.

Anna Freud sólo mantenía transferencia positiva, buscaba la cooperación de los pacientes y les pedía su ayuda para interpretar sus sueños. Animaba al niño a hablar de sus fantasías, sueños y dibujos. Si aparecía transferencia negativa, inmediatamente trataba de disolverla, no dando nunca interpretaciones. Para ella, el niño que empieza un análisis ve en el analista un nuevo objeto y lo trata de esa manera, siempre que tenga una parte saludable en su personalidad.

Según Anna Freud, la tarea del analista es interpretar el material inconsciente. El fin del análisis es siempre ampliar el consciente, sin lo cual el control del yo no puede aumentarse. Durante el proceso de terapia, Anna analizaba la resistencia del yo antes que el contenido del ello, y permitía que la interpretación se moviera libremente entre el ello y el yo.

Ofrecía al analista como un objeto de transferencia para revivir e interpretar las fantasías y actitudes inconscientes, analizar los impulsos y evitar que se actuaran y se gratificaran. Buscaba así aliviar la tensión no con la catarsis, sino con el material que se elevaba desde el funcionamiento del proceso primario hasta el pensamiento del proceso secundario, transformando el ello en contenido del yo.

Con respecto a la transferencia, Anna Freud rectificó más tarde su idea de que no existía neurosis de transferencia en los niños. Reconoció este concepto, enfatizando que, sin embargo, era diferente del que se da en el proceso psicoanalítico en los adultos. Para ella, la transferencia era un medio y no un fin, no era una medida terapéutica.

Anna Freud sostenía además que el yo de los niños pequeños tiene la tarea de controlar tanto la orientación en el mundo externo como el estado de caos emocional que existe dentro de él. Las verbalizaciones son muy importantes, en todas las edades, y se trata de un prerrequisito para el pensamiento en el proceso secundario. Las verbalizaciones de las percepciones del mundo externo preceden a las verbalizaciones del contenido del mundo interno, y esto promueve el test de realidad y el control del yo sobre los impulsos del ello.

Visita a la clínica de Anna Freud "Hampstead Child Therapy Clinic"

En 1974, cuando visité la Clínica de Anna Freud en Hampstead, tuve la oportunidad de asistir a una presentación clínica coordinada por ella, y volví nuevamente a la clínica una semana después. Fue entonces cuando tuve la oportunidad de visitar los consultorios y discutir casos de pacientes con la Sra. Mason, la analista que había presentado el caso en la conferencia de la semana anterior. Me llamó la atención que en una de las esquinas del consultorio había un lavabo con agua corriente. La Sra. Mason me explicó que era muy importante tener agua disponible para que el niño pudiera expresar sentimientos y emociones en cada etapa de su desarrollo psicosexual. El agua puede ser usada como representación simbólica de objetos inconscientes y de conflictos.

Presenté uno de mis pacientes, un niño de cinco años, que se comportaba de un modo extremadamente agresivo después de que su madre los abandonara a él y a su familia. Al comienzo del tratamiento, durante sus sesiones, el niño me atacaba, me pateaba y destruía todos los juguetes que tenía en su cesta. La Sra. Mason me señaló que la primera intervención en ese momento del tratamiento debía ser pedirle al niño que tratara de exponer sus sentimientos con palabras y detener sus acciones agresivas. Esto funcionó parte del tiempo, pero otras veces tuve que interrumpir la sesión. Al final del tratamiento, el niño pudo verbalizar sus sentimientos e interactuar bien conmigo, e incluso reparó todos los juguetes que había destruido durante el curso del tratamiento.

Más de treinta años después, tuve la oportunidad de verle con su esposa en Nueva York. Tenía alrededor de cuarenta años y era un exitoso músico que vivía en Los Angeles. Recordó que en una sesión se había encerrado en el bañito del consultorio, abierto el grifo y dejado correr el agua desde el lavabo hasta el consultorio. Después de unos minutos abrió la puerta: el agua cubría el suelo y la sesión fue interrumpida. Recordaba claramente mis palabras: "Expresa tus sentimientos con palabras, ponlo en palabras". Así lo hizo y años más tarde le pedía a su propio hijo que hiciera lo mismo.

Modelo de la presentación del caso clínico
basado en el perfil psicológico

Quisiera describir el esquema del estudio extensivo del niño que fue presentado y discutido en la conferencia a la que asistí, porque la presentación incluye una útil y extensa evaluación de la familia y del niño basada en el Perfil Diagnóstico creado por Anna Freud.

La evaluación y el informe incluyen lo siguiente:

- *Historia social* (la historia es compilada a lo largo de tres entrevistas— dos con la madre y una con el padre—, evaluación psicológica e informe de la escuela)
- *Motivo de consulta* (detención en el desarrollo, problemas de conducta, ansiedades, inhibiciones u otros síntomas).
- *Impresión de los padres* (apariencia, información acerca de ellos mismos, su matrimonio).
- *Descripción del niño* (en la casa, en la escuela, cuando está solo, descrito por el niño).

* *Historia personal del niño* (fecha de nacimiento, *background* de los padres, educación, historial médico, salud, desarrollo y primer año de vida, escolaridad).
* *Descripción de la hermana* (desarrollo de la niña, escolaridad, descripción personal, emociones y conducta).
* *Background de los padres* (Madre: infancia, historia de sus padres, experiencias importantes en su vida, circunstancias relacionadas con el encuentro con el marido). (Padre: infancia, historia de sus padres, experiencias relevantes en su vida, incluyendo el momento en el que conoció a su esposa).
* *Circunstancias familiares presentes* (situaciones relevantes en sus vidas, participación de los abuelos).
* *Posibles factores significativos en la aparición del problema.*
* *Posibles factores favorables e influencias estabilizantes.*
* *Testing inicial*: Escala Wechsler de Inteligencia para Niños (WISC).
* *Informe de la escuela* (Datos de identificación, impresiones del niño, trabajo y conducta, actitud hacia la actividad académica, habilidades manuales y físicas, relación con los maestros y otros niños). Comentarios de los maestros.
* *Evaluación psicológica e informe*: WISC (inteligencia), TAT (proyectivos), test de lectura, Bender Gestalt, casa-árbol-persona (test de dibujo). Descripción del niño durante los test. Síntesis del resultado de los tests. Resultado de los tests y observaciones sobre cada uno de ellos.
* *Impresión general del niño.*

Después de esta cuidadosa evaluación antes de la entrevista, se realiza una *primera entrevista diagnóstica*, seguida de una *segunda entrevista diagnóstica*.

Perfil Diagnóstico Provisional: Planteamiento del problema, derivación, descripción del niño, *background* de los padres, historia personal del niño, salud, escolaridad. Posibles factores significativos para la causa del problema. Posibles factores favorables e influencias estabilizantes.

Planteamiento del problema
Evaluación del desarrollo
Desarrollo de los impulsos

1. desarrollo de la fase libidinal.
2. puntos de fijación libidinal, regresión y detención.

3. manifestaciones agresivas, desarrollo.
4. catexis libidinal (narcisistas) y agresivas del yo.
5. catexis libidinal y agresivas del objeto.

Desarrollo del yo

1. aparato físico, impacto en el desarrollo del yo.
2. normalidad o anormalidad de las funciones del yo (memoria, prueba de la realidad, síntesis, control de la motricidad, el habla, los procesos secundarios del pensamiento).
3. identificaciones del yo.
4. reacciones del yo frente a situaciones peligrosas.
5. organización de las defensas.
6. interferencia secundaria de la actividad defensiva con los logros del yo, es decir el precio pagado por el individuo para mantener la organización defensiva.

Desarrollo del superyó

Evaluación dinámica y estructural (conflictos): Conflictos internos-nivel de madurez.

Características generales: Tolerancia a la frustración—potencial sublimatorio—actitud general hacia la ansiedad—fuerzas de desarrollo progresivo versus tendencias regresivas.

Diagnóstico y recomendaciones

Después de este extenso período diagnóstico, el niño y la familia podían comenzar el tratamiento psicoanalítico. Las sesiones con el niño se realizaban tres veces por semana y con los padres una vez por semana. La Sra. Mason mencionó que en general, las sesiones con los padres se limitaban en su mayoría a reuniones con las madres, dado que los padres trabajaban durante el día.

Publicaciones de Anna Freud

1922–1935 *Introduction to Psychoanalysis: Lectures for Child Analysts and Teachers.*
1936 *The Ego and the Mechanisms of Defence. Infants without Families: Reports on the Hampstead Nurseries.*

1945–1956 *Indications for Child Analysis and Other Papers.*

1956–1965 *Research at the Hampstead Child Therapy Clinic and Other Papers.*

1965 *Normality and Pathology in Childhood: Assessment of Development.*

1966–1970 *Problems of Psychoanalytic Training, Diagnosis, and the Technique of Therapy.*

Psychoanalytic Psychology of Normal Development, in collaboration with Sophie Dann.

CAPÍTULO IV

Melanie Klein

Biografía

Melanie Klein nació en Viena, Austria, el 30 de marzo de 1882, y murió en Londres, el 22 de septiembre de 1960. Su padre, Moriz Reizes, fue un médico judío de origen polaco que provenía de una familia judía tradicional y religiosa. Nacido en Lember, Galitzia (actualmente Lvov, Ucrania), el Dr. Reizes tuvo un primer matrimonio que terminó en divorcio. A los cuarenta y cuatro años conoció a Libussa Deutsch, de veinticinco años de edad. Cuando se casaron en Warkotz, Slovakia, él tenía cuarenta y nueve años.

Después del casamiento, la pareja se estableció en Deutschkreutz, Hungría (actualmente Bergenland, Austria), pero en 1882 decidieron mudarse a Viena, donde nació Melanie Klein. La pareja tuvo cuatro hijos:

- Emily, nacida en 1876.
- Emmanuel, nacido en 1877, murió en 1902 como consecuencia de su reumatismo cardíaco.
- Sidonie, nacida en 1878, murió de tuberculosis en 1886.
- Melanie, nacida en Viena en 1882.

El Dr. Reizes tenía alrededor de cincuenta años cuando nació Melanie. Su madre, Libussa, era una mujer joven y llena de energía. Esto puede explicar por qué Melanie se sentía más cercana a su madre y más distante con su padre; sin embargo, Melanie recuerda que su vida familiar estuvo rodeada de amor y calidez, aunque atravesó tres momentos trágicos: la muerte de su padre, la de su hermana y la de su hermano Emmanuel. Emmanuel era el "genio" de la familia, Emily era la favorita del padre y Sidonie era la más linda de los niños y la favorita de su madre.

Su hermana Sidonie jugó un papel importante en el desarrollo temprano de Melanie. Sidonie, enferma de tuberculosis, pasó los últimos meses de su vida en la cama. Dedicaba su tiempo a enseñar a leer y escribir a Melanie, y a través de las lecciones ambas crearon una relación muy estrecha. Finalmente sucumbió a su enfermedad cuando tenía ocho años, y su muerte fue devastadora para Melanie. Tras el fallecimiento de su hermana, Melanie se convirtió en la favorita de su madre y de su tío.

Debido a las dificultades económicas de ese tiempo en Viena, su padre no pudo seguir trabajando como médico, compró una clínica dental y trabajó como dentista. La madre de Melanie abrió un negocio de venta de plantas y animales domésticos para ayudar a su marido en los gastos de la casa. El negocio cerró en 1907, cuando Melanie tenía alrededor de cinco años y un tío acaudalado se mudó con la familia y ayudó con los gastos.

En el hogar, durante ese período, se vivía un clima de estimulación intelectual, y su padre y su hermano Emmanuel discutían acerca de escritores, autores y poetas. Emmanuel alentó los intereses intelectuales de Melanie y le transmitió, casi como un deber, la búsqueda de logros.

En sus primeros años de adolescencia, Melanie Klein tenía la fuerte aspiración de ser doctora en medicina como su padre. A los catorce años comenzó sus estudios en el Gymnasium de Viena, con la idea de continuar en la escuela de medicina. Su hermano Emmanuel apoyaba esta decisión, ya que también ese era su sueño. Él empezó sus estudios en medicina, pero pronto se vio forzado a abandonarlos tras ser diagnosticado de una condición cardíaca fatal. Decidió continuar con sus intereses académicos y se dedicó a la literatura y a los viajes.

En 1899, cuando Melanie tenía diecisiete años, Emmanuel le presentó a uno de sus amigos, Arthur Stephen Klein, de veintiún años. La pareja se comprometió cuando Melanie tenía diecinueve. Su compromiso interfirió con sus planes de ir a la escuela de medicina y se volcó en la historia y el arte, decisión que más tarde lamentó.

A los dieciocho años, en 1900, su padre murió de neumonía, y dos años más tarde su hermano Emmanuel pereció de reumatismo cardíaco a los veinticinco años de edad, mientras viajaba por Génova. Melanie estaba de duelo cuando empezó su relación con Arthur Klein. Arthur estudiaba ingeniería química en Zúrich: era educado, leía mucho y hablaba varios idiomas. Cuando Melanie tenía veintiún años de edad, cuatro años después de conocerse, se casaron, y estuvieron casados durante veinte años. La pareja viajaba mucho debido a la profesión de su marido. Vivían en ciudades pequeñas (primero en Slovakia, luego en Silesia), donde ella no era feliz, pues extrañaba la estimulación intelectual de la que había gozado en Viena. Finalmente, su vida cambió cuando se instalaron en Budapest en 1910.

La muerte de su padre, su hermana y su hermano, especialmente la de Emmanuel, contribuyeron a su larga depresión que formó parte de la personalidad de Melanie. Cuando en 1908 sufrió un episodio de depresión viajó a un sanatorio de Suiza en el que permaneció durante dos meses y medio.

Melanie Klein y sus hijos

Melanie y Arthur tuvieron tres hijos: Hans, el mayor, que nació en 1907; Melitta, nacida en 1910, y Eric, el menor, nacido en 1913. Hans siguió los pasos del padre y se licenció como ingeniero. Cuando los padres se divorciaron, decidió vivir con su padre en Suecia. En abril de 1934, a la edad de veintisiete años, Hans murió en un accidente escalando la montaña.

Melitta se graduó como doctora y posteriormente como psicoanalista; se casó a su vez con un psicoanalista, el Dr. Walter Schmiderberg, quien era catorce años mayor que ella. La pareja emigró a los Estados Unidos y sólo regresaron a Londres un año después de la muerte de su madre, en 1961. Melitta y su madre tenían una relación muy tumultuosa y competitiva.

Eric, el menor, se quedó con su madre después del divorcio y más tarde se estableció en Hungría. Fue el único hijo que permaneció cerca de su madre y estuvo con ella en el momento de su muerte en Londres. Eric se casó y tuvo tres hijos, de los cuales Melanie Klein comentó: "Estos niños son la felicidad de mi vida".

Melanie Klein en Budapest (1918–1921)

Cuando Melanie Klein tenía veintiocho años, se mudó con su esposo a Budapest, debido al trabajo de su marido. Después de haber vivido en pequeños pueblos, la ciudad ofrecía a Melanie un entorno intelectual más estimulante. Fue allí donde conoció a Sandor Ferenczi, un importante psicoanalista húngaro, a quien Freud también apreciaba; fue su conexión con Ferenczi el motivo de su interés por el psicoanálisis.

Cuando Melanie tenía treinta años, en la época de la muerte de su madre, comenzó su tratamiento analítico con Ferenczi en Budapest, que duró varios años. Influenciada por Freud y por el creciente interés en aplicar la teoría psicoanalítica en niños en Viena, Ferenczi le animó a que considerase la posibilidad de poner el psicoanálisis al servicio del tratamiento de niños. A los treinta y cinco años, tras el nacimiento de sus propios hijos, empezó a interesarse por la observación de niños, y especialmente del suyo. Sus observaciones de Eric la llevaron a escribir su artículo "El desarrollo de un niño", que se publicó en Londres en 1921 y en el que Eric era llamando "el pequeño Fritz".

Klein conoció a Freud en 1918, en el Congreso Internacional de Budapest. Después de conocer a Freud, crecieron su interés y su motivación por aplicar la teoría psicoanalítica en el trabajo con niños, y el psicoanálisis se convirtió en la pasión de su vida. En 1919, a los treinta y siete años, leyó la primera parte de su primer trabajo, el ya mencionado artículo, en la Sociedad Húngara. Klein se hizo miembro de la Sociedad en 1919 y se estableció allí como analista. En 1920, participó en el Sexto Congreso Psicoanalítico Internacional en La Haya y tuvo la oportunidad de conocer a Karl Abraham, quien más tarde la invitó a trabajar en Berlín.

Después del Congreso, decidió dejar Hungría y mudarse a Berlín con sus hijos, pero no con su marido, y en enero de 1921 su dirección permanente pasó a ser la Clínica Psicoanalítica en Berlín. Ese mismo mes, su marido dejó Hungría y se fue a Suecia con su hijo Hans. La pareja finalmente se divorció en 1922; Arthur vivió y trabajó en Suecia. Se volvió a casar y se divorció después de varios años. Tuvieron una hija, Kristina. En 1937, Arthur se mudó a Suiza donde murió en 1939, el mismo año de la muerte de Sigmund Freud.

Melanie Klein en Berlín (1921–1926)

A los treinta y siete años, Melanie Klein se mudó a Berlín con Eric, mientras Melitta estaba en la escuela de medicina. Klein continuó con su práctica psicoanalítica con niños y adultos en Berlín, y Karl Abraham, a quien había conocido en el Congreso Internacional, fue su mentor. Dos años más tarde, se convirtió en miembro de la Sociedad de Berlín, que Abraham había fundado. Su vida profesional se expandió, ampliando su práctica, y se le dio la oportunidad de analizar a los niños de sus colegas.

Pocos años después de instalarse en Berlín, empezó su análisis con Abraham, que duró catorce meses. La relación con Abraham fue un componente fundamental en su vida profesional. Klein ya había creado la "terapia del juego" como técnica para tratar niños, y Abraham siempre la apoyó mucho en su trabajo e ideas. Él creía en la teoría y en la técnica de Klein, comentando en una ocasión que el futuro del psicoanálisis de niños se encontraba en el análisis del juego.

Abraham murió en diciembre de 1925, y su muerte marcó un momento importante en la vida de Klein. La pérdida de Abraham le dejó un vacío intelectual. Sin embargo, esto la estimuló a buscar oportunidades en otro sitio. Abraham había analizado tanto a Melanie Klein como a Alix Strachey, una analista de Londres que fue a Berlin para analizarse con Abraham, y ambas mujeres se habían hecho amigas. Alix le contó a su marido, James Strachey, un analista inglés (y traductor de todas las publicaciones de Freud), las ideas de Klein. Al mismo tiempo se las comunicaron a Ernest Jones, biógrafo de Freud que ayudó a salvarle (a él y a su familia) de la persecución nazi y de los campos de concentración.

Ernest Jones se sentía ya impresionado por las ideas de Klein y por la innovadora técnica del juego que había desarrollado para analizar a los niños. Klein presentó por primera vez estos conceptos en el Congreso Internacional de Salzburgo, en 1924, donde Jones estaba presente. Más adelante, desarrolló estas ideas en su trabajo "Los principios psicológicos en el análisis temprano".

Ernest Jones invitó a Melanie Klein a ir a Londres para dar una serie de conferencias sobre el análisis de niños a los miembros de la Sociedad Psicoanalítica Británica en 1925. El curso duró tres semanas y tuvo mucho éxito; Klein comentó más adelante que esas tres semanas habían sido la mejor época de su vida.

Melanie Klein en Londres (1926–1960)

Melanie Klein tenía cuarenta y tres años cuando viajó a Londres para permanecer allí durante tres semanas, invitada por Ernest Jones; y el 27 de junio de 1926, volvió a Londres con su hijo Eric, ya para instalarse allí, donde permaneció hasta su muerte.

Melanie Klein presentó su trabajo sobre la psicogénesis de los estados maníaco-depresivos en la Sociedad Psicoanalítica Británica, un trabajo similar a los que había presentado en Viena y Berlín. En su trabajo de 1934, introdujo el concepto de *posición depresiva*. Este trabajo produjo un fuerte impacto y generó reacciones positivas y negativas en la Sociedad Británica.

1934 fue un año muy doloroso en la vida de Melanie Klein. Mientras su vida profesional iba ganando éxito, sufrió dos dolorosos sucesos en su vida: la muerte de su hijo Hans y el deterioro en la relación con su hija Melitta. Melitta era médico-psicoanalista y trabajaba con su madre. Su relación personal era tumultuosa y tensa. Finalmente, Melitta y su esposo se mudaron a los Estados Unidos en 1945, y madre e hija no volvieron a verse nunca más.

En 1938, cuando tenía cuarenta y seis años, muchos analistas europeos empezaron el éxodo desde Europa debido a la mala situación política y a la persecución de los judíos por los alemanes. Ese mismo año, Alemania invadió Austria y los Freud llegaron a Londres. Su llegada planteó una amenaza a Melanie Klein, que ya estaba establecida como prominente pensadora y psicoanalista de niños en la Sociedad Británica. También Anna Freud estaba trabajando con niños, y Melanie Klein percibió su llegada como una amenaza a su posición en la Sociedad. Sin embargo, Melanie Klein envió a los Freud una carta de bienvenida.

Cuando se declaró la Segunda Guerra Mundial en 1939, Klein tuvo miedo de permanecer en la ciudad y se mudó temporalmente a Cambridge con Susan Isaacs, una analista que era, además, una de sus seguidoras. Freud murió en septiembre de 1939, sólo un mes después de la muerte de su ex esposo, Arthur Klein.

Prosiguiendo su trabajo, en 1940 Klein elaboró el concepto de posición depresiva en relación con duelo, reparación y creatividad. También describió la vida inconsciente de los niños muy pequeños, expresando su idea de que hay un núcleo de psicosis en todos nosotros, un concepto que provocó una fuerte reacción entre los miembros de la Sociedad. Las discusiones entre Anna Freud y Melanie Klein intensificaron el malestar que había en la Sociedad, y la tensión creció.

Después de un corto tiempo en Cambridge, Klein volvió a Londres sólo para volver a irse. Esta vez, Klein se mudó a Pitlochry, Escocia, donde permaneció un año para escapar de la amenaza planteada por la guerra. Fue allí, desde abril hasta agosto de 1941, donde llevó a cabo el tratamiento de un niño de diez años, a quien llamó Richard, detallando meticulosamente cada sesión que mantuvo con él e incluyendo sus interpretaciones de los dibujos, sueños, asociaciones verbales y juego. Revisó el contenido de esas sesiones durante el último período de su vida, en su libro de 1961 *Narración del análisis de un niño*, publicado póstumamente.

De 1942 a 1944, controvertidas y significativas discusiones tuvieron lugar en la Sociedad. Klein desencadenó reacciones positivas y negativas entre los miembros, y Anna Freud y otros renunciaron al comité de entrenamiento de la Sociedad. Pero al mismo tiempo, se iba formando la Escuela Kleiniana dentro de la Sociedad Británica, de modo que quedaban conformados tres grupos dentro de la Sociedad: el de Anna Freud, el de Melanie Klein y el tercer grupo, el Grupo Medio. Más adelante se llamó Grupo Independiente, y estaba formado por el grupo de analistas que habían desarrollado sus propias ideas, entre los que se contaban Donald Winnicott y Ronald Fairbairn. Ambos desarrollaron sus ideas originales, así como también incorporaron parte de las teorías de Melanie Klein.

En el grupo de Klein, Melanie se rodeó de seguidores leales, y tenían un foro donde presentaba sus investigaciones en curso. Susan Isaacs y Joan Riviere trabajaban cerca de ella, y Hanna Segal, Betty Joseph, Donald Meltzer, Elliot Jacques, Herbert Rosenfeld, Paula Heimann y Esther Blick fueron algunos de los que se interesaron por sus teorías.

La introducción del concepto de *identificación proyectiva* permitió a los kleinianos entender desde esa perspectiva la patología de la esquizofrenia y de la personalidad *borderline*, que fueron considerados no analizables.

En 1946 se establecieron dos programas en la Sociedad Psicoanalítica Británica, el grupo A (Melanie Klein) y el Grupo B (Anna Freud), para intentar que la Sociedad no se dividiera. Fue efectivo, pero Melanie Klein estaba preocupada por la permanencia de sus ideas después de la formación de los grupos separados.

En 1948 se publicó su libro *Contribuciones al psicoanálisis*, el cual incluye una compilación de sus trabajos desde 1921 hasta 1945. *Desarrollos en psicoanálisis* fue publicado en 1952. En este libro enunció una teoría general del desarrollo temprano de la mente en los primeros años de vida, y las distorsiones potencialmente patológicas de tal desarrollo. Klein postuló que la teoría de las pulsiones explicaba la dinámica de la ansiedad, las relaciones de objeto, y los mecanismos de defensa, y lo explicó en términos de fantasía.

En 1955, se publicó *Nuevas direcciones en psicoanálisis:* en honor a Klein como regalo por su septuagésimo cumpleaños. En 1957 se editó *Envidia y gratitud y otros trabajos 1946–1963*, seguido, en 1961, por *Narración del análisis de un niño*. Se trata de un detallado e importante documento clínico del análisis de Richard, un niño de diez años que estuvo en análisis seis veces por semana hasta un total de noventa y tres sesiones, desde abril hasta agosto de 1941. Elliot Jacques ayudó a organizar el extenso material clínico de este análisis.

En 1959 presentó dos trabajos, "Nota sobre la depresión en la esquizofrenia" y "Sobre el sentimiento de soledad" ("On the Sense of Loneliness"), en el Congreso Internacional de Copenhague. Esta fue su última participación en un Congreso Internacional. En el momento de su muerte, en marzo de 1960, estaba analizando a tres pacientes: Clare Winnicott, Donald Meltzer y Hyatt Williams.

La Dra. Judith Kestenberg, una de las pioneras del psicoanálisis de niños entrenada en la Clínica Hampsted en 1945 con Anna Freud, le sugirió a Melanie Klein en su primer encuentro que, para ser aceptada en los Estados Unidos, debía decir que el bebé tiene sentimientos que más adelante se organizan en fantasías. Klein le respondió: "¿Cuál es la diferencia?" (*Comunicación Personal*, 1985).

Clare Winnicott, esposa de Donald Winnicott, declaró: "Yo uso las ideas de Melanie Klein todo el tiempo, a mi manera. Clare recordó que, durante una de sus sesiones con Melanie Klein, esta le brindó una interpretación de veinticinco minutos, que ella entendió como una expresión de su teoría más que como una interpretación dirigida personalmente a ella. A pesar de su desilusión con el tratamiento, su esposo le animó a que continuara su análisis hasta obtener la certificación como psicoanalista: Winnicott pensaba que Klein era un genio. Poco antes de la muerte de Klein, anunció que Clare había completado su análisis y que estaba cualificada para trabajar como analista.

Principales conceptos de la teoría de Melanie Klein

El primer año de vida

El concepto de la importancia del primer año de vida del bebé desencadenó discusiones y desacuerdos en la comunidad psicoanalítica. En su trabajo de 1952 "Algunas conclusiones teóricas sobre la vida emocional del lactante", Melanie Klein describió extensamente este concepto. Consideraba el primer año de vida como una matriz para las fases siguientes en el desarrollo de la personalidad. La ansiedad y las defensas que se desarrollan para modularlas eran centrales en su teoría. Klein declaró que en el primer año de vida el bebé se desarrolla a través de etapas, que denominó *posiciones*. En cada posición, aparecerían diferentes clases de ansiedad, defensas y relación con el objeto que se corresponderían con la edad del infante.

Klein llamó a la primera posición *esquizo-paranoide* y subrayó que aparece en los primeros tres o cuatro meses de vida. La ansiedad predominante en este período es la *ansiedad persecutoria*. Ambos, el yo y su objeto, se caracterizarían por la disociación, y los principales mecanismos de defensa son la disociación, la negación, la proyección, la introyección, la identificación proyectiva, la idealización, el control y la omnipotencia. En esta posición, el bebé se relaciona con el pecho de la madre como con un objeto parcial (dividido en bueno y malo).

Klein describió la segunda posición como *posición depresiva*, que aparece en el segundo cuarto del primer año de vida. En esta etapa la ansiedad predominante es la *ansiedad depresiva*, y los mecanismos de defensa son la reparación o las defensas maníacas como la disociación, la negación, la proyección y la introyección. En esta etapa, el bebé ve a la madre como totalidad, como un objeto total.

Ansiedad

Melanie Klein entendió la ansiedad como emergente de los impulsos agresivos y como amenaza del instinto de muerte hacia el yo. La fuente de la ansiedad es el instinto de muerte, el temor a la aniquilación. La gratificación libidinal disminuye la ansiedad; sin embargo, por otro lado, la frustración aumenta la agresión y por lo tanto la ansiedad aumenta.

En el comienzo de la vida postnatal, en la posición esquizo-paranoide, el bebé experimenta la ansiedad persecutoria, desde fuentes internas y externas; la fuente externa está relacionada con la experiencia de nacimiento. La experiencia de nacimiento se siente como un ataque al bebé y la fuente interna está conectada con la amenaza de supervivencia del organismo, la cual, según Freud, emerge del instinto de muerte.

Klein describe dos tipos de ansiedades, la persecutoria y la depresiva, de acuerdo con la posición en la cual aparece la ansiedad. En la esquizo-paranoide, la ansiedad es persecutoria, como una amenaza al yo; mientras que en la posición depresiva, la ansiedad es depresiva, como una amenaza al objeto de amor, que se experimenta a través de la agresión al sujeto o del temor a ser abandonado por el objeto.

En su trabajo "Algunas conclusiones teóricas sobre la vida emocional del lactante" (1952a), Klein también escribió acerca del desarrollo y de la modificación de la ansiedad, y afirmó que la modificación de la ansiedad persecutoria y depresiva es parte del desarrollo del infante en su primer año de vida. Las vicisitudes de la ansiedad sólo se pueden comprender en su interacción con los demás factores del desarrollo, incluyendo, por ejemplo, las habilidades físicas, la actividad de juego, el lenguaje, el progreso intelectual, los hábitos de limpieza, el crecimiento de la sublimación y el progreso en la organización libidinal. Para Klein, la ansiedad surge de los impulsos destructivos dentro del niño que evoca peligro desde el instinto de muerte, la fuente de los impulsos destructivos. Melanie Klein añade que:

> El desarrollo libidinal es en cada paso influido por la ansiedad. La ansiedad lleva a la fijación en las etapas pregenitales y una y otra vez a su regresión. (Klein 1952a, p. 223)
>
> Amor, deseos tanto agresivos como libidinales, y ansiedades son todos transferidos desde el primer y único objeto, la madre, a otros objetos, y a medida que se desarrollan nuevos intereses, ellos serán los sustitutos de la relación con el primer objeto. (Klein 1952a, p. 224)

Envidia

En su trabajo de 1957 "Envidia y gratitud", Klein describe los conceptos de envidia, celos, voracidad, generosidad y gratitud.

Klein relaciona la envidia con la voracidad oral. La envidia (alternando con sentimientos de amor y gratificación) se dirige primero hacia el pecho que alimenta; el objeto envidiado es en gran parte oral, y se envidia el objeto que gratifica. Más adelante, aparece la envidia hacia el cuerpo de la madre y sus contenidos (pene y bebés). "La envidia es una expresión de impulsos destructivos sádico-orales y sádico-anales, que operan desde el comienzo de la vida; la envidia tiene una base innata" (Klein 1975, p. 176).

La envidia contribuye a las dificultades del lactante para construir un objeto bueno. El lactante siente que fue privado de gratificación y que el pecho le frustró. La envidia se dirige a una sola persona, y vuelve a la temprana relación exclusiva con la madre. Klein escribió: "La envidia es un sentimiento hostil que surge al sentir que otra persona posee y goza de algo que él desea; el impulso envidioso le lleva a quitárselo y destruirlo" (Klein 1975, p. 181).

Klein también analizó la diferencia entre envidia, celos y voracidad. Mientras que la envidia es un sentimiento hostil hacia otra persona (en un principio la madre), los celos se basan en la envidia pero implican una relación de por lo menos dos personas, y están relacionados con el amor por otra persona y con sentimientos de que se la quitaron, o con el peligro de que se la quiten. La voracidad es un deseo impetuoso e insaciable, más allá de lo que el sujeto necesita y de lo que el objeto es capaz y está dispuesto a dar (Klein 1975, p. 181).

La envidia arruina la capacidad de goce, y el goce mitiga los impulsos destructivos como la envidia y la voracidad. Los sentimientos del niño por el daño producido por la envidia causan gran ansiedad, y como resultado llevan al sentimiento de incertidumbre acerca de la bondad del objeto, lo que a su vez provoca el incremento de la voracidad y los impulsos destructivos.

Una de las consecuencias de la envidia excesiva es la temprana aparición de la culpa en el yo temprano, que no puede soportarla. En este caso, el objeto que produce la culpa se transforma en el perseguidor y la experiencia será de persecución y desintegración. Más adelante en el desarrollo, cuando aparezca la posición depresiva, cuanto más integrado y fortalecido esté el yo, mayor será la capacidad de soportar el dolor de la culpa y de desarrollar las defensas correspondientes, principalmente la tendencia a la reparación del objeto. Si el lactante es incapaz de desarrollar esta capacidad, los mecanismos maníacos de la posición esquizo-paranoide previa aparecerán en su lugar y surgirá la ansiedad persecutoria.

Yo creo que la envidia es un concepto muy importante a tener en cuenta durante el proceso de tratamiento psicoanalítico, y no debemos subestimar su naturaleza destructiva.

Celos

Los celos están relacionados con la envidia, pero implican una relación de por lo menos dos personas. Los celos consisten primariamente en la preocupación por el amor que el sujeto tiene por el objeto y el sentimiento de que su rival se lo quitó o de que hay peligro de que se lo quite. Un hombre o una mujer se sienten privados del amor de la persona amada por culpa de otra persona.

"Los celos están basados en la sospecha de rivalidad con el padre (en el caso del varón), quien es acusado de haberse llevado el pecho de la madre y a la madre" (Klein 1975, p. 181). Esta rivalidad marca las etapas tempranas del complejo de Edipo, directo e invertido, el cual surge al mismo tiempo que la posición depresiva en el segundo cuarto del primer año de vida. En el caso de la niña, la rivalidad es con la madre.

Si la envidia no es muy excesiva, los celos en el complejo de Edipo son una manera de elaborarlo. Cuando se experimentan celos, los sentimientos hostiles se dirigen no tanto contra el objeto primario sino más bien contra los rivales (padre o hermanos). Al mismo tiempo, cuando esas relaciones se desarrollan, dan lugar a sentimientos de amor, y se vuelven una nueva fuente de gratificación. Los celos se sienten como algo más aceptable y dan lugar a menos culpa que la que provoca la envidia primaria, la cual destruye al primer objeto bueno.

Voracidad

La voracidad es un deseo impetuoso e insaciable, más allá de lo que el sujeto necesita y de lo que el objeto es capaz y está dispuesto a dar. En un nivel inconsciente, el objetivo de la voracidad es quitar, succionar completamente y devorar el pecho. El fin de la voracidad es la introyección destructiva, mientras que la envidia no sólo busca robar sino también depositar maldad, principalmente excrementos, y partes malas del individuo, dentro de la madre, primero dentro de su pecho, para arruinarla y destruirla. En un sentido más profundo, de esta manera busca destruir su creatividad. En otras palabras, la envidia es un aspecto destructivo de la identificación proyectiva que aparece al comienzo de la vida. La voracidad está principalmente relacionada con la introyección, mientras que la envidia está relacionada con la proyección (Klein 1975, p. 181).

Gratitud

Klein sostiene que: "En el curso del desarrollo del lactante, la relación con el pecho de la madre es el fundamento de la devoción por la gente, valores y causas, y se absorbe parte del amor que fue originalmente experimentado por el objeto primario" (Klein 1975, p. 187).

Uno de los principales derivados de la capacidad de amar es el sentimiento de gratitud. La gratitud es esencial en la construcción de la relación con el objeto bueno y también subyace a la apreciación de la bondad en otros y en uno mismo. Está arraigada en las emociones y actitudes que surgen en los tempranos estadios de la infancia cuando, para el bebé, la madre es el único objeto. *La relación temprana es la base de todas las relaciones futuras con una persona amada.* De acuerdo con Klein, la intensidad de la envidia y de la capacidad de amar tienen un fuerte componente innato. La capacidad de gozar completamente de la primera relación con el pecho forma la base para experimentar placer desde varias fuentes.

La gratitud está muy unida con la capacidad de confiar en figuras buenas. La capacidad del lactante de investir el primer objeto externo con libido lleva al establecimiento de un objeto bueno, que ama y protege al individuo y es amado y protegido por el individuo. Esta es la base para confiar en la propia bondad. Cuanta más gratificación con el pecho y más goce y gratitud se siente, mayor es el deseo de retribuir placer. Esta experiencia recurrente hace posible la gratitud a un nivel más profundo y juega un importante rol en la capacidad de reparar y sublimar:

> La gratitud está muy ligada también con la generosidad. Cuando se asimila un objeto bueno, la persona es capaz de compartir sus regalos con otros y de desarrollar la habilidad de dar. (Klein 1975, p. 189)

Fantasía

Susan Isaacs (1885–1948) fue una psicoanalista inglesa y miembro de la Sociedad Psicoanalítica Británica, profundamente influida por las ideas de Melanie Klein sobre la importancia de la fantasía y del juego en los niños pequeños. En su trabajo "Naturaleza y función de la fantasía" (1943), Isaacs sostiene que la fantasía podía ser considerada como la expresión mental de los instintos. Considerando que los instintos operan desde el nacimiento, podemos suponer que la vida de fantasía existe desde el nacimiento. La formación de la fantasía es una función del yo. Susan Isaacs concluye lo siguiente:

1. Las fantasías son el contenido primario de los procesos mentales inconscientes.
2. Las fantasías inconscientes atañen primeramente al cuerpo y representan fines instintivos hacia el objeto.
3. Estas fantasías son, en primer lugar, los representantes psíquicos de instintos libidinosos y destructivos; desde el comienzo de su desarrollo se elaboran como defensas, como cumplimientos de deseos y contenidos de ansiedad.
4. Los postulados de Freud sobre "la satisfacción alucinatoria de los deseos" y su "introyección primaria" y "proyección" son la base de la vida de fantasía.
5. A través de las experiencias externas, las fantasías se elaboran y pueden expresarse, pero su existencia no depende sólo de la experiencia externa.
6. Las fantasías no dependen de las palabras, aunque pueden, bajo ciertas condiciones, ser capaces de expresarse por medio de palabras.
7. Las primeras fantasías se experimentan como sensaciones; más tarde toman la forma de imágenes plásticas y representaciones dramáticas.
8. Las fantasías tienen tanto efectos psíquicos como corporales, por ejemplo: los síntomas de conversión, las cualidades corporales, el carácter y la personalidad, los síntomas neuróticos, las inhibiciones y la sublimación.
9. Las fantasías inconscientes forman el vínculo activo entre los *instintos* y los *mecanismos*. Cuando se estudia en detalle, se puede ver que toda variedad de mecanismo del yo surge de tipos específicos de fantasías, que en última instancia tienen su origen en impulsos instintivos. El yo es una parte diferenciada del ello. Un mecanismo es un término abstracto que describe ciertos procesos mentales que son experimentados por el sujeto como fantasías inconscientes.
10. La adaptación a la realidad y al pensamiento de la realidad requieren el apoyo y la presencia de fantasías inconscientes. La observación de las formas en que se desarrolla el conocimiento del

mundo externo demuestra cómo la fantasía del niño contribuye a su aprendizaje.

11. Las fantasías inconscientes ejercen una influencia continua durante toda la vida, tanto en las personas normales como en las neuróticas, hallándose la diferencia en el carácter específico de las fantasías dominantes, en el deseo o ansiedad asociados a ellas y a su interrelación mutua y con la realidad externa (Susan Isaacs in Klein 1952b, p. 67; 1952, p. 107).

Por ejemplo, la fantasía de la *pareja combinada*: La madre contiene el pene del padre o al padre entero. El padre contiene el pecho de la madre o a la madre entera, o los padres están fusionados inseparablemente en el acto sexual. O la fantasía de que la mujer tiene un pene.

Conceptos de yo y superyó

Yo

Según Melanie Klein, el yo existe desde el comienzo de la vida post-natal en una forma rudimentaria y le falta coherencia. Desde el naci-miento, el yo experimenta ansiedad, usa mecanismos de defensa y establece relaciones de objeto primitivas en la fantasía y en la realidad.

Klein piensa que este yo es diferente al del lactante bien integrado de seis meses, y es también diferente al yo del niño mayor y al del adulto. El yo temprano es no organizado y frágil, se encuentra en un estado de flujo constante, y su grado de integración varía día a día. Este yo tem-prano es similar a la parte inconsciente del yo postulado por Freud. La amenaza de aniquilación interna por el instinto de muerte es, según su punto de vista, la ansiedad primordial, y es el yo el que, al servicio del instinto de vida, desvía la amenaza hacia afuera. Klein considera este proceso como la actividad principal del yo.

La integración se basa en un fuerte arraigo al objeto bueno que forma el núcleo del yo. Klein observó que una cierta cantidad de disociación es esencial para la integración, para preservar el objeto bueno y más adelante permitir al yo sintetizar los dos aspectos del mismo, el bueno y el malo. La mitigación del odio por el amor puede ocurrir, y la posi-ción depresiva se puede resolver. Por lo tanto, cuando la identificación con el objeto total y bueno está establecida de forma más segura, lleva a la fortaleza del yo y permite al yo preservar su propia identidad y bondad. Durante la posición esquizo-paranoide, la interacción entre los procesos de introyección y proyección, y re-introyección y re-proyección, determinan el desarrollo del yo.

Superyó

Durante la posición esquizo-paranoide, los dos aspectos de la percepción del pecho de la madre (pecho bueno y pecho malo), el pecho ideal y el pecho peligroso devorado, son introyectados y forman el núcleo del superyó.

Identificación

En su trabajo de 1955 "Sobre la identificación", Klein introduce el concepto de identificación proyectiva, el cual es complementario de los procesos introyectivos. Se refiere al trabajo de Freud "Duelo y melancolía" diciendo que el descubrimiento de la introyección y la identificación son centrales en la teoría psicoanalítica. Sostiene que, desde los comienzos de la vida del lactante, introyección y proyección interactúan constantemente. Esta interacción construye el mundo interno y modela la imagen de la realidad externa. Klein escribió:

> Este mundo interno, que puede describirse en términos de relaciones y sucesos internos, es el producto de los propios impulsos, emociones y fantasías del niño. Por supuesto, está profundamente influido por sus buenas y malas experiencias de fuentes externas. Pero al mismo tiempo, el mundo interno influye en su percepción del mundo de un modo que no es menos decisivo para su desarrollo. (Klein 1975, pp. 141–142, 301–302)
>
> Los mecanismos proyectivos subyacentes en la empatía son comunes en la vida cotidiana. El término "identificación proyectiva" está relacionado con los procesos que forman parte de la posición esquizo-paranoide.
>
> La identificación proyectiva se vincula con procesos evolutivos que aparecen durante los primeros tres o cuatro meses de vida (la posición esquizo-paranoide) cuando la disociación es extrema y predomina la ansiedad persecutoria. El yo se encuentra todavía en gran medida no integrado y es susceptible por ende de disociarse, así como de disociar sus emociones y sus objetos internos

y externos, pero la disociación es también una de las defensas fundamentales contra la ansiedad persecutoria. Otras defensas que aparecen en esta etapa son la idealización, la negación y el control omnipotente de los objetos internos y externos. La identificación por proyección implica una combinación de la disociación de partes del yo y de la proyección de las mismas sobre otra persona. Estos procesos tienen muchas ramificaciones e influyen fundamentalmente en las relaciones objetales.

En el desarrollo normal, en el segundo cuarto del primer año, la ansiedad persecutoria disminuye y pasa al frente la ansiedad depresiva, como resultado de la mayor capacidad del yo para integrarse y para sintetizar sus objetos. (Klein 1975, p. 143, 303)

Además, añade que:

> También sugerí que la internalización es de mayor importancia para los procesos proyectivos, en particular que el pecho bueno internalizado actúa como punto focal en el yo, desde el cual pueden proyectarse sentimientos buenos en objetos externos. (Klein 1975, p. 143, 304)

La tendencia hacia la integración, que se da al mismo tiempo que la disociación, es aún un rasgo dominante en la vida mental durante la infancia.

Melanie Klein sostiene que la identificación es la etapa previa a la formación del símbolo y que lleva a la evolución del lenguaje y a la sublimación. Y añade también que, a través de su experiencia analítica, cree que en la vida futura se repiten los procesos de introyección y proyección, en alguna medida, siguiendo el modelo de las introyecciones y proyecciones tempranas; el mundo externo es una y otra vez incorporado y devuelto, re-introyectado y re-proyectado.

Complejo de Edipo temprano

En la mitad del primer año, el lactante entra en las etapas tempranas del complejo de Edipo directo e invertido, lo llama "complejo de Edipo temprano". Puesto que el complejo de Edipo implica envidia, rivalidad y celos, surge una nueva situación de ansiedad. También se producen cambios en la organización libidinal del lactante, desde la fantasía de la madre conteniendo el pene del padre o a todo el padre, el padre conteniendo el pecho de la madre, o a toda la madre, y los padres fusionados inseparablemente en la relación sexual, la *pareja combinada*. A medida que se desarrolla una relación más realista con los padres, el lactante llega a considerarlos como individuos separados, es decir, que la primitiva figura parental combinada pierde fuerza.

En su trabajo de 1928 "Estadios tempranos del complejo edípico", Klein afirma que:

> Las tendencias edípicas son liberadas como consecuencia de la frustración que el niño experimenta con el destete, y esto aparece al final del primer año de vida y a principios del segundo. El lactante recibe un refuerzo a través de la frustración anal ocurrida durante el entrenamiento en la limpieza. Otra influencia determinante sobre los procesos mentales del lactante es la diferencia anatómica entre los sexos. (Klein 1948, p. 202, 186)

Klein concluye que sus ideas sobre el complejo de Edipo no contradicen las observaciones de Freud, y piensa que la única variación se encuentra en el hecho de que ella sitúa estos procesos en épocas más tempranas.

Las etapas tempranas del conflicto de Edipo están mayormente dominadas por las fases pregenitales del desarrollo y son más tempranas que la fase genital. Están activas tempranamente, pero es sólo durante el tercero, cuarto y quinto año de vida cuando son reconocibles. A esta edad, el complejo de Edipo y la formación del superyó alcanzan su punto culminante.

Conceptualización del desarrollo dinámico en el primer año del lactante

En su artículo de 1952 "Algunas conclusiones teóricas sobre la vida emocional del lactante", Melanie Klein conceptualiza la dinámica del primer año de vida, que ella considera esencial en el desarrollo del lactante, describiendo dos posiciones: la esquizo-paranoide y la depresiva; para cada una de ellas, enfatiza el desarrollo de las ansiedades, defensas y relaciones de objeto.

La posición esquizo-paranoide

La posición esquizo-paranoide aparece en los primeros tres a cuatro meses de la vida postnatal del lactante; está enfocada más en la agresión, y otras tendencias destructivas. La ansiedad predominante es la persecutoria, y las defensas que el lactante desarrolla contra esta ansiedad son la disociación, la identificación proyectiva, la identificación, la idealización, la negación, el control, la omnipotencia, la proyección y la introyección.

Klein sostiene que desde el comienzo de la vida el lactante experimenta ansiedad, desde fuentes internas (miedo a la aniquilación) y externas (experiencia del nacimiento como la primera causa externa). Uno de sus conceptos básicos son las primeras experiencias del lactante, en las cuales se relaciona con la madre como un objeto-parcial, el pecho, y los impulsos oral-libidinales y oral-destructivos están dirigidos desde el principio de la vida hacia el pecho de la madre en particular.

Hay siempre una interacción entre los impulsos libidinales y agresivos, que se corresponden con la fusión de los instintos de vida y muerte. En períodos libres de hambre y tensión, existe un equilibrio óptimo entre las pulsiones libidinosas y agresivas. Cuando ese equilibrio se altera, debido a privaciones de origen interno o externo, las pulsiones son reforzadas. La alteración del equilibrio causa la emoción, que llamamos voracidad, que es en principio de naturaleza oral. Con el incremento de la voracidad, se fortalecen los sentimientos de frustración, que a su vez fortalecen las pulsiones agresivas. En niños con un fuerte componente agresivo innato, la ansiedad persecutoria, la frustración y la voracidad surgen fácilmente, y esto contribuye a que el niño tenga dificultades para tolerar la frustración y manejar la ansiedad. Las experiencias de gratificación y frustración son un estímulo para los impulsos libidinales y destructivos, para el amor y el odio. El pecho es bueno o malo de acuerdo con las experiencias de gratificación o frustración.

En este período, el yo no está integrado, y hay un proceso disociativo dentro del yo, relacionado con el objeto. Los mecanismos de proyección e introyección contribuyen a una doble relación con el primer objeto, el pecho de la madre. El lactante proyecta sus pulsiones de amor y las atribuye al pecho gratificador (bueno), de la misma manera que proyecta sus pulsiones destructivas al exterior y las atribuye al pecho frustrador (malo). Al mismo tiempo, por introyección un pecho bueno y un pecho malo se establecen internamente. La percepción del objeto se distorsiona en la mente del lactante debido a sus fantasías, ligadas a la proyección de sus impulsos sobre el objeto.

Estos son los primeros objetos introyectados y forman el núcleo del superyó, y más tarde son gradualmente integrados en el yo. Hay una interacción entre la proyección de las cualidades destructivas-orales de las propias pulsiones del lactante cuando se encuentra en estado de frustración y odio. Ataca el pecho y lo aniquila, y luego siente que el pecho lo atacará del mismo modo como represalia. En la medida en que las pulsiones sádicas uretrales y anales se fortalecen, el lactante ataca en su imaginación el pecho con orina envenenada y heces explosivas; por proyección puede sentir que el pecho está envenenado y puede explotarle. Estas fantasías sádicas darán lugar al temor de los persecutores internos y externos, primariamente del pecho malo retaliativo. La voracidad también influye en estas fantasías. El lactante experimenta el temor de la voracidad del objeto, que le puede amenazar de forma persecutoria: el pecho malo le devorará con la misma voracidad con la que él desea devorarlo.

La interacción está centrada primariamente en la relación con la madre, representada por el pecho. Hay otros aspectos de la madre que también juegan un rol importante en la interacción con el lactante. La gratificación y el amor que el lactante recibe contrarrestan la ansiedad persecutoria, e incluso los sentimientos de pérdida y persecución surgidos por la experiencia de nacimiento, además de la confianza en el objeto bueno. Klein afirma que:

> Es característico de las emociones del lactante muy pequeño que sean extremas y de naturaleza poderosa. El objeto frustrador (malo) es sentido como un perseguidor terrible; el pecho bueno tiende a transformarse en el pecho "ideal" que saciará el deseo voraz de gratificación ilimitada, inmediata y sin fin. (Klein 1952b, pp. 201–202, 1952, p. 180)
>
> El lactante desarrolla mecanismos de defensa para protegerse de la frustración y del peligro provenientes de los objetos persecutorios y terroríficos. Uno de esos mecanismos es la *idealización*. Este pecho idealizado está siempre disponible y gratificante, y forma el corolario del pecho persecutorio; la idealización es la defensa contra la ansiedad persecutoria.

El pecho idealizado forma el corolario del pecho persecutorio; la idealización deriva de la necesidad de ser protegido por el objeto persecutorio, como método de defensa contra la ansiedad. (Klein 1952, p. 202)

Otro mecanismo de defensa que se desarrolla en este período, para manejar la frustración del objeto, es el *control omnipotente* del objeto interno y externo.

El *mecanismo de negación*, junto con el sentimiento de omnipotencia, da al lactante el sentimiento de protección que necesita y evita la frustración del objeto, el pecho. El yo temprano usa el mecanismo de aniquilación para disociar aspectos del objeto en la situación persecutoria alucinatoria. La ansiedad persecutoria influye en estos procesos; cuando es menos fuerte, la disociación es menos intensa, y el yo es más capaz de integrar y sintetizar los sentimientos hacia el objeto.

Durante este período, los estados de desintegración del objeto (disociación del objeto, pecho bueno y malo) y del yo (sentimiento de que el yo está en pedazos) alternan con el estado de integración del yo y la síntesis del objeto.

Melanie Klein sugiere que los factores externos juegan una parte vital en el comienzo de la vida. Las malas experiencias son un estímulo para el temor persecutorio que refuerza los mecanismos esquizoides y la tendencia del yo y del objeto a disociarse. Por otro lado, cada buena experiencia refuerza la confianza en los objetos buenos y hace posible la integración del yo y la síntesis del objeto.

La posición depresiva infantil

En el segundo trimestre del primer año de vida, la síntesis entre los sentimientos de amor y las pulsiones destructivas hacia el mismo objeto, el pecho, da lugar a la *ansiedad depresiva*, la *culpa* y los *deseos de reparación* del objeto dañado; de esta manera aparece el objeto bueno. El foco de esta etapa es el amor. Este es el comienzo de la posición depresiva.

En este período aparece la *ambivalencia*: lo que que antes iba dirigido al objeto parcial, el pecho, más tarde será dirigido al objeto total. Esta interacción entre libido y agresión podría corresponder a un particular estado de fusión entre los dos instintos.

Los factores constitucionales son esenciales para la fuerza del yo y la capacidad para modular la tensión, la ansiedad y la tolerancia a la frustración. Además, las circunstancias externas tienen también mucha influencia. La frustración o la gratificación predominan en la relación del lactante con el pecho y afectan a la integración del yo.

La proyección cumple un papel en las vicisitudes de la ansiedad paranoide del mismo modo que los impulsos sádico-orales están vinculados con la voracidad, con la fantasía de vaciar el cuerpo de la madre de todos sus contenidos buenos y deseados.

Más adelante, aparecen las pulsiones sádico-anales, representadas por la fantasía de llenar el cuerpo de la madre de sustancias malas y de partes de él que están disociadas y que son proyectadas dentro de ella.

El yo toma control del objeto-madre y la vuelve una extensión del self. El objeto-madre se transforma en un representante del yo, y estos procesos son descritos de la siguiente manera:

- Identificación por proyección, o identificación proyectiva,
- Identificación por introyección, o identificación introyectiva.

"Identificación por introyección e identificación por proyección aparecen como procesos complementarios" (Klein 1952, p. 207). Proyección e introyección interactúan desde el comienzo de la vida:

> Hay una interacción constante entre el temor persecutorio relacionado con el mundo interno y el externo, y la identificación proyectiva juega una parte vital en este proceso. La proyección de los sentimientos de amor lleva a encontrar un objeto bueno en el futuro. La introyección de un objeto bueno estimula la proyección de sentimientos buenos, la re-introyección de ese objeto lleva a objetos buenos internos y a la reducción de la ansiedad persecutoria. (Klein 1952b, pp. 207–208, 190–191)

Con el progreso de la integración del yo, el yo sintetiza los sentimientos de amor y las pulsiones destructivas hacia un objeto, es decir, el pecho de la madre, en primer lugar. A medida que la gama de percepción aumenta y se amplía en la mente del lactante, aparece el concepto de la madre como persona total y única.

El desarrollo del yo está determinado por la interacción entre los procesos de introyección y proyección, re-introyección y re-proyección.

El proceso alternativo de desintegración e integración se desarrolla gradualmente, como un yo más integrado, con mayor capacidad de modular la ansiedad persecutoria. La relación del lactante con el pecho de la madre (objeto parcial) cambia gradualmente hasta convertirse en una relación con la madre como objeto total. A medida que el yo sostiene la ansiedad, las defensas cambian, y el sentido de la realidad aumenta. Disminuye la influencia de las pulsiones destructivas y de la ansiedad persecutoria, la ansiedad depresiva gana fuerza y pasa a ser predominante.

El comienzo de esta posición está marcada por el reconocimiento de que la madre es una persona total y se caracteriza por la relación con objetos totales y por la prevalencia de la integración, ambivalencia, ansiedad depresiva y culpa. La manera en que las relaciones de objeto se integren en la posición depresiva será la base de la estructura de la personalidad.

Las ansiedades paranoides y depresivas siempre permanecen activas en la personalidad. Si el yo está suficientemente integrado y ha establecido una relativa seguridad en relación con la realidad durante la elaboración de la posición depresiva, los mecanismos neuróticos gradualmente reemplazan a los psicóticos (los más tempranos). El gradual desarrollo del yo (con su integración, consciencia y, capacidad intelectual) y la relación con el mundo externo son más estables y, al mismo tiempo, la organización sexual del lactante progresa y las tendencias anales, uretrales y genitales aumentan en fuerza, aunque los impulsos y deseos orales todavía predominan. La gama de fantasías se amplía, y se producen cambios en la naturaleza de las defensas.

Es aquí cuando el conflicto entre amor y odio aparece con toda fuerza. La culpa aumenta, la ambivalencia (amor-odio) se dirige hacia la persona total. Las pulsiones destructivas disminuyen pero se sienten como un gran peligro para la persona amada, que ahora se percibe como una persona. Las defensas maníacas (negación, idealización, disociación y control de objetos internos y externos) pueden ser usadas para contrarrestar la ansiedad persecutoria.

En esta etapa, el deseo de reparación al objeto dañado cobra una gran importancia y se relaciona con los sentimientos de culpa. La omnipotencia disminuye a medida que el lactante empieza gradualmente a ganar más confianza en sus objetos y en sus poderes reparatorios. Estos son los cimientos para el desarrollo normal.

Conceptualización de la fundación del desarrollo normal de acuerdo con Klein

Melanie Klein describe lo que va a ser la base para el desarrollo normal en su artículo "Algunas conclusiones teóricas sobre la vida emocional del lactante", en el que estudia el desarrollo del niño a través de su primer año de vida, según Klein, en el proceso de desarrollo normal:

> Se desarrollan las relaciones con las personas, la ansiedad relacionada con los objetos internos y externos disminuye, los objetos internos buenos quedan firmemente establecidos, el niño tiene sentimientos de mayor seguridad y aumenta la percepción de la realidad; por lo tanto, los objetos aparecen de forma más realista. Hay también un cambio de actitud hacia la frustración. (Klein 1952b, p. 215)

Todos los desarrollos mencionados anteriormente llevan a una mejor adaptación a la realidad externa e interna, a la vez que el yo se enriquece y se refuerza.

Cuando aumenta el sentido de realidad del lactante en relación con sus objetos y su confianza en ellos, se vuelve más capaz de diferenciar entre la frustración impuesta desde afuera y sus fantasías internas de peligro.

El odio y la agresión se vuelven más cercanos a la frustración real derivada de factores externos. Por lo tanto, el miedo persecutorio, interno y externo, disminuye y esto lleva a una mayor capacidad para restablecer una buena relación con la madre y con otras personas. Cuando la experiencia de frustración no existe, disminuyen la ambivalencia y la agresión. Cuanto más fuerte y coherente es el yo, más fácilmente reúne y sintetiza los aspectos disociados de los objetos y el self.

A través de este proceso, el lactante maneja su propia agresión, la cual produce un menor grado de culpa y permite al niño experimentar su agresión de una manera más ego-sintónica, volviéndose, como consecuencia, también más capaz de sublimar. Una creciente adaptación a la realidad resulta en una relación más segura con el mundo exterior e interior. Esto conduce a una disminución de la ambivalencia y de la agresión, lo que hace posible que la reparación se produzca:

Si este proceso se realiza con éxito, la ansiedad persecutoria y los procesos de disociación disminuyen y llevan a la integración; el yo es capaz de introyectar y establecer el objeto total, y de atravesar la posición depresiva. Si este proceso no tiene éxito, el proceso de introyección del objeto total afectará negativamente al desarrollo durante el primer año de vida y a lo largo de la infancia. (Klein 1952b, p. 216)

La conclusión de Melanie Klein en este artículo es que existe una fuerte conexión entre la posición depresiva infantil y el fenómeno de "Duelo y melancolía". Durante un duelo normal, el individuo consigue establecer el objeto perdido en su yo con éxito. Klein añade que este proceso no se da por primera vez, sino que es una reactivación del objeto perdido en el desarrollo temprano. A través del trabajo de duelo, el objeto y todos sus objetos de amor internos (que él siente que ha perdido en el pasado) son reinstaurados en el yo:

A través de los sentimientos de culpa y ansiedad persecutoria, la posición depresiva infantil se reactiva con toda su fuerza. Un exitoso restablecimiento de un objeto de amor externo por el cual se está de duelo, y cuya introyección se intensifica a través de los procesos de duelo, implica que el objeto de amor interno se restaura y recupera. (Klein 1952, p. 217)

El duelo implica una repetición de la situación emocional que el lactante experimenta durante la posición depresiva a lo largo del primer año de vida.

Si el niño sufre un duelo anormal, no logrará establecer la persona perdida en el yo. Cuando los impulsos canibalísticos son excesivos, la introyección del objeto perdido se aborta. Esta es la situación que lleva a la enfermedad.

Los procesos de duelo surgen de la posición depresiva y se elaboran gradualmente. Los tres o cuatro primeros meses de vida establecen el núcleo del yo. Si esta etapa es exitosa, el yo es capaz de introyectar el objeto total y de atravesar la posición depresiva.

Los primeros tres a seis meses de vida son una etapa crucial. En esta etapa, el lactante se enfrenta a los efectos de los conflictos, la culpa y la tristeza inherentes a la posición depresiva. Si el yo es incapaz de manejar las situaciones de ansiedad que surgen en esta etapa, puede regresar a la posición esquizo-paranoide. Esta situación afectará el curso normal del desarrollo:

> La posición depresiva está vinculada con cambios fundamentales en la organización libidinal del lactante. Durante este período, en la mitad del primer año, el lactante entra en los estadios tempranos del complejo de Edipo directo e invertido. Esta etapa temprana se caracteriza por el importante rol de los objetos parciales en la mente del lactante, mientras que la relación con los objetos completos se está estableciendo. Aquí la libido oral todavía es preponderante. Los poderosos deseos orales aumentan con la frustración en relación con la madre y son transferidos del pecho de la madre al pene del padre. Los deseos genitales se unen a los deseos orales. El deseo oral y genital coexiste con los deseos hacia el pene del padre y hacia la madre. Aparecen celos hacia la madre, como la fantasía de que ella contiene el pene del padre. (Klein 1952b, p. 218)
>
> Otro aspecto de la etapa edípica temprana está vinculado con la parte esencial interna de la madre y también con la propia parte interna del lactante. El lactante siente la necesidad de entrar en el cuerpo de la madre y de tomar posesión de sus contenidos. Esto tiene primordialmente una naturaleza oral y anal. Cuando los deseos genitales aumentan, se dirigen más directamente hacia el pene del padre que se identifica con bebés y heces, que el lactante entiende que son los contenidos del cuerpo de la madre. La etapa temprana del Edipo es compleja: deseos provenientes de varias fuentes convergen y se dirigen hacia objetos parciales así como también hacia objetos totales, es decir, el pene del padre, que es al mismo tiempo deseado y odiado. Esto se siente hacia una parte del cuerpo del padre, pero también lo siente el lactante como algo dentro de él y dentro del cuerpo de la madre. (Klein 1952, p. 219)

La envidia aparece relacionada con la voracidad oral, y se dirige en primer lugar hacia el pecho de la madre que alimenta.

Los sentimientos en relación con ambos padres son descritos por Klein; ella afirma que "cuando el lactante está frustrado, siente que el padre o la madre gozan del objeto deseado, del cual él es privado (el pecho de la madre, el pene del padre), y lo gozan constantemente" (Klein 1952, p. 219). Así, el lactante experimenta emociones intensas y voracidad hacia los padres debido a la fantasía de su constante estado de mutua gratificación de naturaleza oral, anal y genital:

> Estas teorías sexuales son la base de la fantasía de la pareja combinada, la madre conteniendo el pene del padre o al padre entero; el padre conteniendo el pecho de la madre o a la madre entera; los padres fusionados inseparablemente en la actividad sexual. Las fantasías de esta naturaleza contribuyen a la noción de la mujer con pene. Gradualmente se desarrolla una relación más realista con los padres, y el lactante ya empieza a considerarlos como individuos separados, de manera que la primitiva fantasía de pareja combinada pierde fuerza. (Klein 1952b, pp. 219–220)

> Estos desarrollos están entrelazados con la posición depresiva. En ambos sexos, el temor a perder a la madre, el objeto de amor primario—ansiedad depresiva–, contribuye a la necesidad de sustitutos; y el lactante se torna primero al padre, quien en esta etapa es también introyectado como una persona completa, para satisfacer esta necesidad. (Klein 1952b, p. 220)

Envidia, rivalidad y celos se experimentan en relación con las dos personas que son amadas y odiadas. La elaboración de esos conflictos es parte de la modificación de la ansiedad que se da desde la infancia hasta los primeros años de la niñez. Cuando termina la neurosis infantil alrededor de los cinco años de edad, la ansiedad persecutoria y la depresiva se han modificado. Durante este período, la ansiedad persecutoria y la depresiva se activan una y otra vez. La neurosis infantil comienza durante el primer año de vida y finaliza en el inicio del período de latencia, cuando se han logrado las modificaciones de la ansiedad temprana.

Consideraciones sobre salud mental

En su artículo de 1960 "Sobre la salud mental", Klein considera los siguientes factores al describir una *personalidad integrada*:

1. *Madurez emocional*: Es la capacidad de sustituir los objetos infantiles perdidos y las fantasías infantiles, de manera que no interfieran con la vida emocional madura y que nos permitan gozar de nuestros hijos y de nuestros recuerdos del pasado.

2. *Fuerza de carácter*: La internalización de una madre buena es la base de la fuerza de carácter. La internalización de unos buenos padres y la identificación con ellos son la base de futuras relaciones sólidas y de la capacidad de controlar nuestras emociones conflictivas, entender a otros, tener compasión, simpatía y tolerancia. Todo esto enriquece nuestra experiencia en el mundo y nos hace sentir más seguros con nosotros mismos y menos solos.

3. *Balance entre vida interna y adaptación a la realidad*: Es importante tener percepción de los impulsos y sentimientos contradictorios, y tener la capacidad de llegar a un acuerdo con nuestros conflictos internos. Esto no quiere decir evitar los conflictos, sino poder enfrentarse a ellos y experimentar gratitud y generosidad. Este es el resultado de una exitosa confluencia de diferentes aspectos de la personalidad.

Klein concluye que:

> En una persona normal, a pesar de sus conflictos, puede tener lugar una considerable cantidad de integración, y cuando es perturbada tanto por razones externas como internas, una persona normal puede encontrar la manera de volver a ella. La integración tiene también el efecto de que podamos tolerar nuestros propios impulsos, y, por lo tanto, también los defectos de otras personas. Mi experiencia me demostró que nunca existe la integración completa, pero que cuanto más cerca de ella se está, mayor percepción tendrá el individuo de sus ansiedades e impulsos, más fuerte será su personalidad y mayor será su equilibrio mental. (Klein 1975, p. 274)

Ideas sobre tendencias genitales

En su trabajo "Algunas conclusiones teóricas sobre la vida emocional del lactante" (1952), Klein describió el concepto de supremacía de las tendencias genitales. En este trabajo la autora sostiene que hay importantes aspectos de la personalidad que se tienen que desarrollar para lograr la supremacía de las tendencias genitales. Estos aspectos son los siguientes:

1. Cuando los deseos libidinales y reparativos asumen prevalencia sobre los rasgos infantiles, el resultado es el progreso hacia la integración del yo.

2. Tiene que haber una síntesis entre las tendencias reparativas pregenitales y genitales.
3. Es importante la disminución de la ansiedad así como la disminución de los rasgos orales, uretrales y anales.
4. Se deben establecer objetos buenos en el mundo interno y un desarrollo de una relación estable con los padres.
5. Amor, deseos (agresivos y libidinales) y ansiedades son transferidos de la madre a otros objetos.
6. Desarrollo de la capacidad de formación de símbolos y actividad de la fantasía.
7. Sublimaciones: el amor por los objetos primarios es una precondición para un proceso de sublimación exitoso. (Klein 1952b, pp. 223–224)

Ideas acerca de la terminación del tratamiento

En su trabajo de 1950 "Sobre el criterio de terminación en psicoanálisis", Klein escribió que a fin de terminar un tratamiento "es necesario analizar los conflictos y ansiedades del primer año de vida" (Klein 1975, p. 43). La terminación activa del duelo por la pérdida del objeto en la vida temprana presupone el análisis de las primeras experiencias de duelo ya que las ansiedades persecutorias y depresivas tuvieron que disminuir y modificarse.

Con la reducción de la ansiedad, el desarrollo lleva a la fuerza, a la heterosexualidad, a la capacidad de amor, a las relaciones de objeto, al trabajo y al uso de las defensas adecuadas. El resultado es un aumento de la fuerza y profundidad del yo en contraposición con la superficialidad, el aumento de las fantasías y el experimentar las emociones libremente.

Klein enfatizó que: "Es sólo *analizando la transferencia negativa y la positiva* que la ansiedad se reduce" (Klein 1950, p. 47). El análisis va desde la adultez a la infancia, y a través de las etapas intermedias vuelve a la adultez, en un movimiento de ir y venir que concuerda con la situación transferencial prevalente.

Modificación de la ansiedad a través del desarrollo del niño

En su artículo de 1952 "Algunas conclusiones teóricas sobre la vida emocional del lactante", Klein también describió la modificación de la ansiedad a través del desarrollo del niño: "Amor, deseos y ansiedades (agresivas y libidinales) son transferidas del primer y único objeto, la madre, a otros objetos; y se desarrollan nuevos intereses que van a sustituir la relación con el objeto primario" (Klein 1952a, p. 224).

Estos procesos son la base para la sublimación a lo largo de la vida. Es una precondición para un desarrollo de la sublimación y de las relaciones de objeto exitoso, en el cual el amor puede mantenerse, mientras que los deseos y ansiedades son desviados y distribuidos. Si predomina el odio hacia el primer objeto, la sublimación y la relación para sustituir el objeto se encuentran en peligro. "Durante el segundo año, aparecen las tendencias obsesivas que expresan y vinculan las ansiedades orales, uretrales y anales" (Klein 1952a, p. 226). "Los mecanismos obsesivos son una parte importante del desarrollo del yo (los hábitos de limpieza y el control de esfínteres demuestran al niño que puede controlar sus peligros y objetos internos)" (Klein 1952a, p. 227). Un paso adelante en el desarrollo de las inhibiciones instintivas se da cuando el yo es capaz de utilizar la represión. Con una represión moderada, el inconsciente y el consciente son porosos el uno con el otro y, por lo tanto, se permite que surjan los impulsos y sus derivados desde el inconsciente. Esto depende de la capacidad del yo para aceptar las normas de los objetos externos. Esta capacidad está relacionada con una mayor síntesis dentro del superyó y con una creciente asimilación del superyó por el yo.

> Teniendo en cuenta las vicisitudes de la ansiedad, los cambios característicos de la culminación del período de latencia son los siguientes: la relación con los padres es más segura, los padres introyectados son figuras cercanas a los padres reales, sus normas y prohibiciones son aceptadas e internalizadas, y la represión de los deseos edípicos es más efectiva. (Klein 1952b, p. 229)

Si la ansiedad se modifica gradualmente, la progresión depende del control de la regresión y, en el curso de la neurosis infantil, se establece la base para una estabilidad mental. Klein afirma que las fijaciones libidinosas determinan la génesis de la neurosis y también la sublimación; durante un tiempo, neurosis y sublimación siguen el mismo camino. Es la fuerza de la represión la que determinará si el camino lleva a la sublimación o se desvía hacia la neurosis.

Desarrollo de la técnica psicoanalítica de niños

Melanie Klein basó su técnica en el juego del niño. Jugando, el niño elabora la realidad dolorosa y controla los temores de sus propios instintos proyectándolos sobre los objetos, por ejemplo, los juguetes; a través de esta técnica, se puede elaborar la proyección de sus propios instintos agresivos hacia los objetos.

Melanie Klein sostiene que, jugando, tenemos acceso a las más profundas experiencias reprimidas y fijaciones. A través del análisis del juego, nosotros analizamos la situación transferencial y la resistencia, la eliminación de la amnesia infantil y los efectos de la represión. Es también posible elaborar las fantasías de la escena primaria. Klein creía que el niño desarrolla la neurosis de transferencia en el marco psicoterapéutico con el analista. Los juguetes permiten al niño enfrentarse al miedo de los objetos externos e internos. Para ella, el juego es el puente entre las fantasías y la realidad. Además, añade que el análisis del juego ha demostrado que el simbolismo permite al niño transferir no sólo intereses, sino también fantasías, ansiedades y culpa a objetos (y no sólo a personas).

Klein sostenía que los niños con inhibiciones severas de la capacidad de formar o usar símbolos, así como con inhibiciones para desarrollar una vida de fantasías, mostraban signos de perturbaciones severas. Ella tenía en cuenta no sólo el juego, sino también los sueños y los dibujos. La función del juego es elaborar ansiedades excesivas y situaciones traumáticas del yo para permitir al niño volver activo lo que él experimentó como pasivo.

El juego se desarrolla en el encuadre del consultorio, en tiempo y en espacio. La movilidad del niño nos habla acerca de la relación del niño con el espacio y su percepción corporal. Al realizar una interpretación del juego, Klein tiene en cuenta:

- la representación del espacio
- la situación traumática
- por qué, aquí y ahora.

En su libro de 1932 *El psicoanálisis de niños*, Melanie Klein desarrolló sus ideas acerca de la técnica de juego considerando las etapas de la vida del niño: el análisis temprano, el período de latencia y la pubertad.

Describiendo su método de análisis temprano, Klein aconsejó al analista usar juguetes pequeños, dejándolos a disposición del niño. Colocaba los juguetes en una mesa baja en el cuarto analítico; estos juguetes eran de una amplia variedad (hombres y mujeres de madera, carruajes, trenes, animales, ladrillos y casas, así como papel, tijeras y lápices). Su pequeñez, número y variedad le daban al niño una amplia gama de juego representativo, y el niño podía usar los juguetes de diferentes formas. Este tipo de juguetes se adaptaba bien a la expresión de fantasías y experiencias.

Menciona, además, que era muy importante tener un lavabo con agua corriente. El juego con agua nos brinda comprensión de las fijaciones pregenitales del niño, nos da conocimiento de la relación entre las fantasías sádicas y sus formaciones reactivas, mostrando también la conexión entre los impulsos pregenitales y genitales. Klein indica que los muebles del cuarto tienen que ser seleccionados especialmente para el consultorio de niños.

Con respecto a los niños en el período de latencia, Klein sostiene que se muestran de forma diferente a los niños pequeños, ya que tienen una vida imaginativa limitada, debido a la represión de sus pulsiones sexuales. Su yo no está completamente desarrollado, y no tienen una idea clara de su necesidad de tratamiento; también su actitud general es reservada y desconfiada. Esta actitud está en parte relacionada con su preocupación por la masturbación.

Por lo tanto, el ángulo de acercamiento tiene que ser diferente al utilizado con los niños pequeños. Klein observa que, cuando tratamos a los niños en el período de latencia, es esencial establecer contacto con sus fantasías inconscientes a través de la interpretación de los contenidos simbólicos del material relacionado con su ansiedad y con su sentimiento de culpa.

Considerando el análisis de niños en la edad de la pubertad, Klein afirma que, en este período, los impulsos del niño son más poderosos, la actividad de la fantasía es mayor y el yo tiene otros fines y otras relaciones con la realidad. Hay puntos en común con el análisis del niño pequeño, un mayor dominio de las emociones y del inconsciente y una vida imaginaria más rica. Por otro lado, hay una mayor cantidad de manifestaciones de ansiedad y de afecto que en el período de latencia.

El desarrollo del yo en la pubertad y sus intereses más adultos exigen una técnica similar a la del análisis del adulto. Es por eso que Klein sostiene que el analista debe comprender completamente la técnica aplicada al análisis de adultos.

Comparación de las ideas técnicas en Melanie Klein y Anna Freud

Melanie Klein

Melanie Klein interpretó la transferencia positiva y negativa inmediatamente. Consideraba que el niño expresa sus fantasías de enfermedad y cura en la primera sesión diagnóstica.

Cuando el analista detecta signos de transferencia negativa, Klein daba interpretaciones que contienen los objetos originales, las situaciones originales y las fantasías destructivas, de manera que así disminuye el nivel de ansiedad. El niño establece una neurosis de transferencia con el terapeuta desde el comienzo del análisis. Para Melanie Klein, el juego es similar a la asociación libre en los adultos. Su prioridad fue analizar las fuentes de la ansiedad en el niño.

De acuerdo con Klein, la base de la transferencia en los niños es una transferencia real con el analista, como una proyección en el analista de las figuras parentales internas. Estas figuras pertenecen al mundo interno y no a los padres reales externos.

Klein realizó interpretaciones de la transferencia porque creía que el niño proyecta en el analista sus fantasías y sentimientos hacia los objetos internos. No subestimó la influencia negativa que los padres pueden tener en el niño, pero pensaba que, cuando el niño se torna menos neurótico, puede influenciar la relación con los padres. Creía además que el terapeuta no debía inhibir las fantasías agresivas del niño, pero tampoco permitir ataques físicos al analista, y también que cada niño debía tener sus juguetes propios, en un cajón o caja cerrada. Esto es un elemento importante de la relación privada entre el analista y el paciente en la situación de transferencia.

Anna Freud

Anna Freud creaba una alianza con el niño y trabajaba sólo con la transferencia positiva. Según ella, el niño no tiene consciencia de su enfermedad, de manera que tenía que crear en el niño la consciencia de los síntomas a través de un trabajo previo no analítico. El niño expresa al terapeuta la situación con sus padres. El analista es un nuevo objeto para el niño. Anna combinaba terapia con educación. Tranquilizaba al niño y mantenía la transferencia positiva. Además, creía que si aparecía la transferencia negativa, había que disolverla. Mantenía al niño nuevamente en transferencia positiva y le animaba a verbalizar el contenido de su ira.

Al principio, Anna Freud entendió la transferencia como "reacciones transferenciales", sin desarrollo de neurosis de transferencia. Más tarde modificó su opinión, pero nunca estuvo convencida de que la neurosis de transferencia en los niños fuera la misma que en los adultos.

Kleinianos contemporáneos

Las ideas de Melanie Klein tuvieron un profundo impacto en el psicoanálisis de niños y adultos alrededor del mundo. Sus teorías psicoanalíticas formaron la base de futuras exploraciones. Aún cuando muchas de sus propuestas iniciales fueron luego modificadas, proveyeron la base para que sus seguidores avanzaran, desarrollando y expandiendo sus propias teorías de la mente.

Una de las modificaciones de algunos de sus seguidores fue que no enfatizaron órganos del cuerpo, sino que se centraron en sus funciones. Usaron frecuentemente términos como esperanza, desesperación, dependencia, negación, idealización.

Se enfatizó además la relación entre el complejo de Edipo y la posición depresiva, junto con su importancia vinculada al pensar, aprender y reconocer realidad. Además, recalcaron las funciones de entender, conectar y recordar.

Los kleinianos modernos consideran las fantasías inconscientes en la transferencia "aquí y ahora". Betty Joseph, al hablar de transferencia, sostiene que no se trata de que el analista no esté interesado en la vida externa del paciente y en lo que sucede con sus otras relaciones, y añade que si partimos de la situación actual, los sentimientos del paciente y la manera en la que se relaciona en la sesión con el analista, será posible entender cómo se refleja lo mismo en el mundo externo y en sus relaciones externas, y la interpretación podrá partir de este esclarecimiento, o el paciente podrá empezar a hacer conexiones verbalmente o a cambiar sus sentimientos hacia otras personas (Betty Joseph 2009, *Comunicación Personal*).

Los kleinianos modernos tienen en cuenta la contratransferencia en términos de identificación proyectiva y ponen gran énfasis en

las defensas. Términos importantes en sus trabajos son *transferencia, contratransferencia, identificación proyectiva, enactment* y *contención.*
Wilfred Bion, un reconocido psicoanalista inglés, fue quien añadió el último concepto, el de *contención (containment)*: el analista es inconscientemente el contenedor del mundo interno del paciente. El terapeuta tiene que ser paciente, tolerante y firme. Bion empleó el concepto identificación proyectiva de Melanie Klein. Y llegó al concepto de contenedor-contenido ("container-contained"), principalmente por medio de sus estudios llevados a cabo con pacientes psicóticos, su funcionamiento mental y su peculiar manera de pensar. Sus ideas en contención muestran cómo el alrededor (para el lactante, su alrededor es la madre) elabora el ensueño materno ("maternal reverie") para ayudar u obstaculizar el concepto de contener (*holding*); aún cuando estos son procesos levemente diferentes, comparten experiencias similares, en particular en lo que se refiere a una relación cercana madre-lactante.

En relación con el concepto del instinto de muerte, Ronald Britton (un reconocido psicoanalista poskleiniano) prefiere utilizar el término "instinto destructivo", ya que ve la destrucción como algo originalmente dirigido hacia afuera, que se internaliza en el curso del desarrollo. Respecto del concepto de envidia, Britton cree que la envidia existe como un compuesto de varios elementos de la personalidad. Sugiere que esos elementos se combinan con "una fuerte cuota de hostilidad innata", y esto crea un potencial complejo de envidia patológico:

La envidia surge a partir de un conjunto de numerosos factores: el reconocimiento de la separación del self y el objeto; la desilusión del deseo de tener un objeto de amor de la misma naturaleza y de que la adoración sea recíproca, es decir, la desilusión que viene con la comprensión de que la idealización del self no le hace a uno el yo ideal. La envidia surge también cuando hay una persistencia en creer que alguien posee esa identidad perdida, que alguien puede ser el yo ideal que existe en conexión con el superyó. (Britton 2008, p. 134)

Briton añade a lo anterior

La envidia surge en una relación de tres personas, como ocurre en todas las relaciones de la posición depresiva, mientras que Klein considera que la envidia es diádica. (Britton 2008, p. 134)

Otros autores especificaron que, a través de su práctica clínica, vieron claramente que dificultades tempranas y del mundo externo se entrelazan con la envidia innata.

Hanna Segal sostiene que la envidia surge de un amor primitivo y de la admiración, que tiene un componente libidinal menos fuerte que la voracidad y que está impregnado del instinto de muerte. La envidia se ve como una emoción ambivalente en la cual pueden predominar fuerzas libidinales o destructivas.

Tres etapas en el desarrollo de la vida profesional de Klein según Horacio Etchegoyen

Horacio Etchegoyen, un psicoananalista argentino conocido internacionalmente, afirma en su artículo "Biografía breve de Melanie Klein" (2011) que el desarrollo científico de Klein se puede dividir en tres etapas:

Primera etapa

La primera etapa abarca desde 1919 hasta 1932, con la publicación de *El psicoanálisis de niños*. En esa época, Klein estableció su técnica del juego para el análisis de niños, que la llevó a conceptualizar la idea del complejo de Edipo temprano y la aparición temprana del superyó.

Segunda etapa

La publicación de *Psicoanálisis de niños* (1933) dio lugar a la segunda etapa. Este fue el momento en el que Klein empezó a organizar sus descubrimientos y a conceptualizar la teoría del desarrollo durante el primer año de vida. Es aquí donde describió el concepto de posición depresiva. La idea fue desarrollada en dos artículos: "Una contribución a la psicogénesis de los estados maníaco-depresivos", presentado en el Congreso de Lucerna en 1934, y "El duelo y su relación con los estados maníaco-depresivos" (1940), presentado en el quinto Congreso Internacional en París. Esta etapa concluyó con su estudio de los primeros meses de vida del lactante y con la explicación de la posición esquizo-paranoide en su artículo de 1946 "Mecanismos esquizoides".

Tercera etapa

La tercera etapa comenzó con los estudios de la envidia, los cuales se dieron a conocer en un trabajo que presentó en el Congreso de Génova y que se cristalizaron en su libro *Envidia y gratitud,* publicado en 1957, cuatro años antes de su muerte. Estos conceptos del desarrollo la separaron de sus dos seguidores importantes, Donald Winnicott y Paula Heimann.

Publicaciones de Melanie Klein

1921 "The Development of a Child", in *Contributions to Psycho-Analysis*
1922 "Inhibitions and Difficulties in Puberty"
1923 "The Role of the School in the Libidinal Development of the Child"
1925 "A Contribution to the Psychogenesis of Tics", in *Contributions to Psycho-Analysis*
1927 "Criminal Tendencies in Normal Children", in *Contributions to Psycho-Analysis*
1928 "Early Stages of the Oedipus Conflict", in *Contributions to Psycho-Analysis*
1929 "Personification in the Play of Children", in *Contributions to Psycho-Analysis.* "Infantile Anxiety Situations Reflected in a Work of Art and in the Creative Impulse", in *Contributions to Psycho-Analysis*
1930 "The Importance of Symbol Formation in the Development of the Ego", in *Contributions to Psycho-Analysis*
1931 "A Contribution to the Theory of Intellectual Inhibition", in *Contributions to Psycho-Analysis*
1932 *The Psycho-Analysis of Children,* first published by Hogarth
1933 "The Early Development of Conscience in the Child", in *Contributions to Psycho-Analysis*
1934 "On Criminality", in *Contributions to Psycho-Analysis*
1935 "A Contribution to the Psychogenesis of Manic-Depressive States", in *Contributions to Psycho-Analysis*
1936 "Weaning or the Bringing Up of Children"
1937 *Love, Guilt and Reparation Love, Hate and Reparation,* with Joan Riviere
1940 "Mourning and Its Relation to Manic-Depressive States", in *Contributions to Psycho-Analysis*

1945 "The Oedipus Complex in the Light of Early Anxieties", in *Contributions to Psycho-Analysis*

1946 "Notes on Some Schizoid Mechanisms", in *Developments in Psycho-Analysis*

1948 *Contributions to Psycho-Analysis 1921–1954*, first published by Hogarth

1948 "On the Theory of Anxiety and Guilt", in *Developments in Psycho-Analysis*

1950 "On the Criteria for Termination of a Psychoanalysis"

1952 "The Origins of Transference" "The Mutual Influences in the Development of Ego and Id". "On Observing the Behaviour of Young Infants", in *Developments in Psycho-Analysis* "Some Theoretical Conclusions Regarding the Emotional Life of the Infant", in *Developments in Psycho-Analysis*, first published by Hogarth

1955 "The Psycho-Analytic Play Technique: Its History and Significance", "On Identification", in *New Directions in Psycho-Analysis*

1957 "Envy and Gratitude"

1958 "On the Development of Mental Functioning"

1959 "Our Adult World and Its Roots in Infancy"

1960 "A Note on Depression in the Schizophrenic"

1961 "Narrative of Child Psycho-Analysis"

1963 "Some Reflexions on the Oresteia" *Our Adult World and Other Essays* "On the Sense of Loneliness".

CAPÍTULO V

Donald Woods Winnicott

Biografía

Donald Woods Winnicott nació en Plymouth, Inglaterra, el 7 de abril de 1896, y murió en Londres, Inglaterra, el 28 de enero de 1971. En los últimos años de su vida, sufrió enfermedades del pulmón y del corazón pero continuó trabajando.

Donald era el menor de tres hijos, con dos hermanas mayores. Su padre fue un comerciante de éxito y también intendente de Plymouth. Su madre murió en 1925, cuando Winnicott tenía veintinueve años; era descrita como una mujer vibrante y altamente inteligente, con buen juicio y sentido del humor.

El primer matrimonio de Donald Winnicott terminó en divorcio. La pareja no tuvo hijos. Donald conoció a su segunda esposa, Clare Britton, una trabajadora social, cuando estaba trabajando en el Proyecto de Evacuación. Se casaron en 1951 y tuvieron un matrimonio excelente. Siempre interactuaban con amor y compañerismo, compartiendo el trabajo y las ideas, pero no tuvieron hijos.

Winnicott asistió a la escuela de medicina en Cambridge, Inglaterra, y en 1918, al final de la Primera Guerra Mundial, terminó sus estudios de medicina en el Hospital St. Bartholomew de Londres. En 1920, se especializó en pediatría. En 1923, empezó su propio tratamiento analítico con James Strachey (traductor de la *Standard Edition de Sigmund Freud*), que duró diez años.

Winnicott se interesó por los niños y por los procesos de desarrollo del niño, lo que le llevó a prepararse para ser consultor en Medicina de Niños (en ese entonces no existía un entrenamiento formal en pediatría). Se unió al personal del Queens Hospital para niños y al Paddington Green Children's Hospital.

Durante la Segunda Guerra Mundial, fue designado consultor para el Proyecto de Evacuación (Evacuation Project), un programa desarrollado en Londres para proteger a los niños de los peligrosos efectos de la Guerra. La carrera de Winniccott se vio altamente influenciada por los eventos de la Guerra en Inglaterra. En el Proyecto de Evacuación, su principal rol era la supervisión de los trabajadores en los alojamientos usados por niños que manifestaban tendencias delictivas para prevenir que los ubicaran en lugares más restrictivos. Fue allí donde se dio cuenta de que el papel que jugaba el medio social era muy importante en la conducta delictiva (tendencia antisocial) y de cómo la privación influía de gran manera el desarrollo de esa tendencia. Winnicott comprendió que las ideas de Freud no eran suficientes para explicar muchas de sus observaciones con niños pequeños, de manera que cuando conoció a Melanie Klein en Londres en 1927 se sintió fascinado por sus ideas acerca del desarrollo temprano. Winnicott supo del trabajo de Klein en 1927, un año después de que ella diera sus seis conferencias en Londres, en 1926.

En 1935, un año después de finalizar su análisis con James Strachey, Winnicott deseó empezar un análisis con Klein. Ella percibió que Winnicott era inteligente y perspicaz, así que prefirió que Winnicott analizara a su hijo Eric en lugar de aceptarlo como paciente. Klein le dijo que ella le supervisaría en el caso de su hijo, Eric. Winnicott rechazó este arreglo: aceptó analizar a Eric pero no aceptó la supervisión de Klein. Y ella aceptó supervisar a Winnicott en otros casos. Analizó a Eric desde 1935 hasta 1939. La supervisión con Melanie Klein duró seis años.

En 1936, Winnicott tuvo su segundo análisis con Joan Riviere que duró cinco años. Riviere era uno de los miembros originales del grupo de Klein y estaba interesada en el lenguaje; fue una de las traductoras oficiales de Freud (trabajó con Stratchey durante un tiempo).

Las ideas de Klein influyeron profundamente el trabajo de Winnicott, y las integró a sus propias teorías. Sin embargo desarrolló sus propias ideas psicoanalíticas, especialmente sobre la envidia y el instinto de muerte. Sus ideas diferentes irritaban a Klein, y después de la Guerra la relación se volvió tensa.

Este fue un tiempo turbulento en la Sociedad Psicoanalítica Británica. Cuando Freud llegó a Londres en 1938, la presencia de Anna Freud y de su desarrollo de teorías y técnicas tuvieron un fuerte impacto en la Sociedad. Anna Freud tenía sus seguidores, y Melanie Klein los suyos. La Sociedad no quería dividirse, pero la discordia entre los dos grupos era clara. Como hemos sugerido con anterioridad la solución fue la creación de dos grupos: el grupo de Anna Freud (B), quien siguió las ideas de su padre y añadió sus propios conceptos; y el de Melanie Klein (A), conocido como el grupo de la "teoría de relación de objeto". Más tarde, con la presencia de Winnicott y de otros que tenían sus propias ideas, se organizó un tercer grupo. Este fue el Grupo Medio, que llegó a conocerse con posterioridad como el Grupo Independiente. Winnicott y Paula Heiman abandonaron el grupo kleiniano y se unieron al Grupo Medio.

Entre los Independientes, los cuatro psicoanalistas ingleses que tuvieron mayor influencia fueron Ronald Fairbain, Michael Balint, John Bowlby y Donald Winnicott.

En noviembre de 1968, Winnicott viajó a Nueva York y presentó un trabajo en la Sociedad Psicoanalítica Downstate y en la Sociedad Psicoanalítica de Nueva York. Winnicott eligió un trabajo para la ocasión que hoy en día es considerado uno de los mejores y de mayor influencia, "El uso de un objeto y la relación por medio de identificaciones" (1968). En ese momento este trabajo no fue bien recibido por la Sociedad Psicoanalitica de Nueva York.

Ideas de Winnicott y Klein

La teoría de Melanie Klein enfatiza el hecho de que la libido y la agresión provienen desde el interior del lactante. Según Klein, la ansiedad de destrucción que el lactante expresa hacia la madre está relacionada con el instinto de muerte. Winnicott consideraba que, en la relación madre-lactante, la madre odia al niño antes de que el niño odie a la madre. Winnicott compartía con Klein su creencia fundamental en la importancia decisiva del desarrollo de las etapas tempranas.

Según el Dr. Grolnick, en su libro de 1990 *El trabajo y juego en Winnicott*:

> Winnicott tomó lo mejor de la psicología psicoanalítica del yo, lo mejor de las relaciones objetales del psicoanálisis de Klein y lo mejor de su propio manantial creativo, en su vida profesional, humanística, política y personal. Estructuró un sistema original de pensamiento acerca del desarrollo humano y de la posible reparación de sus imperfecciones. (Grolnick 1990, p. 21)

Winnicott presenta un enfoque diferente respecto a las cuatro ideas principales de Klein:

1. la naturaleza psicológica del desarrollo del infante;
2. la idea del instinto de muerte y la naturaleza de la agresión;
3. el concepto de envidia;
4. el rol del medio social, especialmente de la madre, en la formación de la vida interna del lactante.

Crítica de Winnicott a Klein

Winnicott consideraba genial a Melanie Klein, pero no estaba de acuerdo con algunas de sus teorías. A medida que Winnicott adquiría mayor experiencia a través de la observación de sus pacientes, de la investigación y del conocimiento, forjó su propia teoría acerca del desarrollo temprano. En un cierto punto de su carrera, necesitó ser aceptado profesionalmente por sus propias ideas. Esta situación creó una fuerte tensión en la relación entre Klein y Winnicott.

Melanie Klein tomó la teoría de Freud del instinto de muerte y desarrolló su propia teoría sobre el concepto de envidia y los tempranos sentimientos destructivos del infante hacia la madre. Winnicott no estaba de acuerdo con este concepto. Para él, se podían entender las tempranas condiciones psicológicas del bebé explorando a fondo no sólo el poder de los instintos que forman la experiencia interna, sino también el juego de las condiciones en las cuales el infante entra en una existencia psicológica bajo el cuidado de la madre.

En 1960, Winnicott denominó esta relación madre-infante "estado de unidad" (*unit status*). En esta situación, el bebé empieza a metabolizar su vida instintiva: es el comienzo del sentido interno de *persona yendo a ser* (*personal going on being*). El infante se convierte en una persona, en un individuo por derecho propio.

Cuestiona el concepto de Klein de desarrollo temprano ya que creía que el infante necesita controlar la agresión como una manifestación del instinto de muerte. Por lo contrario, Winnicott sostenía que el infante existe al principio en un estado de *no integración* (*unintegration*); el bebé necesita primeramente tener sus raíces en su cuerpo y esto sólo puede lograrse con un adecuado cuidado maternal.

Winnicott entendía que Klein no había tenido en cuenta este importante tema, ya que no había tenido en cuenta la experiencia interna de la madre. En su opinión, la agresión existía debido a la no integración, y era primordialmente el *erotismo oral* el que contenía este componente agresivo. En la vida temprana, la agresión es parte de la expresión primitiva de amor. El estado del bebé es de *despreocupación o de crueldad* (*unconcern or ruthlessness*). Añade que, en esta etapa la agresión no es destructiva; sólo cuando tiene una forma rudimentaria temprana de yo integrado es cuando el bebé experimenta rabia. En esta etapa, la agresión es sinónimo de actividad. Y Winnicott también usa el término *espontaneidad.*

Winnicott enfatiza los factores externos y considera que el trauma de nacimiento es de suma importancia. En su opinión la agresión no depende de factores biológicos. Para Freud y Klein, el elemento innato es supremo. Winnicott desafía el concepto de Freud y de Klein en su relación con el poder destructivo de la agresión. En su opinión, la agresión crece con el tiempo. Para Klein, la envidia es innata y está presente en la vida del lactante desde el comienzo, pero según Winnicott la envidia aparece más tarde, cuando hay una organización del yo y un sentido de separación de la madre o figura sustituta.

En su artículo de 1953, "Objetos transicionales, fenómenos transicionales", Winnicott trató de crear un puente entre la vida interna del bebé y la vida exterior a él. Destacó la idea de que los objetos internos se ven afectados por la cualidad del cuidado que la madre provee. Melanie Klein no recibió bien este concepto, porque se distanciaba aún más de ella y de sus ideas.

El objeto transicional acerca al bebé a la posición depresiva, donde su "amor y odio" pueden unirse en relación con la misma persona. Winnicott destacó el rol de la técnica de la madre de permitir al bebé tolerar la coexistencia del amor y del odio. Cuestionó la noción de posición depresiva (sentido de enfermedad) e introdujo el concepto de "etapa de preocupación por el otro" (*stage of concern*). Sin embargo, incluyó también el término "defensas maníacas" para evitar la "ansiedad".

Winnicott creía que es en la fase depresiva, y no antes, cuando el bebé experimenta el comienzo del reconocimiento de la existencia de ideas, fantasías y elaboración imaginativa de función. La descripción que hace Klein de la posición esquizo-paranoide es para Winnicott lo que sucede en la posición depresiva. Winnicott enfatizó la interacción con la madre y entendió que el bebé es capaz de aceptar su responsabilidad de la fantasía total del pleno impulso instintivo que había sido previamente cruel. El bebé desarrolla un sentido de culpa, así como una capacidad de dar, debido a su reconocimiento interno de lo bueno y de lo malo.

Winnicott no tuvo en cuenta las ideas de Freud y de Klein sobre *eros* y sexualidad. Klein le dió credito a Winnicott acerca de sus ideas de los primeros días de la vida del bebé y sobre la forma no integrada del yo temprano. Winnicott sostenía que al comienzo de la vida lo que se registra son momentos de cruda sensación. Para Klein, los procesos tempranos de disociación, proyección e introyección eran evidentes en el temprano mundo de fantasía del lactante.

Klein utilizó la idea de Winnicott de la importancia del entorno en su concepto de objeto bueno primario, que no es sólo el resultado de una fantasía instintiva arraigada, sino que también depende de la nutrición externa. Winnicott afirma que es la gratificación del objeto bueno externo la que ayuda a romper los estados de desintegración.

De las varias discrepancias entre Klein y Winnicott relacionadas con el contacto inicial madre-lactante, son esenciales los dos conceptos siguientes: la búsqueda del objeto y la agresión hacia la madre.

Buscando el objeto

Según Winnicott, desde el comienzo de la vida, el infante busca el contacto con una persona y no simplemente la gratificación instintiva del objeto. El infante comienza como un *ser social* (*social being*), con la *necesidad de intimidad y conexión* (*intimacy and relatedness*). La gratificación instintiva del objeto es sólo posible en el contexto de la relación con la madre. Es el cuidado maternal el que posibilita que el yo del bebé se enriquezca. El rol de la madre es proteger el yo del infante; es el yo, el que debe preceder al self que utiliza el instinto.

Agresión hacia la madre

Klein desarrolló su teoría basándose en la destructividad del bebé hacia la madre. Winnicott propuso una alternativa opuesta, sugiriendo que la madre odia al niño antes de que el niño odie a la madre, y antes de que el bebé sepa que la madre le odia.

Winnicott sugiere que al principio existe un solo amor primitivo y que esa exigencia cruel (*ruthless*) evoca el odio en la madre. El odio de la madre se vuelve contra ella y no contra el bebé. Winnicott consideraba que este proceso era la fuente del *masoquismo femenino*.

Klein situó la capacidad de depresión del bebé en el centro de su trabajo. Winnicott fue el primero en tener en cuenta los efectos de la depresión de la madre en el infante. Creía que el bebé normal, por naturaleza, utilizaba a su madre incondicionalmente para su propio crecimiento, y que desde el comienzo de la vida la madre tenía que estar a disposición del infante. La madre debía ver al bebé como a una persona.

La madre aparece como un ser empático; que desea dar placer al niño aunque también sabe que el niño necesita límites, restricciones y frustraciones. La madre tiene que ser capaz de contener los afectos agresivos del niño y de retroceder o intervenir en caso de ser necesario.

Conceptos teóricos fundamentales en la obra de Donald Woods Winnicott

Self verdadero y falso

En su artículo de 1960, "Distorsión del yo en términos de self verdadero y falso", Winnicott desarrolla los conceptos de self verdadero y falso. El self verdadero, dice Winicott, aparece apenas existe una organización mental en el individuo, y pronto desarrolla complejidad y se relaciona con la realidad externa mediante procesos naturales, procesos que se desarrollan dentro del propio niño con el transcurso del tiempo.

Winnicott afirma que el self verdadero es capaz del *gesto espontáneo* y que sólo el self verdadero es creativo. La madre que es suficientemente buena (*good enough*) es capaz de implementar la omnipotencia del bebé, y esto permitirá que crezca el gesto espontáneo, y, por lo tanto, que desarrolle el self verdadero. Winnicott distingue el self verdadero y el falso, del mismo modo en el que Freud divide el self en una parte central y dotada de energía por los instintos (o por lo que Freud denominó sexualidad pregenital y genital), y una parte vuelta hacia afuera y relacionada con el mundo.

A través de su propia observación de bebés y madres, Winnicott concluye que cuando la madre satisface las necesidades del bebé no integrado, el yo se vuelve más fuerte a través de la satisfacción del ello. Esta es la fuente para que surja el self verdadero. Si esto no ocurre, el self falso aparecerá como defensa para ocultar y proteger al self verdadero.

Para entender completamente este concepto, es importante centrar nuestra atención en el desarrollo de la díada madre-infante. Winnicott cree que la madre suficientemente buena descubre la omnipotencia del bebé, lo cual permite que el bebé tenga la ilusión de creación y control omnipotente, y que gradualmente empiece a reconocer este elemento ilusorio, de juego e imaginación. Esta es la base para simbolizar, que, en un principio, es la espontaneidad del bebé o alucinación, y también el objeto externo creado y más tarde catectizado.

Características del self verdadero

Winnicott sostiene que:

> En la etapa temprana, el self verdadero es la posición teórica desde donde aparecen el gesto espontáneo y la idea personal. El gesto espontáneo es el self verdadero en acción. Sólo el self verdadero puede ser creativo y sentirse real. Proviene de la vitalidad del cuerpo y del funcionamiento de las funciones corporales, incluyendo la acción del corazón y de la respiración. (Winnicott 1965, p. 148)

Para resumir, el self verdadero tiene espontaneidad, creatividad, vitalidad corporal, potencial heredado (lo que es original de la persona), y sólo el self verdadero es muy privado.

Según Winnicott, el self verdadero se encuentra en un estado constante de conexión interna. La evidencia clínica de una vida interna oculta se manifiesta en movimientos de balanceo y en otros signos de vida primitiva.

El self verdadero no tiene grados; es lo distintivo y original de cada persona. El infante es capaz de reaccionar al estímulo sin trauma, porque el estímulo tiene una contraparte en la realidad psíquica interna del individuo:

> Si el self verdadero no se interrumpe, el bebé desarrolla el sentido de ser real y con ello crece la capacidad del niño de tolerar dos

conjuntos de fenómenos: (1) ruptura en la continuidad del vivir del self verdadero, y (2) experiencias reactivas o del self falso, relacionadas con el entorno sobre una base de sumisión. (Winnicott 1965, p. 149)

Características de la organización del self falso

Winnicott escribe que: "Cuando la adaptación de la madre al bebé no es lo suficientemente buena desde el comienzo, el bebé está aislado, se vuelve sumiso, y un self falso, sumiso, reacciona a las exigencias del entorno, y el bebé parecería aceptarlo. A través del self falso, el bebé construye un conjunto de falsas relaciones" (Winnicott 1965, p. 146). Winnicott añade: "el self falso tiene una función positiva y muy importante: esconder el self verdadero, que responde a las exigencias del medio con sumisión" (Winnicott 1965, p. 146). Además, afirma que la etiología del self falso se encuentra en la etapa de la primera relación de objeto y eventualmente el self falso se sentirá irreal o con un sentido de *futilidad*.

Los grados del self falso

Winnicott afirma que si se aceptan los dos extremos del self falso y su etiología, podemos ver la existencia de un grado alto o bajo de la defensa del self falso, que oscilará entre un aspecto saludable y cortés del self y el falso self disociado y sumiso, el cual se entiende de manera equivocada como si fuera el niño total.

Los siguientes son los diferentes grados del falso self:

1. sumisión con imitación.
2. el self falso reemplaza al self verdadero.
3. el self falso esconde el self verdadero y el self verdadero tiene una vida secreta.
4. el self falso se construye con identificaciones y copia a otros para evitar que se reconozca el self verdadero.
5. el self falso representa una manera social adaptativa: es un sano compromiso de amabilidad social.
6. el self falso es un aspecto del self verdadero que lo esconde y protege: el self verdadero preserva la continuidad de ser y no reacciona.
7. el self falso no puede experimentar vida o sentirse real.

El self falso, en el desarrollo normal, puede desarrollarse de una *manera social*, algo que es adaptable. En la salud, esta actitud social representa una transacción. Al mismo tiempo, también en la salud, la transacción se vuelve imposible cuando los problemas se convierten en cruciales. En tal caso, el self verdadero supera al self sumiso. Winnicott añade que ésta es una situación reiterada en la adolescencia.

Este es el aspecto sumiso del self verdadero en la vida sana, una habilidad del infante para someterse y así evitar exponerse. Winnicott lo describe como "sumisión saludable" (*healthy compliance*); este es un logro del desarrollo del bebé.

Winnicott añade que, en el individuo sano, que tiene un self con un aspecto sumiso, pero que existe y es un self creativo y espontáneo, existe tambien la capacidad de usar símbolos. En este sentido, la salud está relacionada con la capacidad para vivir en un entorno intermedio vinculado con la capacidad para vivir en un entorno intermedio entre el sueño y la realidad, al cual denomina "vida cultural".

Winnicott observó que hay algunos tratamientos psicoanalíticos que se centran en el self falso y por lo tanto no logran nada. El autor concluye que:

> El concepto de self falso que oculta al self verdadero, junto con la teoría de su etiología, puede tener un efecto importante sobre la práctica psicoanalítica. Desde mi punto de vista, no supone ningún cambio importante en la teoría básica. (Winnicott 1965, p. 152)

Como ejemplo, una de mis pacientes con un historial de depresión, después de dos años en análisis, dijo en una de sus sesiones: "Me siento real, más espontánea, me permito sentir diferentes sentimientos". La terapia le permitió expresar su verdadero self sin temor, dentro del encuadre de la psicoterapia.

Madre suficientemente buena—entorno suficientemente bueno

Winnicott describió la madre suficientemente buena y el entorno suficientemente bueno diciendo que estos elementos son lo que permiten al niño comenzar a existir, tener experiencias, construir el yo personal y manejar sus instintos. El bebé siente todo esto como algo real, y así puede tener un self que eventualmente se puede permitir sacrificar la espontaneidad.

El Dr. Simon Grolnick, en su libro *El trabajo y el juego de Winnicott*, sostiene que el concepto de madre suficientemente buena era muy amplio. Las madres comienzan su experiencia desde la fase de *preocupación maternal primaria* cuando están casi totalmente involucradas con el recién nacido, hacia la fase de reconocer el llanto del bebé; y más tarde la respuesta de la madre y del bebé ya no es simultánea. La sensación de simbiosis pasa y da lugar a la fase que llamamos *medio de sostén* (*holding environment*). Winnicott señala que cierta cantidad de frustración contribuye a la fortaleza del yo y Grolnick concluye que:

> La madre suficientemente buena gratifica y al mismo tiempo frustra, en un grado en el que no existirá trauma o choque. Sin un medio suficientemente bueno el self verdadero nunca se desarrolla, y la sensación de ser real está ausente. La *futilidad* aparece en forma de self falso que oculta al self verdadero. (Grolnick 1990, p. 31)

Objetos transicionales y fenómenos transicionales

Winnicott, en su articulo de 1953, "Objetos transicionales y fenómenos transicionales", describe un área intermedia de experiencia entre el pulgar y el osito, entre el erotismo oral y la verdadera relación, entre la creatividad primaria y la proyección de lo que fue introyectado y entre el reconocimiento primario del endeudamiento y el conocimiento del endeudamiento. El objeto transicional y el fenómeno transicional pertenecen a la "esfera de la ilusión", que se encuentra en la base de la iniciación de la experiencia. Es un área intermedia de experiencia donde tanto la vida interna como la externa contribuyen. La etapa temprana del desarrollo es posible gracias a la especial capacidad de la madre para adaptarse a las necesidades del bebé, que permite que el bebé tenga la ilusión de que él creó lo que realmente existe.

La primera comida teórica está representada en la vida real por la suma de las primeras experiencias de muchas alimentaciones. Después de la primera comida teórica, el bebé comienza a tener material con el cual él puede crear en su imaginación. Podemos decir que el bebé está listo para alucinar y ver el pezón al mismo tiempo que la madre está lista para él.

Los recuerdos se construyen desde innumerables sensaciones-impresiones asociadas con la actividad de sentir y de encontrar al objeto.

Con el tiempo, llega un estado en el cual el bebé siente confianza en que el objeto de su deseo puede ser encontrado, y esto significa que el niño gradualmente puede aceptar la ausencia del objeto. En esta etapa, el concepto de realidad externa se encuentra en un lugar donde los objetos aparecen y desaparecen.

A través del deseo mágico, se puede decir que el bebé tiene la *ilusión de dominio mágico y de omnipotencia* (*the illusion of magic creative power and omnipotence*), pero, en realidad es a través de la adaptación sensible de la madre. Así, se construye un *Tercer mundo de ilusión*, que no es realidad interna ni tampoco hechos externos. Diferentes objetos y actividades se desarrollan en este mundo ilusorio. Estos son los objetos y fenómenos transicionales. Su importancia se refleja en su persistencia, e incluso podríamos decir, cruda persistencia, durante los años. El objeto transicional del infante se vuelve decatectizado, pero se mantiene en la memoria del niño.

Se encuentra una amplia variación en la secuencia de eventos que comienzan con actividades de la boca y llevan al apego a un osito, una muñeca o un juguete suave/duro. El hablar o cantar del bebé mientras se le prepara para dormir, es parte del área intermedia de fenómenos transicionales, junto con los objetos que no son parte del cuerpo, pero que tampoco son completamente reconocidos como parte de la realidad externa. Los fenómenos transicionales son una serie de conductas relacionadas con la experiencia autoerótica como succionar el pulgar, y más adelante con objetos externos como una manta, tela o algo semejante que se usa para acariciar, así como también balbucear y emitir otros sonidos. El patrón de estos fenómenos aparece alrededor de los cuatro, seis, ocho o doce meses. Y puede persistir en la niñez, cuando el objeto es necesitado, especialmente en el momento de dormir o en situaciones de tensión.

Para Winnicott, el objeto es para el bebé una transición, desde estar fusionado con la madre hasta otra etapa donde está en relación con la madre, fuera y separado de ella.

Cualidades del objeto transicional

Winnicott describe cualidades especiales en la relación con el objeto:

1. El bebé asume derechos sobre el objeto.
2. El objeto nunca cambia a menos que el bebé lo cambie.

3. El objeto tiene que sobrevivir al amor y al odio instintivos, puede ser tanto acariciado como mutilado.

4. El objeto se percibe como si tuviera su propia realidad y diera calor.

5. No hay una diferencia notable entre los varones y las niñas en su uso de la posesión original "no-yo".

6. El objeto viene de fuera desde nuestro punto de vista, pero no desde el punto de vista del bebé. Tampoco viene de dentro; no es una alucinacion.

7. El destino del objeto es que gradualmente se decatectice. Es decatectizado pero no olvidado; no se siente duelo. Pierde significado, se ha extendido a todo el territorio intermedio entre la realidad psíquica interna y el mundo exterior tal como lo perciben dos personas en común, es decir, a todo el campo cultural. (Winnicott 1971, p. 5)

El objeto transicional no es un objeto interno (el cual constituye un concepto mental); es una posesión. Pero para el bebé tampoco es un objeto exterior. El bebé puede emplear el objeto transicional cuando el objeto interno está vivo, es real y lo suficientemente bueno (no demasiado persecutorio).

Cuando la adaptación de la madre a las necesidades del bebé es lo suficientemente buena, se crea la ilusión de que hay una realidad externa que se corresponde con la propia capacidad de crear del bebé. Hay una superposición entre lo que la madre suministra y lo que bebé puede imaginar.

Winnicott ha realizado otros comentarios acerca del objeto transicional basándose en términos psicoanalíticos aceptados:

El objeto transicional representa el pecho o el objeto de la primera relación.

El objeto transicional antecede a la prueba de realidad establecida.

En relación con el objeto transicional, el bebé pasa del control omnipotente (mágico) al control por manipulación (que implica erotismo muscular y coordinación de placeres).

El objeto transicional puede eventualmente convertirse en un objeto fetiche y así persistir como una característica de la vida sexual adulta.

El objeto transicional puede, debido a una organización erótica anal, ser representado por heces (pero esta no es la razón por la cual el objeto se vuelve oloroso y permanece sin lavar). (Winnicott 1971, p. 9)

Ilusión—desilusión

En su libro *Realidad y juego* (1971), Winnicott desarrolló el concepto de ilusión-desilusión, en relación con la madre suficientemente buena, el entorno suficientemente bueno y el objeto transicional. Con este concepto, Winnicott explicó cómo procede el bebé desde el principio de placer al principio de realidad, o hacia la identificación primaria. Winnicott sostiene que sólo si el bebé tiene una madre suficientemente buena (no necesariamente la propia madre) se puede lograr este proceso. Y añade que es más probable que la propia madre del bebé sea una madre suficientemente buena que otra persona. El éxito en el cuidado del bebé depende de la devoción al bebé, no de la inteligencia o de la capacidad intelectual.

Desde el comienzo de la vida, el bebé, se encuentra expuesto a frustraciones, y la madre suficientemente buena asiste a las necesidades del bebé proveyendo satisfacción.

Los medios con los que cuenta el bebé para enfrentarse al repliegue materno y, por lo tanto, no tener satisfechas sus necesidades, incluyen los siguientes:

1. La experiencia del bebé, generalmente repetida, es que hay un tiempo límite para la frustración. Al comienzo el tiempo de frustración debe ser breve.
2. El bebé desarrolla un sentido de proceso en el tratamiento de la frustración.
3. Este es el comienzo de la actividad mental del bebé.
4. El bebé tiene que poder usar sus satisfacciones autoeróticas.
5. La capacidad del bebé de recordar, revivir, fantasear y soñar le ayudará a integrar el pasado, el presente y el futuro. (Winnicott 1971, p. 10)

Si la madre suficientemente buena está presente, el bebé obtendrá beneficios de la experiencia de frustración, porque una vez que la madre atienda las necesidades del bebé, el bebé desarrollará la capacidad de experimentar con la realidad externa o, aún más, podrá formarse una idea de la realidad externa. Este proceso de adaptación será entonces sencillo:

> Al comienzo, y durante casi todo el tiempo, la madre le ofrece al infante la ilusión de que su pecho es parte del bebé, que es una

realidad externa que se corresponde con la propia capacidad del bebé de crear. El bebé crea una y otra vez el pecho debido a su capacidad de amar y por necesidad. (Winnicott 1971, p. 11)

Si todo va bien, el bebé estará preparado para la frustración; usamos, dice Winnicott, el término "destete", para describir el proceso por el cual se provee la oportunidad para la ilusión y la gradual desilusión. Si la presencia de la madre falla, este proceso será perturbado. Winnicott sostiene que:

> En la infancia, esta zona intermedia es necesaria para la iniciación de una relación entre el niño y el mundo, y es posible debido a la presencia de una madre suficientemente buena en una fase crítica temprana. Lo esencial en este proceso es la continuidad (en el tiempo) del ambiente emocional exterior y de determinados elementos del medio físico, tales como el o los objetos transicionales. (Winnicott 1971, p. 13)

En el niño normal, este proceso de ilusión-desilusión se desarrolla bien. Las transiciones del bebé van desde un estado de fusión con la madre a un estado de estar relacionado con ella como algo externo y separado. Si la madre está lejos durante un período de tiempo más allá de un cierto límite medido por minutos, horas o días, el recuerdo o la representación interna se desvanece, el fenómeno transicional se convierte gradualmente en un sin sentido, y el bebé no puede experimentarlo. El objeto puede ser decatectizado, y como consecuencia aparecen la patología y los síntomas.

Papel del espejo de la madre y la familia en el desarrollo del niño

Winnicott fue influenciado por el artículo de Lacan de 1949 "Le stade du Mirroir" ("The Mirror Stage", "El estadio del espejo"). Pero él le dio su propia interpretación cuando describió el concepto del rol del espejo del rostro madre. Lacan, inicialmente, propuso que el estadio del espejo era parte del desarrollo del bebé desde los seis a los dieciocho meses, basándose en su entendimiento de que los bebés se reconocen en un espejo real. Este concepto fue descrito en su primera y única contribución oficial de su más amplia teoría psicoanalítica en el XIV Congreso Psicoanalítico Internacional de Marienbad en 1936. A principios de 1950,

Lacan desarrolló el concepto de estadio del espejo; ya no consideraba el estadio del espejo como un momento en la vida del bebé, sino que representaba una estructura permanente de subjetividad, o como él sugirió, el paradigma de un "orden imaginario".

Winnicott sugirió que el bebé que mira el rostro de la madre era el comienzo de un intercambio significativo con el mundo, un proceso bilateral, en el cual el autoenriquecimiento alterna con el descubrimiento del significado en el mundo de las cosas vistas. Winnicott pensó que esa interacción del papel de la madre, de devolver al bebé su persona, tiene la misma importancia para el niño que para la familia. La función de espejo de la madre se entendía como algo esencial para el establecimiento de la autorrepresentación del bebé. Winnicott afirma que:

> A medida que el niño se desarrolla y los procesos madurativos se vuelven más complicados, y las identificaciones se multiplican, el niño depende cada vez menos de la devolución de la persona en el rostro de la madre y del padre, o por los rostros de otros que se encuentran en relaciones de padre o de hermanos. (Winnicott 1971, p. 118)

A esto añade que el niño se beneficia al poder verse reflejado en la actitud de los miembros individuales de la familia. Además sugiere que podemos incluir espejos reales en la casa, dando al niño la oportunidad de ver a los padres y a otras personas mirándose a sí mismas, entendiendo así que el espejo real tiene significado principalmente en sentido figurativo.

El concepto de tendencia antisocial

Muchos niños fueron evacuados de Europa durante la Segunda Guerra Mundial debido a la persecución nazi. Los famosos *Kindertransports* que partieron desde Alemania y Austria hacia Inglaterra y Suiza entre 1938 y 1939, eran trenes cargados con niños de diferentes edades que habían sido separados de sus padres, lo que permitió que los niños sobrevivieran, mientras que sus padres perecieron, asesinados por los nazis. Estos niños recibieron apoyo y fueron ubicados en orfanatos y clínicas psicoterapéuticas para satisfacer sus necesidades, dada su precaria situación física y emocional.

Winnicott y otros tuvieron la oportunidad de observar y de ayudar a estos niños, no sólo en sus necesidades materiales, sino también por medio de intervención psicológica. Al mismo tiempo, a través de sus observaciones, pudieron crear conceptos muy valiosos en el campo del desarrollo del niño y del trauma.

Yo misma tuve la oportunidad de conocer a uno de esos niños del *Kindertransport*. Era en ese momento una mujer mayor y nos describió cómo los niños mayores se hacían cargo de los menores. Llegaron a Londres, Inglaterra, donde fueron alojados en casas de familias y orfanatos, pero nunca más volvieron a ver a sus padres.

Varios psicoanalistas residentes en Inglaterra se involucraron en el cuidado de esos niños, y observaron sus conductas y emociones de acuerdo con la edad y el tipo de relación temprana que habían tenido con sus padres. Anna Freud, John Bowlby y Winnicott participaron en la asistencia terapéutica.

La experiencia de los niños evacuados desde Europa a Inglaterra cambió el pensamiento psicoanalítico acerca de la niñez. Los problemas que representó la evacuación, tanto para la madre como para el niño, marcaron un punto de inflexión en los trabajos de Bowlby y Winnicott. El punto de vista de Winnicott partía de la base de que el niño lleva su vida instintiva y también su medio temprano dentro de él, y que lo recrea en esa nueva situación. Sin embargo, no ignoró el impacto de los conflictos inconscientes y señaló que los factores externos habían sido significativos para la expresión de síntomas. Los niños con buenas experiencias tempranas pudieron hacer mejor uso del medio externo. Winnicott afirma que la capacidad de ser espontáneo sólo puede aparecer con experiencias tempranas de integridad. Y añade que son principalmente los verdaderos padres del niño los que pueden satisfacer todas las necesidades del bebé.

Además, Winnicott explica que la tendencia antisocial es el resultado de la reacción a la deprivación, no la reacción a la privación. Según él, con la deprivación (la pérdida de las personas que amó), el niño experimenta la pérdida de seguridad, por lo tanto estos niños pueden expresar una conducta antisocial. Winnicott se refiere a la verdadera deprivación como la pérdida de algo bueno que ha sido positivo en la experiencia del niño hasta ese momento. La experiencia perdida puede ser un determinado trauma, además de una condición perpetua de trauma. En su artículo de 1956 "La tendencia antisocial", Winnicott sostiene que la tendencia antisocial puede ser encontrada en individuos normales, neuróticos y psicóticos, por lo que este no es un diagnóstico (Winnicott 1958, p. 308).

Winnicott describe dos tendencias de conducta antisocial: por una parte robar y mentir, y por otra la destructividad:

> Robar está en el centro de la tendencia antisocial y se asocia con la mentira. El niño que roba un objeto, no busca el objeto robado, sino que busca a la madre sobre la cual el niño o la niña tiene derecho. (Winnicott 1958, pp. 310–311)

Por ejemplo, uno de mis pacientes, un niño de cuatro años, hijo de diplomáticos, constantemente robaba objetos en cada comercio al que entraba. Desde temprana edad había sido expuesto a múltiples separaciones de sus padres debido al trabajo del padre, y desde casi el comienzo de su vida, había vivido en un medio familiar inestable. El niño no había sido capaz de establecer un sentido de seguridad y había desarrollado el síntoma de robar.

En su último libro, *Realidad y juego* (1971), en el capítulo "La creatividad y sus orígenes", Winnicott sostiene que "La creatividad es un estado de salud y la conformidad es una base enferma de vida".

La *creatividad* hace que el individuo sienta que la vida vale la pena, mientras que la conformidad implica un sentido de *futilidad* y está asociada con la idea de que nada importa y de que la vida no vale la pena. Este sentimiento de futilidad se observa frecuentemente en nuestros pacientes. Se reconoce como un síntoma en términos psiquiátricos, por ejemplo como síntomas de apatía, desesperanza e impotencia.

Winnicott entendió completamente las causas biológicas y hereditarias de enfermedades como la esquizofrenia, pero nos advirtió que debíamos tener en cuenta la importancia vital de los problemas del entorno social en el comienzo de la vida del individuo. Prestó especial atención al ambiente facilitador en términos humanos y en términos del crecimiento humano, enfatizando el significado de la dependencia. Winnicott mantiene que los pacientes que sufren enfermedades psiquiátricas pueden tener una vida satisfactoria e incluso trabajar. Y le interesaba el estadio donde el bebé es "esquizoide", usando terminología de Klein. Cuando habla de creatividad se refiere a todo: cocina, arte, jardinería y demás. La creatividad es universal, pertenece al hecho de estar vivo. La creatividad es independiente del nivel de inteligencia. Winnicott sostenía que toda actividad humana puede ser creativa y que la creatividad está relacionada con la conexión entre la persona y el ambiente externo. En casos extremos de pérdida de creatividad, existe un fracaso desde el comienzo de la vida del niño para establecer la capacidad de una vida creativa. En cambio, lo que se manifiesta es la conformidad y el establecimiento de una personalidad falsa, de un self falso. Todo lo que es real, lo original y creativo del ser humano, está oculto. Al individuo no le importa si está vivo o muerto.

La *creatividad* implica disfrutar en cada etapa de la vida, sentir que la vida es real y significativa. El *disfrute* está relacionado con el self verdadero, mientras que la futilidad está relacionada con el self falso. Winnicott comprendía que Melanie Klein nos había ofrecido en 1957 una importante contribución al tema de la creatividad al que relacionaba con el reconocimiento de los impulsos agresivos y de las fantasías destructivas provenientes de la vida temprana del bebé. Klein también había incluido los conceptos de reparación y restitución; el concepto de culpa era también muy importante en su teoría.

Detrás de estas importantes ideas, podemos decir que se encuentra el concepto de ambivalencia de Freud (amor-odio) como un aspecto de la maduración individual. La salud se puede ver en términos de fusión (erótica-destructiva) y esto nos lleva al examen de los orígenes de la agresión y de la fantasía destructiva. Winnicott creía que la capacidad para vivir creativamente dependía de la calidad y de la cantidad de provisión del entorno en el comienzo de la vida del bebé. En su artículo de 1948 "Reparación de la organización de las defensas de la madre contra la depresión", Winnicott afirmaba que:

> La reparación provee una conexión importante entre el impulso creador y el tipo de vida que el paciente desarrolla. La capacidad para reparar en respuesta a la culpa personal es uno de los pasos más importantes en el desarrollo de la salud del ser humano. La culpa conectada con los impulsos e ideas agresivas y destructivas llevarán a la necesidad de reparación. (Winnicott 1958, p. 91)

Un punto significativo en este artículo es el concepto de reparación falsa, que surge de la identificación del paciente con la madre; la culpa proviene de las defensas organizadas contra la depresión en la madre y de la culpa inconsciente, pero no del paciente.

A través de su observación de niños depresivos, concluyó que la depresión del niño puede ser la depresión de la madre, como una vía de escape de la suya o de la de ella; esto provee una restitución falsa y una reparación en relación con la madre, quien interfiere en el desarrollo de la capacidad personal de restitución debido a que la restitución no está relacionada con el propio sentimiento de culpa del niño. Esto lleva a pensar que el niño vive dentro del círculo de la personalidad de los padres, y que este círculo tiene características patológicas.

El bebé no tiene ningún control sobre el estado de ánimo de la madre y puede quedar atrapado por las defensas de la madre contra la depresión. En otras palabras, la reparación individual no surge de su propio sentimiento de culpa, sino del sentimiento de culpa o estado de ánimo depresivo de su figura parental.

Preocupación maternal primaria

Winnicott sostuvo su tesis de que en la fase temprana desde el nacimiento del bebé, la madre experimenta un estado de sensibilidad exaltada, un estado muy especial, una condición psicológica que pensó que necesitaba un nombre, y, en su artículo de 1956, la denominó "La preocupación maternal primaria". Winnicott explica que la madre desarrolla un estado de preocupación maternal primaria proveyendo un entorno seguro para el bebé, de manera que la vida del bebé se ve muy poco turbada por reacciones de choque.

Si la madre es sensible, podrá satisfacer las necesidades del bebé. Al principio serán necesidades corporales pero a medida que la psicología surge a través de la elaboración imaginativa de la experiencia física, las necesidades del cuerpo necesitan volverse gradualmente necesidades del yo.

De acuerdo con esta tesis, Winnicott añade que la gratificación del entorno suficientemente bueno en las etapas tempranas posibilita que el bebé empiece a existir, a tener experiencias, a construir un yo personal, a conducir sus instintos y a encontrar las dificultades inherentes a la vida. Todo esto lo siente como algo real, y se vuelve capaz de tener un yo que eventualmente puede permitirse sacrificar su espontaneidad, e incluso morir. Esto llevará a la maduración del yo (experiencias instintivas que fortalecerán el yo).

Por otra parte, sin la gratificación inicial de un entorno suficientemente bueno, el yo que siente que puede permitirse morir, nunca se desarrolla. Las dificultades inherentes a la vida no se pueden alcanzar. Si no hay caos, aparecerá el self falso que esconde al self verdadero, que complace las exigencias, que reacciona a estímulos, que se deshace de las experiencias instintivas. Cuando la madre desarrolla una preocupación maternal primaria, le permite al bebé expresarse espontáneamente, lo cual le permite al niño poder tener la experiencia apropiada en esta etapa temprana de su vida.

Winnicott examina con profundidad el estado correspondiente así como también la respuesta de la madre al comienzo de la vida del bebé. Según el autor, al comienzo el bebé trae consigo:

> Una constitución.
> El desarrollo innato de tendencias (yo libre de conflicto).
> Motilidad y sensibilidad.
> Instintos (implicados en la tendencia de desarrollo, con cambios de la zona predominante).
> Necesidades del cuerpo, las cuales se convierten en necesidades del yo. (Winnicott 1958, p. 303)

La madre que desarrolla el estado de preocupación maternal primaria responde al bebé aumentando su sensibilidad. Esto dura varias semanas después del nacimiento. La preocupación maternal primaria, en esas pocas semanas de preocupación intensa, será fácil de olvidar después de recuperarse de ese estado, porque el recuerdo tiende a reprimirse.

Winnicott sugiere que un entorno suficientemente bueno en la fase temprana de la vida del bebé permite al niño empezar a existir; si el bebé no tiene este medio suficientemente bueno, su yo no se desarrolla nunca; aún más, considerando la madurez del yo, si el yo es maduro, las experiencias instintivas fortalecerán el yo; si el yo es inmaduro, las experiencias interferirán en la fortaleza del yo.

La capacidad de preocupación por el otro (concern)

La capacidad de preocupación pertenece al período de los seis meses a los dos años de edad. Es uno de los conceptos más importantes que ha derivado directamente de las ideas de Melanie Klein. En 1954, Winnicott escribió el artículo "La posición depresiva en el desarrollo emocional normal", donde indica que:

> El complejo de Edipo caracteriza el desarrollo normal o saludable en los niños, y la posición depresiva es un estadio normal en el

desarrollo de la salud de los bebés, lo mismo que la dependencia absoluta y el narcisismo primario es un estadio normal del bebé saludable cerca del comienzo de la vida. La posición depresiva en el desarrollo emocional es un logro y pertenece a la edad del destete (seis a doce meses de vida). (Winnicott 1958, pp. 262–263)

Winnicott sostiene que la relación entre el entorno, la madre (que ayuda al bebé a satisfacer sus necesidades) y el bebé (que es contenido por la madre) permitirá la elaboración de las consecuencias de las experiencias instintivas. Elaborar es comparable al proceso digestivo; en otras palabras, ser capaz de metabolizar sentimientos y experiencias. La madre le permite al bebé contener el amor y el odio de una forma que pueda controlarlo de manera saludable (ambivalencia). Esto ocurre en la edad del destete, de los cinco a los nueve meses. Winnicott da el ejemplo de un bebé que deja caer cosas, el *"dropping game"* (*el juego de dejar caer cosas*, como él lo llama), como una expresión de separación.

Winnicott sugiere que cuando el bebé llega a la posición depresiva es cuando se transforma en una persona total, y por lo tanto puede relacionarse con otras personas, como personas totales (un bebé total se relaciona con una madre total). Como parte del desarrollo normal, Winnicott propuso llamar a esta posición depresiva el *"estadio de preocupación por el otro"* (*stage of concern*), en la que el bebé sería capaz de tener sentimientos de culpa. Este proceso inconsciente lleva a sentimientos de culpa debido a los elementos destructivos inherentes al amor, y se relaciona con la fantasía de dañar a la persona amada. Winnicott afirma que al comienzo de la vida del bebé, es *ruthless* (cruel) y no está interesado aún en los resultados del amor instintivo, y llama a este período *pre-ruth* (pre-compasión). Winnicott sostiene que el cambio desde *ruthless* (*cruel*) a *ruth* o *concern* (*preocupación por el otro*) aparece lentamente en el desarrollo bajo ciertas condiciones de cuidado maternal durante el período alrededor de los cinco a los doce meses, o aún más tarde.

Winnicott describe la importancia del *unit status* (el estado de la unidad), el *ambiente-individuo*, que depende de la estabilidad y seguridad del entorno. Señala además que la madre tiene que combinar dos funciones al mismo tiempo y persistir con ellas para permitirle al bebé que reconozca el encuadre especial.

Estas dos funciones son: (1) la madre tiene que adaptarse a las necesidades del bebé mediante una técnica para su cuidado, y el bebé tiene que reconocer esa técnica como parte de la madre. La madre ha sido amada por el bebé como la que le ofreció todo. Winnicott llama a esto afecto (*affection*). Al mismo tiempo, (2) la madre es el objeto de ataque durante las fases de tensión instintiva. Resumiendo, la madre tiene dos funciones, una con el bebé tranquilo y otra con el bebé excitado.

Al mismo tiempo, una madre suficientemente buena y un entorno suficientemente bueno le permitirán al bebé tener la percepción de dos objetos (madre de fase tranquila y madre de fase de clímax instintivo). La mente del niño debe integrar la división entre el ambiente del cuidado del niño y el ambiente de excitación (los dos aspectos de la madre). Gradualmente, con el tiempo, el bebé reconoce la diferencia entre la realidad y la fantasía, y la realidad externa e interna.

Con respecto a la ansiedad depresiva, la experiencia instintiva crea en el bebé dos tipos de ansiedad: la ansiedad del objeto instintivo amor y la ansiedad de la tensión interna del bebé.

Winnicott toma como ejemplo la experiencia alimenticia, que puede ser una experiencia satisfactoria o una experiencia frustrante. En este estadio, el bebé se transforma en una persona, con un adentro y un afuera. Después de la alimentación, el bebé imagina un agujero en el cuerpo de la madre, luchando con lo que es bueno y sostenedor y lo que es malo (los sentimientos persecutorios del yo). Los aspectos sostenedor y persecutorio se interrelacionan hasta que se llega a un cierto equilibrio. Cuando la madre está allí para las necesidades del bebé, se produce una adaptación en la psiquis del bebé. El bebé está ahora en disposición de hacer algo acerca del agujero en el pecho o en el cuerpo. Este es el momento en que aparecen la reparación y la restitución. Winnicott sostiene que, en salud, el mundo interno (es decir, la alimentación, la madre, el contenido, la nutrición) se transforma en el núcleo rico del yo, y describe este proceso como el circulo benigno (*benign circle*):

La relación entre el bebé y la madre se complica debido a la experiencia instintiva.

Percepción del efecto (agujero en el pecho o cuerpo de la madre).

Una elaboración interna, el resultado de la experiencia ordenada por el bebé.

La capacidad de dar debido *al orden* interno de lo bueno y lo malo.

El bebé puede usar los mecanismos de reparación del objeto dañado.

(Winnicott 1958, p. 270)

El refuerzo diario del círculo benigno le permite al bebé tolerar el agujero (resultado del amor instintivo). Este es el comienzo de los *sentimientos de culpa*. La culpa es el resultado de unir las dos madres (la tranquila y el amor excitado, amor y odio). El niño saludable tiene un sentimiento personal de culpa. Sin el sentimiento de culpa, el niño pierde la capacidad de los sentimientos afectuosos. Winnicott sugiere lo siguiente:

> Parece que después de un tiempo el individuo puede construir recuerdos de experiencias que sintió como algo bueno, de manera que la experiencia de la madre que contiene la situación forma parte del yo, se asimila dentro del yo. De esta forma, la madre real es, gradualmente, menos y menos necesaria. El individuo adquiere un ambiente interno. El niño puede encontrar nuevas experiencias situación-contenedora y puede con el tiempo tomar la función de ser la persona situación-contenedora para otra persona, sin resentimiento. (Winnicott 1958, p. 271)

En la posición depresiva, la absoluta dependencia se transforma en dependencia en la cual el niño se permite dar, una forma de dar reparativa y restitutiva. El dar es expresado en un juego de juego-constructivo con la persona que ama cerca de él.

Las condiciones necesarias para el desarrollo de la capacidad de preocupación por el otro (*concern*) son:

1. *Integración de yo*: La presencia de la persona total, con un adentro y un afuera, que puede contener ansiedad en el yo (*I am*) ("Yo soy") se torna *I am responsible* ("Yo soy responsable"), de modo que el yo comienza a ser independiente del yo auxiliar de la madre.

2. *Relación de objeto*: "Yo te amo" (amor), "Yo te odio" (odio); tolerancia de la ambivalencia.

3. *La madre (objeto), vista como persona total que sobrevive a la destrucción, puede ser usada y es una presencia segura*: objeto (madre), objeto (entorno).

En 1963, Winnicott publicó "El desarrollo de la capacidad para la preocupación por el otro", en el que sostiene que el sentimiento de culpa es ansiedad relacionada con el concepto de ambivalencia (amor y odio hacia el objeto). La preocupación por el otro implica mayor integración, un sentido de responsabilidad. El individuo se compadece, se preocupa por el otro, siente y acepta responsabilidad. La madurez, entonces, es la habilidad de la persona para comprometerse, sentir, actuar con responsabilidad (como parte del yo) y seguir la moral de la sociedad local.

El origen de la preocupación por el otro aparece en los estadios tempranos de la vida del bebé, cuando la madre es una presencia continua para él; en un período anterior al complejo de Edipo clásico, que ya supone una relación entre tres personas, cada una de las cuales es sentida como persona completa por el bebé. El fracaso de la madre de proveer esta situación lleva a perder la capacidad de compadecer, y en su lugar habrá angustias y defensas toscas, como la disociación o la desintegración.

El desarrollo emocional del yo

En su artículo de 1962 "La integración del yo en el desarrollo del niño", Winnicott escribe:

> En las primeras fases tempranas del desarrollo del niño, el funcionamiento del yo debe considerarse como un concepto inseparable del de la existencia del infante como persona. (Winnicott 1965, p. 56)

Winnicott dijo que no hay ello antes que yo. El yo aparece antes que el sef, y el self se desarrolla después de que el niño haya empezado a usar su intelecto, después de que vea lo que otros ven y sienten u oyen, y lo que conciben ante su propio cuerpo infantil.

Winnicott se preguntaba acerca del comienzo del yo y de la fuerza del yo. La fuerza del yo depende de la madre. La madre suficientemente buena podrá satisfacer las necesidades del bebé al comienzo de su vida, y hacerlo tan bien que el bebé podrá tener una experiencia breve de omnipotencia, la cual es positiva para el futuro desarrollo del niño.

Si la madre no es suficientemente buena, el bebé no podrá comenzar con la maduración del yo. El bebé es un ser humano inmaduro, que está constantemente al borde de una angustia inconcebible. El amor en esta etapa sólo puede demostrarse a través del cuidado del cuerpo. Winnicott afirma que: "La angustia inconcebible tiene sólo unas pocas variedades, siendo cada una de ellas la clave de un aspecto del crecimiento normal". En términos de este autor, la angustia inconcebible se experimenta de la siguiente manera:

> Fragmentarse. Caer interminablemente.
> No tener ninguna relación con el cuerpo.
> No tener ninguna orientación. (Winnicott 1965, p. 58)

Estas son ansiedades psicóticas encontradas en la esquizofrenia o que surgen como un elemento esquizoide escondido en una personalidad no psicótica.

Si el bebé no tiene una madre suficientemente buena, hay grados y variedades de fracaso materno, como por ejemplo:

> Distorsiones de la organización del yo que llevan a características esquizoides, o a una personalidad falsa, defensa que es una nueva amenaza al núcleo del self y, como consecuencia, esconde y protege ese núcleo del self. (Winnicott 1965, p. 58)

Las consecuencias de un yo defectuoso sostenido por la madre pueden llevar a una severa paralización que conduce a:

1. Esquizofrenia infantil o autismo.
2. Esquizofrenia latente.
3. Autodefensa falsa.
4. Personalidad esquizoide. (Winnicott 1965, pp. 58–59)

Esto puede determinarse por varios tipos y grados de fracaso en el sostenimiento, manejo y presentación del objeto en los primeros estadios de la vida. Winnicott no niega la existencia de factores hereditarios, pero los complementa con estos conceptos.

El desarrollo del yo se caracteriza por varias tendencias:

1. La principal tendencia en el proceso de maduración puede condensarse en la palabra "integración".
2. El yo está basado en el yo corporal; si todo va bien, la persona del bebé empieza a estar ligada con el cuerpo y las funciones corporales, con la piel como membrana limitadora. Winnicott utiliza el término "personalización" para describir este proceso.
3. Finalmente, el yo inicia las relaciones objetales. (Winnicott 1965, p. 59)

Winnicott hace coincidir tres fenómenos de crecimiento del yo con tres aspectos del bebé y del cuidado del niño:

1. *Integración coincide con sostén (holding)*
   Winnicott llamó sostén a la capacidad de la madre de identificarse con su bebé y de permitirse cumplir su función como madre. La integración está estrechamente vinculada con la función ambiental de sostén. La integración logra la unidad. Para Winnicott, el sostén es esencial en el estadio de dependencia absoluta, e incluso en el niño que crece, en el adolescente y, a veces, en los adultos se necesita el sostén cuando existe una tensión que supone una amenaza de confusión.

2. *Personalización coincide con manipulación (handling)*
   Winnicott entiende por manipulación la provisión ambiental que se corresponde estrechamente con el establecimiento de una asociación psicosomática. Sin una manipulación activa y adaptativa suficientemente buena, realizar la tarea desde adentro puede resultar arduo, y quizás es imposible que el desarrollo de la interrelación psicosomática quede adecuadamente establecido. Winnicott afirma que a través de la manipulación adecuada el bebé llega a aceptar su cuerpo como parte del self y a sentir que el self habita en él y a lo largo del cuerpo. Los límites del cuerpo proveen la membrana limitadora entre el *yo* y el *no-yo*, que es lo que denominó *personalización*.

3. *Relación de objeto coincide con la presentación objetal*
   La presencia del objeto es la iniciación de las relaciones interpersonales y también la introducción del mundo total que se comparte con el bebé y con el niño que crece. La más primitiva de todas las relaciones se da cuando el bebé y la madre no están todavía separados en la mente rudimentaria del bebé. Es a través de esta relación como el bebé experimenta el sentido de ser o identidad. La madre ofrece al bebé un medio de sostén.

Winnicott afirma que, aún cuando lo opuesto a integración es desintegración, él prefiere la palabra *"unintegration"* (no integración). "La integración está ligada con la función del ambiente social de sostén" (Winnicott 1965, p. 61). La angustia inconcebible no es analizable en términos de psicoanálisis. En síntesis, Winnicott describe su entendimiento del comienzo del yo con los siguientes conceptos:

1. La integración del yo es la iniciación del desarrollo emocional del niño; el niño se mueve desde la dependencia absoluta hacia la independencia.
2. El comienzo de la relación de objeto entre el marco de la experiencia del bebé y el crecimiento es muy complejo, y sólo puede tener lugar si el entorno provee al bebé con el objeto o manejo que satisface sus necesidades; de este modo, se siente confiado en poder crear objetos y el mundo real. La madre brinda al bebé un corto período en el cual la omnipotencia es el material de la experiencia, una experiencia del yo relacionada con la satisfacción de la alimentación del pecho, o una reacción a la frustración.

Aquí, nuevamente, Winnicott refuerza el concepto de la importancia del ambiente real en el estadio temprano, antes de que el bebé haya diferenciado entre el *no-yo* y el *yo*. Winnicott señala la gran diferencia que existe entre el bebé que recibe sostén de la madre real (conducta adaptativa) y amor (fuerza del yo) y el bebé cuya provisión del entorno es defectuosa en su etapa temprana (yo debilitado).

En su libro de 1964, *El niño, la familia y el mundo externo*, Winnicott sostiene que, en los años tempranos, los niños emprenden simultáneamente tres tareas psicológicas. Primero, construyen la percepción de sí mismos como un "self" con una relación con la realidad como ellos empiezan a concebirla. Segundo, desarrollan una capacidad para relacionarse con una persona, la madre. Tercero, desarrollan la capacidad para relacionarse con varias personas.

Adolescencia

En su artículo de 1968 "Conceptos contemporáneos sobre el desarrollo adolescente y las inferencias que de ellos se desprenden en lo que respecta a la educación superior", Winnicott conceptualizó el desarrollo de la pubertad y de la adolescencia considerando múltiples aspectos como:

a. el desarrollo emocional del individuo;
b. el papel de la madre y de los padres;

c. la familia como desarrollo natural en términos de las necesidades de la infancia;

d. el papel de las escuelas y otros agrupamientos vistos como ampliaciones de la idea de la familia, y el alivio respecto a las pautas familiares establecidas;

e. el papel de la familia en su relación con las necesidades de los adolescentes;

f. la inmadurez del adolescente;

g. el logro gradual de la madurez en la vida del adolescente;

h. el logro, por el individuo, de una identificación con agrupamientos sociales y con la sociedad, sin una pérdida demasiado grande de espontaneidad personal;

i. la estructura de la sociedad, término que se usa como sustantivo colectivo, pues la sociedad está compuesta de unidades individuales, maduras o no;

j. las abstracciones de la política, la economía, la filosofía y la cultura, vistas como culminación de procesos naturales de crecimiento.

La habilidad del adolescente de crecer desde una dependencia individual hasta una dependencia relativa hacia la independencia está determinada por varios factores: (1) tendencias genéticas y hereditarias, (2) existencia de un entorno suficientemente bueno y (3) temas de la sociedad.

Winnicott mantiene que, cuando consideramos la estructura de la sociedad, incluimos miembros que son saludables desde el punto de vista psiquiátrico, pero debemos recordar que el mundo tiene también individuos de edad inmadura, psicópaticos (producto final de privaciones), neuróticos, depresivos, esquizoides, esquizofrénicos y paranoides. Sin embargo, Winnicott eligió ver la sociedad desde la perspectiva de los miembros saludables.

Su principal tesis está relacionada con la importancia de la madre suficientemente buena, que incluye también a los padres. Si bien usa la palabra "maternal", lo hace para no enfatizar el rol del padre. "Maternal" también se refiere al sentimiento mutuo de responsabilidad y orgullo que la madre y el padre tienen por el cuidado del niño y el sentimiento de logro que implica traer un bebé a este mundo.

Winnicott creía firmemente que la continuidad del cuidado es un aspecto central para crear un ambiente facilitador, y es sólo desde este enfoque que el bebé podrá madurar. En relación con la pubertad y la adolescencia, Winnicott considera la etapa de la adolescencia como una etapa de problemas. Aún cuando los padres le hayan ofrecido al niño un ambiente suficientemente bueno, no pueden contar con un camino fácil en esa etapa. Winnicott creía que crecer es inherente a un acto agresivo, y que en la etapa de la pubertad y de la adolescencia existe inconscientemente la fantasía de la muerte de alguien, vinculada con el proceso de maduración y la adquisición del estado de madurez. Los adolescentes lo entienden como una lucha de vida o muerte. La inmadurez es un elemento esencial de la salud del adolescente. Sólo existe una cura para la inmadurez, que es el *paso del tiempo* y el crecimiento en la madurez, que sólo el tiempo traerá.

Winnicott recalcó a los adultos que es muy importante entender este proceso y no darle al adolescente una falsa madurez, con responsabilidades que no le corresponden, aún cuando pueden luchar por ello. Entender es confrontar, es decir que el adulto tiene que expresar firmemente su derecho. Con el paso del tiempo y la experiencia de vida, el adolescente gradualmente acepta la responsabilidad de todo lo que pasa en su mundo de fantasía personal. Lo más difícil de todo es la presión que se siente desde la fantasía inconsciente de sexualidad y rivalidad que se asocia con la elección del objeto sexual.

Winnicott explica que uno de los aspectos más estimulantes de los adolescentes es su idealismo. Todavía no se han hundido en la desilusión, y su corolario consiste en que se encuentran en libertad para formular ideales.

La adolescencia implica crecimiento, y este crecimiento lleva su tiempo. Mientras el crecimiento es un progreso, la responsabilidad debe ser asumida por las figuras parentales. El entendimiento tiene que ser reemplazado por la confrontación. La confrontación tiene su propia fuerza, pero no debe ser confundida con represalias o venganza.

Psicopatología

En su artículo de 1951 "Objetos transicionales y fenómenos transicionales", Winnicott describió la patología relativa al objeto transicional del bebé y escribió acerca de las adicciones, el fetichismo, la pseudología fantástica y el robo. Según Winnicott, aún cuando el uso del objeto transicional en la infancia es una experiencia saludable, este estadio puede dar lugar a conductas patológicas:

Adicción

Winnicott afirma que la adicción está relacionada con la regresión a estadios tempranos del desarrollo en los que el fenómeno transicional no fue desafiado.

Fetichismo (vinculado con el delirio del falo materno)

Winnicott sostiene que: "El fetichismo puede ser descrito en términos de la persistencia de un objeto determinado o tipo de objeto proveniente de la experiencia infantil en el campo transicional, vinculado con el delirio del falo materno" (Winnicott 1958, p. 242). En otras palabras, se trata de un objeto específico o un tipo de objeto que, proveniente de la experiencia durante el período en el que la madre gradualmente retrocede como proveedor inmediato para satisfacer los deseos del bebé, persiste en la vida sexual adulta.

Antes de esta fase transicional, el niño cree que su propio deseo crea el objeto de su deseo (especialmente las cualidades de su madre para satisfacer sus necesidades), lo que conlleva un sentido de satisfacción. Durante esta fase, el niño gradualmente se adapta a (frustración) la idea de que el objeto no puede ser controlado para servir sus necesidades. El objeto transicional es siempre el resultado de una gratificación en la relación con la madre, y especialmente con el cuerpo de la madre. Representa las cualidades de satisfacción que tiene la primera relación con el primer objeto (madre/padre).

El niño se adapta al impacto de entender que la madre no siempre está allí para "traer el mundo hacia él" a través de fantasear acerca del objeto de su deseo mientras se liga al objeto (osito, un pedazo de tela); creando así una ilusión del objeto previo.

El bebé pasa de un control mágico y omnipotente a un control por manipulación (incluyendo el erotismo muscular y el placer coordinado). Lo opuesto sería el fetiche que representa la imposibilidad del placer con el cuerpo de la madre, o con el cuerpo del padre en el caso de la niña.

Winnicott afirma que si bien el fetichismo es menos frecuente en la psiquis de la mujer, no ocurre sólo en los hombres. El objeto transicional puede eventualmente desarrollarse en un objeto fetiche y puede persistir como una característica de la vida sexual del adulto.

Normalmente el niño se beneficia de las experiencias de frustración durante la fase transicional, pero el bebé puede alterarse por el uso prolongado del objeto y/o no permitir la separación natural del objeto.

Pseudología fantástica y robo

Winnicott conceptualizó las consecuencias en la alteración de la continuidad de la experiencia con respecto al objeto transicional. La pseudología fantástica y el robo, o la mentira patológica y la creación de largas historias no reales pueden ser descritos como la motivación inconsciente de un individuo que altera la continuidad de la experiencia con respecto al objeto transicional.

El rol del padre

En su artículo "¿Qué pasa con el padre?", Winnicott incluye la importancia del padre durante el desarrollo del bebé o del niño:

> Aún cuando algunos padres tienen dificultades para relacionarse con el bebé, su participación y la aceptación de su responsabilidad en el bienestar del niño forman la base de un buen hogar. La presencia del padre puede ayudar a la madre a sentirse bien en relación con su cuerpo y con su mente. El padre se necesita para dar apoyo moral y para apoyar a la madre en su autoridad; se le necesita por sus cualidades positivas y por sus cualidades propias que le distinguen de otros hombres, y también por la vitalidad de su personalidad. La madre debe incluir al padre en la vida del niño. (Winnicott 1964, pp. 114–115)

Winnicott cree que es responsabilidad de la madre alentar al padre a pasar tiempo a solas con el niño. Y añade que los niños son afortunados cuando pueden conocer a sus padres, y conocerles como individuos, conocerles por lo que son. Para Winnicott, el padre abre un nuevo mundo a los niños, a medida que ellos empiezan a entender y aprender los detalles de su trabajo, sus intereses y su punto de vista.

Winnicott le da importancia a la familia; la familia protege al niño del mundo, pero gradualmente el mundo comienza a filtrarse al interior.

Además del resto de la familia, de otros grupos, maestros y vecinos, la incorporación gradual del entorno será la forma en la que el niño llegará mejor al resto del mundo, y esta incorporación sigue exactamente el modelo de la introducción de la realidad externa por la madre.

Las líneas de desarrollo de Winnicott

Winnicott propuso líneas de desarrollo implicando el self y sus funciones:

De la dependencia a la independencia en el desarrollo del individuo

Como parte de su teoría del desarrollo y junto con el desarrollo del concepto de self verdadero y self falso, Winnicott escribió acerca de la formación del self básico desde dos puntos de vista. En su artículo de 1963 "Desde la dependencia hacia la independencia en el desarrollo del individuo", Winnicott estableció que el individuo maduro no puede desarrollarse en una sociedad inmadura o en una sociedad enferma, ya que salud significa tanto salud del individuo como salud de la sociedad. Winnicott describe esta línea de desarrollo dividiéndola en tres etapas:

1. Dependencia absoluta
    En esta etapa, el bebé no sabe nada acerca del cuidado maternal, y tampoco sabe nada acerca del cuidado bueno o malo. El bebé sólo está en la posición de ganar o sufrir con el cuidado materno que recibe.

2. Dependencia relativa
    El bebé empieza a sentir la necesidad del cuidado maternal, consciente de su dependencia. Winnicott afirma que este período dura desde los seis meses a los dos años. A los dos años aparece un nuevo período, y el niño está ahora preparado para enfrentarse a la pérdida.

3. Hacia la independencia
    El bebé desarrolla medios para desenvolverse sin el cuidado real. Esto se logra a través de la acumulación de los recuerdos del cuidado, la proyección de sus necesidades personales y la intro-yección de los detalles del cuidado, el desarrollo de la confianza en

su entorno y el entendimiento intelectual con sus implicaciones. El crecimiento del infante toma la forma de un intercambio continuo entre la realidad interna y la realidad externa, que se enriquecen recíprocamente. Una vez que esto ha quedado establecido, como ocurre en la salud, el niño puede gradualmente enfrentarse al mundo y a sus complejidades, pues ve cada vez más lo que ya está presente en su propio self.

Winnicott pensaba que la independencia no es nunca absoluta. El individuo sano no se aísla, sino que se relaciona con el entorno de tal forma que el individuo y el medio son interdependientes. Para este autor, el entorno le posibilita al niño realizar su potencial. Cuanto más esté la madre a disposición del bebé, más sentido de continuidad existe, y se construye un núcleo de identidad.

El sostén de la madre y la seguridad ganada protegen al bebé de los golpes del entorno. Las ideas de Winnicott acerca del espejo, la relación entre bebé y cuidador, son importantes. El bebé mira y siente que dentro de ese espejo humano se ve a sí mismo. La necesidad de una madre suficientemente buena es una interacción muy importante.

Desarrollo de la constancia del self—constancia de objeto

Winnicott sostiene que, en el desarrollo de la constancia del self, es el proceso el que es internalizado, y no la estructura. Hay una construcción madura del núcleo del self que, cuando es reconocido y validado, puede llevar al sentimiento de continuidad del self y, por lo tanto, a la constancia. Al mismo tiempo, esto sucede en la madre o sustituto materno a través del proceso del espejo, el cual provee un self estable.

Desarrollo de un sentido de seguridad y autocontrol

Winnicott estableció que para lograr un sentimiento de seguridad, el bebé necesita construir internamente una creencia de que hay algo bueno, confiable y duradero que le permitirá recobrarse después de ser lastimado.

Aconseja a los padres proteger al bebé de los golpes y del trauma que provienen del entorno y de las pulsiones o los impulsos. Esta protección se experimenta tempranamente en la vida del bebé en forma de seguridad. Winnicott advocó por controles provenientes de la "situación vivida", un diálogo entre el niño y sus padres.

Winnicott afirma que unas buenas condiciones en las etapas tempranas llevan al sentimiento de seguridad, el sentimiento de seguridad lleva al autocontrol y el autocontrol lleva a disminuir la necesidad de controles externos.

Desarrollo de la autoafirmación

Winnicott entiende la agresión como una parte necesaria del proceso de la habilidad del bebé para colocar el objeto fuera del mundo proyectivo y en la esfera de la realidad. Considera la agresión en el desarrollo de manera saludable y se refiere a los valores positivos de la destructividad. Según Winnicott para ser un individuo asertivo uno debe sentir primero que existe un self efectivo. Uno se debe sentir real a través de la interacción amorosa en una relación. Cada aspecto del desarrollo del self está involucrado en crear un individuo que siente el sentido de ser, que puede impactar en el mundo y que puede ser asertivo.

Desarrollo del sentido de autenticidad

Winnicott se interesó por la autenticidad, la naturalidad, la espontaneidad, la libertad y la responsabilidad. Presume una autenticidad primaria e inocente. Ve al bebé como si este tuviera un núcleo individual de variaciones, y afirma que cuando la madre está en sintonía con ese núcleo (es decir, con cuidado y empatía), la madre le refleja lo que ella ve y siente, y así aparece el self verdadero. El self verdadero requiere validación. Después de un tiempo, sintonía y falta de sintonía aparecen simultáneamente y, también, consecutivamente. Es en ese momento cuando aparece el self falso. Winnicott sostiene que sin el self falso, el self social y un self verdadero, la persona no podría sobrevivir en el mundo.

Desarrollo de la capacidad para estar solo

El artículo de 1958 "La capacidad para estar solo" es uno de los trabajos más interesantes de Winnicott. En este trabajo, describe cómo la capacidad de estar solo es uno de los signos más importantes de madurez en el desarrollo emocional. Para Winnicott, estar solo es al mismo tiempo estar en la presencia de alguien.

Con la internalización de la madre o figura materna, esta tendrá una función evocativa. El adulto maduro podrá tolerar estar solo durante largos períodos de tiempo, trabajar, jugar y ser productivo mientras está solo porque ha habido alguien allí, internalizado, que ahora es parte de él mismo y que está mirándole y haciéndole sentir que no está solo durante la actividad. La capacidad de estar solo implica tener en consideración el objeto internalizado y externalizado, así como también el self.

El proceso psicoterapéutico

Con respecto al proceso terapéutico, Winnicott describió el trabajo psicoanalítico como un trabajo *interpretativo* y como *ambiente sostenedor* (*holding environment*), análogo al cuidado materno, y añadió que la psicoterapia es una forma de juego. Además, Winnicott creía que el trabajo interpretativo iba junto con el apoyo y la habilidad de facilitar el uno al otro en la experiencia total de la vida del paciente.

La psicoterapia tiene que ver con dos personas jugando juntas, niños y adultos. El encuadre es importante: tiene que ser suficientemente bueno y suficientemente seguro, lo cual le brinda al paciente el sentimiento de que ella/él puede tomar riesgos en su experiencia de vivir y permitirle al verdadero self surgir.

En su libro *Realidad y juego* (1971), Winnicott afirma que la psicoterapia se lleva a cabo en dos áreas de juego: la del paciente y la del terapeuta. Si el paciente no juega, el tratamiento debe centrarse en estimular al paciente a jugar. Esto se aplica a niños y adultos. Los adultos usan principalmente la comunicación verbal, por ejemplo, la elección de palabras, las inflexiones de la voz y el sentido del humor.

Winnicott afirma que jugar tiene un momento y un lugar. Jugar es universal y facilita el crecimiento y por lo tanto la salud, y prepara para las relaciones grupales y la solución de problemas. Es también una forma de comunicación en psicoterapia, una forma especial de juego al servicio de la comunicación con uno mismo y con otros; el juego se ha desarrollado como método terapéutico.

Winnicott postula el concepto *espacio potencial* entre el bebé y la madre, y así da un lugar para el juego. Este espacio varía de acuerdo con las experiencias de vida del bebé en relación con la madre o con la figura maternal. Explica que para controlar el mundo externo uno tiene que hacer cosas, ya que no es suficiente pensar o desear, sino que se tiene que tener en cuenta que hacer cosas lleva tiempo, y añade que, para el niño, jugar es hacer; en el juego, el niño o el adulto es libre para ser creativo.

En su artículo "Papel de espejo de la madre y la familia en el desarrollo del niño" (1967), Winnicott sostiene que cree que en el proceso de terapia, nuestro rol es devolver al paciente lo que él/ella nos trae. El paciente entonces encontrará su propio self, y en ese sentido el paciente podrá existir y ser real. Sentirse real va más allá de existir, es existir como uno mismo y relacionarse con el objeto como uno mismo. Esta habilidad de tener un self permite que la persona pueda retirarse para relajarse, para descansar. Y a pesar de que algunos pacientes no se curen, nos están agradecidos por vernos como son, lo cual es gratificante para el analista.

En su artículo de 1954 "Metapsicología y aspectos clínicos de la regresión en el encuadre psicoanalítico", Winnicott sugiere que el trabajo psicoterapéutico en análisis es similar al que se hace con el cuidado del niño, por amistad o por el disfrute de la poesía y búsquedas culturales. El psicoanálisis puede permitir al paciente expresar y usar el odio y la rabia pertenecientes al fracaso original.

Winnicott escribió que Freud nos dejó la tarea de investigar el rol de la regresión en el proceso psicoanalítico, y añadió que la regresión dependía del paciente, y que cada paciente tiene su propio ritmo y sigue su propio curso más allá de la aplicación de la técnica.

Winnicott divide a los pacientes en tres categorías. Primero está el paciente que opera como una persona completa sin dificultades en el área de las relaciones interpersonales. Winnicott sostiene que este paciente se puede beneficiar del psicoanálisis. En segundo lugar, se encuentra el paciente con una incipiente totalidad de la personalidad, ambivalencia y cierto reconocimiento de dependencias, que Winnicott describe como el estadio de preocupación por el otro (*concern*), también conocido como posición depresiva. Estos pacientes requieren el análisis del afecto y de los sentimientos, similar a la categoría previa. En el tercer grupo hay pacientes con los cuales el analista tiene que utilizar los estadios tempranos del desarrollo emocional antes y hasta el establecimiento de la personalidad como una entidad, antes del logro de la unidad espacio-tiempo.

Winnicott considera que para que el tratamiento tenga éxito el paciente tiene que poder lograr la regresión en la búsqueda del verdadero self. Y presenta la idea de que hay dos clases de regresión en relación con el desarrollo instintivo: una que retorna a un fracaso temprano y otra que retorna a un éxito temprano.

Winnicott expresa además su preocupación porque la regresión no sólo se da en puntos buenos y malos de las experiencias instintivas del individuo, sino también en puntos buenos y malos de la adaptación al medio ambiente de las necesidades del yo y del ello en la historia individual. Sugiere entonces que prestemos atención al desarrollo del yo y a la dependencia. Además, cuando hablamos de regresión, hablamos inmediatamente de adaptación al entorno con sus éxitos y fracasos. Winnicott cree que es desde la psicosis desde donde el paciente puede recobrarse. Para él, la psicosis está relacionada con la salud, a través de la regresión llegamos al fracaso pasado desde el ambiente que surgirá y podrá sanar a través de la vida ordinaria.

Winnicott añade que el terapeuta debe tener la capacidad de contener los conflictos del paciente; contenerlos y esperar a su resolución en el paciente en lugar de buscar ansiosamente la cura. Tiene que haber una ausencia de la tendencia de represalia bajo provocación. Según Winnicott, es el individuo que sufre el que más dispuesto está a ser ayudado.

Según Winnicott, los elementos de la terapia pueden ser clasificados en cuatro tipos: (1) relaciones externas, como entre personas totales, (2) muestras del mundo interno, (3) variación sobre el tema de la vida de fantasía que puede darse dentro o fuera de uno mismo y (4) material intelectualizado.

En su libro *El trabajo y el juego en Winnicott*, Seymour Grolnick (1990) explica que, para Winnicott, la madre se ve como empática y desea dar placer al niño, aunque sabe también que el niño necesita límites, restricciones y frustraciones. La madre puede absorber los afectos agresivos del niño, retroceder e intervenir si es necesario. Durante el proceso terapéutico, Winnicott ofrece al paciente un entorno constante, lo cual le permite jugar y expresar conflictos. Pero además se ofrece a sí mismo como la constante terapeuta-madre, que estará allí para el paciente, y da la interpretación que ella/él necesita para tener a Winnicott como su constante madre, que entiende claramente y nutre. "La madre debe ver al bebé como una persona. El analista debe ver al paciente como una persona también" (Grolnick 1990, pp. 47–48). En el caso del terapeuta, si la agresión está fuera de control, en caso de ser necesario debe darse por terminada la sesión.

Teoría del juego

Winnicott entiende la terapia como dos personas que juegan juntas, se trate de un niño o de un adulto, y postula la teoría del juego describiendo una secuencia de relaciones relacionadas con el proceso de desarrollo del juego:

1. Al comienzo, el bebé y el objeto están fusionados. El bebé ve al objeto subjetivamente y la madre está orientada a hacer real lo que el bebé está listo para encontrar.
2. Más adelante, el objeto es repudiado, re-aceptado y percibido objetivamente. Este proceso es complejo y depende de la habilidad de la madre de participar y devolver lo que se le da. Si la madre puede hacer esto bien, el bebé experimenta un proceso de omnipotencia intrapsíquica y de control. Cuando el bebé confía en la madre, aparece un terreno intermedio; el terreno es un espacio potencial entre la madre y el bebé, que reune a ambos.
3. El período siguiente es el de poder estar solo en la presencia de alguien. El niño juega bajo la suposición de que la persona que ama está disponible y continúa estando disponible.
4. El niño está preparándose para el próximo paso, y permite y disfruta dos áreas de juego. Primero, el área de la madre (que juega con el bebé), y tarde o temprano ella introduce su propio modo de jugar y descubre que los bebés varían según su capacidad para aceptar o rechazar la introducción de ideas que no son las propias. Esto es jugar juntos en una relación.

Winnicott cree que jugar es en sí terapia y que mientras el niño juega, es importante tener alrededor la presencia y la disponibilidad de personas responsables, aunque su inclusión en el juego del niño no sea necesaria. Jugar es una experiencia creativa que se da en el continuo espacio-tiempo, es una experiencia real e intensa para el niño-paciente y es una forma de vivir básica.

Además, jugar se sitúa fuera del individuo, no en el mundo externo. Jugar implica confianza, satisfacción, y jugando el niño o el adulto se siente libre para ser creativo. El juego creativo está relacionado con el soñar y el vivir, pero no pertenece a la fantasía.

En su libro *El niño, la familia y el mundo externo* (1964), Winnicott explica que en la edad temprana es legítimo para el mundo interno estar tanto fuera como dentro; y nosotros debemos entrar en el mundo imaginativo del niño cuando jugamos con él, y tomar parte de "otras maneras" en sus experiencias imaginativas. Según Winnicott "En el juego puede verse fácilmente la relación individual con la realidad interna y también su relación con la realidad externa o compartida" (Winnicott 1964, p. 145). Winnicott compara el relación terapeuta-paciente con la relación madre-bebé, y le da mucha importancia a la reconfirmación del paciente.

En su artículo "Los fines del tratamiento psicoanalítico" (1962), Winnicott sostiene que el fin del psicoanálisis es mantenerse vivo, sano y despierto. "Pretendo ser yo mismo y comportarme bien" (Winnicott 1965, p. 166). Y comenta que él se adaptó a las expectativas del individuo al comienzo del tratamiento. El terapeuta representa el principio de realidad-tiempo. Para Winnicott, es importante hacer interpretaciones; de lo contrario el paciente pensará que el terapeuta lo comprende todo. Una interpretación por sesión es suficiente, o puede ser una interpretación dividida en dos o tres partes.

En este artículo, Winnicott revela su tesis de que la enfermedad psicótica está relacionada con el fracaso del entorno en un estadio temprano del desarrollo emocional del individuo. Al describir el self falso y el self verdadero, nos recuerda que el sentido de futilidad y no realidad pertenece al desarrollo del self falso, considerando que ese self falso se desarrollará como protección del self verdadero.

A medida que el encuadre del análisis reproduce las técnicas tempranas de la madre, la regresión del paciente puede ser una vuelta organizada a la temprana dependencia o doble dependencia. El paciente y el encuadre surgen en la situación original de éxito del narcisismo primario, y el progreso desde el narcisismo primario comienza nuevamente, con el self verdadero siendo capaz de encontrar las situaciones de fracaso del entorno sin la organización de las defensas que implica un self falso que protege al self verdadero. Además, Winnicott añade que hasta aquí la enfermedad psicótica podría sólo ser aliviada por una provisión especializada del ambiente interconectada con la regresión del paciente. El progreso desde la nueva posición, con el self verdadero rendido al yo total, puede ahora ser estudiado en términos de procesos complejos del crecimiento individual.

Winnicott afirma que con nuestras intervenciones psicoanalíticas podemos afectar al yo del paciente en tres fases:

1. Fase temprana
   En la fase temprana del tratamiento del niño, es importante brindarle un tratamiento bueno similar al brindado por la madre, lo cual provee el soporte del yo auxiliar, y por lo tanto hace que se fortalezca el yo del bebé.

2. Fase larga
   Durante esta fase, el paciente desarrolla confianza en el proceso analítico, al permitirse experimentar en términos de independencia del yo.

3. Tercera fase—el yo independiente
   El yo independiente del paciente comienza a mostrarse y, a afirmar sus propias características individuales, las defensas se aflojan; el paciente no se siente atrapado por la enfermedad, se siente libre y crece, y ya se ve el desarrollo emocional. Winnicott afirma que en este momento apreciamos el crecimiento y el desarrollo emocional que en la situación original estaban retenidos.

Considerando las ideas de Winnicott acerca de la técnica psicoterapéutica, es importante y útil incluir las dos modalidades de acercamiento al paciente que desarrolló, introduciendo la idea y el significado del juego de la espátula y más tarde la innovación técnica del juego del garabato.

Juego de la espátula

En su artículo de 1941 "Observación de bebés en una situación estructurada", Winnicott describe el juego temprano de la espátula. Observó cómo el bebé tomaba un depresor de lengua, y una espátula, de la mesa donde se encontraban los instrumentos médicos, y vio que el bebé interactuaba con ella, moviéndola. En cierto momento, el bebé sostuvo la espátula tranquilamente, sin moverse y posando. Luego, de repente, la espátula se volvió "algo", quizás un aeroplano, siendo movido arriba y abajo por el niño, que se deleitaba con su descubrimiento. Este "momento de vacilación", en el cual al bebé se le dieron la presencia y el espacio para estar en un mundo interno, tranquilo e ininterrumpido, le pareció a Winnicott muy importante. Según sus propias palabras "La espátula puede representar cosas diferentes: el pecho, el pene, personas; o tal vez sea algo que el bebé puede tomar o dejar, no conectado con un ser humano, de acuerdo con el estadio del desarrollo del bebé" (Winnicott 1958, p. 64).

Winnicott concluye que es importante darle al niño tiempo para decidir, incluso con respecto a cosas pequeñas. Si en esta fase temprana se le apura o dirige para alcanzar el objeto, en el momento en que no está listo para manipularlo, el objeto sigue siendo alienado del mundo del adulto. En este caso, se interfiere en la creatividad y su reacción pasará a ser la complacencia pasiva.

Juego del garabato

Más tarde, Winnicott incorporó el juego del garabato, su famosa innovación técnica: hizo un garabato y le pidió al niño que lo convirtiera en algo. Con esto sintió que estimulaba la creación de un significado. El niño fue invitado luego a hacer un garabato, lo que mantuvo el juego y le dio al terapeuta más material con el que trabajar. Winnicott comprendió que al responder a la exigencia y transformar el garabato en algo reconocido y compartido, el niño ofrecía una muestra de su mundo interno.

Continuando con su comprensión creativa y su contribución en el área de la técnica psicoanalítica, Winnicott escribió el artículo: "La cuerda: una técnica de comunicación" (1960) donde brinda el ejemplo de un niño de siete años cuya madre sufría de depresión. La madre había abandonado el hogar y al hijo en varias ocasiones, una vez por el nacimiento de su hermana menor (cuando él tenía tres años), la siguiente debido a una intervención quirúrgica y luego una vez más durante dos meses debido a una hospitalización causada por su depresión, cuando el niño tenía cuatro años y nueve meses.Usando el juego del garabato, Winnicott pudo detectar en el niño su miedo a la separación. La queja de los padres era que el niño había desarrollado una obsesión con una cuerda, la cual usaba constantemente. En una ocasión, poco después de que su madre sufriera otra crisis depresiva, el padre había encontrado al niño colgado de la cuerda cabeza abajo. Winnicott añadió otra secuencia de la conducta del niño que resultaría valiosa para la comprensión del caso. El niño tenía una cantidad de ositos que para él eran niños. Nadie se atrevía a decirle que eran juguetes. Les mostraba afecto y los cuidaba maternalmente. Winnicott interpretó que el niño se había identificado con la madre, basándose en su propia inseguridad en relación con ella, y añadió que esto podría desembocar en homosexualidad. Del mismo modo, la preocupación por la cuerda podria convertirse en una perversión. Winnicott concluyó que:

> La compulsión del niño a usar las cuerdas, fue primeramente un intento de comunicarse simbólicamente con la madre a pesar de su repliegue durante las fases depresivas, y además como negación de la separación. En tanto símbolo de la negación de la separación, la cuerda se convirtió en una cosa temible que era necesario dominar, y de tal modo se pervirtió su uso. (Winnicott 1965, p. 257)

Winnicott admiraba a Melanie Klein y la siguió en muchas de sus conceptualizaciones y contribuciones teóricas y técnicas. En su artículo de 1962 "Un modo personal de ver el aporte Kleiniano", Winnicott afirma que las contribuciones de Melanie Klein a la técnica psicoterapéutica de niños eran muy valiosas e importantes y que había que tenerlas en cuenta. En dicho artículo, sintetizó estos conceptos:

1. Su uso de juguetes en la fase inicial, empleo de juguetes pequeños.
2. La aplicación de la técnica de juego al análisis de niños de dos años y medio, y otros de mayor edad.
3. El reconocimiento de la fantasía del niño o del adulto, dentro o fuera del self.
4. La capacidad para entender los objetos internos benignos y persecutorios, y su origen en la experiencia instintiva satisfactoria o insatisfactoria, originalmente oral y sádico-oral).
5. La importancia de la proyección e introyección como mecanismos mentales desarrollados en relación con la experiencia que tiene el niño, de las funciones corporales de incorporación y excreción.
6. El énfasis de Melanie Klein en la importancia de los elementos destructivos de las relaciones objetales,es decir, aparte de la rabia en la frustración.
7. Desarrollo de una teoría del logro por el individuo, de capacidad para la preocupación por el otro (posición depresiva).
8. Relación del juego constructivo, el trabajo y la potencia y el parto, con la posición depresiva.

Además, Winnicott compartió con Melanie Klein su idea de entender la negación, la depresión (usando defensas maníacas), la comprensión del caos amenazante en la realidad psíquica interior y las defensas relacionadas con ese caos (neurosis obsesiva y humor depresivo).

Estuvo de acuerdo también con la idea de que el analista debe ser consciente de los impulsos infantiles, de los miedos retaliativos y de la disociación del objeto previo a la ambivalencia. Otras contribuciones con las cuales estaba de acuerdo fueron sus teorías de los instintos de vida y muerte, y su intención de organizar la destructividad infantil en términos de herencia y envidia.

Publicaciones de Donald Woods Winnicott

1931 *Clinical Notes on the Disorders of Childhood*
1941 "The Observation of Infants in a Set Situation"
1942 "Child Department Consultations", "Review of the Nursing Couple"
1945 "Primitive Emotional Development"
1949 "Hate in the Counter-Transference", *The Ordinary Devoted Mother and Her Baby.*
1953 "Transitional Object and Transitional Phenomena"
1955 "Metapsychologic, Clinical Aspect Regression and the Psycho-analytic Situation"
1956 "On Transference"
1957 *Mother and Child: A Primer of First Relationship*
1958 *Collected Papers: Through Paediatrics to Psychoanalysis* in "Review of the Doctor, His Patient and the Illness"
1960 "The Theory of the Parent–Child Relationship"
1962 "The Theory of the Parent–Infant Relationship: Further Remarks"
1963 "Dependence in the Infant Care, Child Care, Psychoanalytic Setting", "The Development of the Capacity for Concern", "Review of the Nonhuman Environment in Normal Development and in Schizophrenia"
1964 *The Child, the Family and the Outside World*
1965 *The Family and Individual Development, Maturational Processes and the Facilitating Environment*, "Failure of Expectable Environment on Child's Mental Functioning"
1966 "Correlation of a Childhood and Adult Neurosis", "Psychosomatic Illnesses in Their Positive and Negative Aspects"

1967 "The Location of Cultural Experience"
1968 "Playing: Its Theoretical Status in the Clinical Situation"
1969 "The Use of an Object"
1971 *Therapeutic Consultation in Child Psychiatry, Playing and Reality*
1974 "Fear of Breakdown"
1977 *The Piggle: An Account of the Psychoanalytic Treatment of a Little Girl*
1984 *Deprivation and Delinquency*
1986 *Holding and Interpretation*
1987 *Babies and Their Mothers, The Spontaneous Gesture*
1988 *Human Nature*
1989 *Psychoanalytic Explorations*
1993 *Talking to Parents*
1996 *Thinking about Children.*

CAPÍTULO VI

Presentación de un caso clínico: la perpectiva de Melanie Klein, Anna Freud, and Donald Woods Winnicott

Alicia

Historia

Alicia era una niña de cinco años que vivía con sus padres y con su hermano de diez años. Su madre era maestra y su padre ingeniero civil. Su padre se ausentaba con frecuencia de la casa debido a su trabajo. En el momento de la consulta, su hermano mayor no presentaba ningún síntoma psicológico.

Los padres de Alicia me consultaron porque su hija tenía síntomas de enuresis y regresaba mojada de la escuela todos los días. Alicia era tímida, insegura y desconfiada. A menudo estaba triste y se quedaba sola durante mucho tiempo. Tenía dificultades con la agresión y evitaba el contacto con otros niños: temía que pudiera atacarlos y lastimarlos. No tenía amigos y no asistía a fiestas de cumpleaños.

Alicia mostraba una conducta confrontativa, especialmente con la madre, pero también se peleaba con el padre. Por momentos, se comunicaba usando lenguaje de bebé, lo cual hacía que fuera difícil entenderle.

Además, la niña era obstinada, tenía berrinches, y problemas para dormir, necesitaba una luz por la noche porque temía a la oscuridad.

Hacía muchas preguntas acerca de la muerte y de la sexualidad. A pesar de tener buena coordinación motora, se caía frecuentemente y se lastimaba. Gritaba a menudo y era muy exigente.

En términos médicos, Alicia sufría de hipoacusia moderada, del tipo de transmisión. En el momento de la consulta su apetito había disminuido en su casa, aunque comía normalmente en casa de otros.

Su historia de desarrollo, embarazo y nacimiento se habían desarrollado dentro de los límites normales. Durante el embarazo, los padres tuvieron graves problemas matrimoniales, se peleaban frecuentemente y la madre gritaba mucho. La familia atravesó una pérdida traumática: un tío paterno "desapareció" por razones políticas cuando nació Alicia. Fue alimentada a pecho durante tres meses. En ese tiempo su apetito era normal. La familia se mudó a otra casa cuando ella tenía dos meses de edad. Cuando Alicia tenía dos años y medio, empezó a controlar los esfínteres, pero a los tres la enuresis comenzó durante el día y la noche, y aparecía especialmente cuando iba a la escuela. Empezó a hablar a los tres años; a los cuatro, controló los esfínteres durante la noche, después de ser trasladada del cuarto que compartía con su hermano a su propio dormitorio.

Las fuertes peleas de los padres, frecuentemente acompañadas de gritos, continuaron durante su infancia. Los niños presenciaron las constantes peleas de los padres. Cuando Alicia tenía cinco años, dos meses antes de la consulta, fue mordida por su gato y necesitó vacunarse. Se sinitió profundamente afectada cuando se enteró de que el gato había muerto diez días después.

Primera sesión de juego

Alicia sacó todos los juguetes de la canasta y los colocó cuidadosamente sobre la mesa. Tomó los aviones, el camión y los autos y colocó todo encima del camión. Tomó un auto pequeño, se recostó en el suelo y, con el auto en la mano, lo hizo circular alrededor de sus piernas, lo estacionó sobre sus genitales y dijo: "Está estacionado". Tomó otro auto pequeño e hizo lo mismo, y finalmente lo dejó en el suelo, debajo del primer auto. Cuando se levantó del suelo, mostraba signos de agitación.

Alicia tomó un avión y lo movió con movimientos circulares una y otra vez en el aire. Tomó el auto que estaba estacionado cerca de sus genitales y lo hizo mover alrededor de los muebles de la oficina. Encontró un pinche; lo usó para pinchar uno de los neumáticos y dijo:

"La goma se reventó". Más tarde, utilizó el pinche como una antena para el auto y dijo, usando lenguaje de bebé: "El auto tiene una antena". Le pregunté: "¿Para qué?". Ella contestó: "Para poder escuchar mejor".

Interpretación kleiniana del caso clínico

Para Melanie Klein, el primer año de vida es muy importante, por lo que sugiere que la transición del pecho a otra fuente de gratificación oral exige un trabajo psicológico significativo. Klein estaría interesada en saber cómo fue la interacción de Alicia con el pecho mientras era alimentada, y luego en saber acerca de su alimentación oral, cómo respondió al cambio de alimentación desde el pecho, biberón y sólidos, como un modelo de futuras aceptaciones de pérdidas y adaptaciones a la realidad.

Siguiendo a Klein, el odio de Alicia hacia su madre estaba probablemente relacionado con la temprana frustración de la niña y el desarrollo de fantasías sádicas y agresivas de atacar y destruir los contenidos de la madre y privarla de ellos. Klein podría entender que la aparición de los síntomas de rabia y las peleas con sus padres estuvieran relacionadas con la profunda situación de ansiedad, de cualidad paranoide, así como también con el miedo a la retalación, relacionado con la incapacidad de la madre para contener su agresión y sus ataques agresivos.

La conducta regresiva de berrinches, el hablar como un bebé o el dedo en la boca pueden ser la manifestación de su necesidad de regresar a una fase oral donde la ansiedad paranoide era la predominante.

Klein podría añadir que Alicia tenía miedo de ser contraatacada: la niña experimentaba la relación con la madre como una destrucción mutua; su propio ataque y la retaliación de la madre se expresaban con síntomas de luchas constantes. Diría que las fantasías sádicas y agresivas estaban relacionadas con la idea de que las excreciones (orina, heces) tienen un significado simbólico de armas poderosas.

Dormir con su hermano habría estimulado sus impulsos y desplazado en su hermano los sentimientos de ambivalencia, que se expresaban en agresión y temor a través de la enuresis nocturna, la cual se resolvió cuando ya no dormía con él.

Revisando la primera hora de juego: aviones, camiones y autos. El pequeño auto entre sus piernas, el más grande debajo del pequeño. Avión en movimientos circulares. Un pinche que inicialmente destruye el neumático y luego se transforma en antena para escuchar mejor. Alicia se identifica con el camión y pone todos los objetos sobre él. En términos kleinianos, esto puede representarle a ella misma con los conflictos y las ansiedades que tiene que soportar debido a la inhabilidad de la madre para modular su agresividad (instinto de muerte). Alicia simbólicamente representa su desarrollo psicosexual con el auto moviéndose a través de su cuerpo y estacionándolo cerca de sus genitales. Los dos autos estacionados podrían expresar su preocupación por sus fantasías edípicas hacia su madre y su padre. Klein diría que la orina es la representación simbólica de su agresión dirigida a su madre como un componente de los impulsos sádicos y agresivos entre sus padres y ella misma.

El pinche que reventó uno de los neumáticos podría ser un mensaje a la terapeuta queriendo indicar que hay algo malo dentro de ella que tiene que ser reparado: el neumático pinchado (conflictos y fantasías) que no le permite seguir adelante. El pinche se convierte en una antena para escuchar mejor. Esto podría representar el deseo de Alicia de ser entendida y su fantasía de ser curada por la terapeuta, quien la ayudaría a reparar lo que fue destruido, a poder sentirse libre de cualquier tipo de ansiedad y a seguir adelante sin sentir la presión de una severa ansiedad de cualidad persecutoria.

Después de la entrevista con los padres y la niña, Klein habría propuesto un plan terapéutico con la niña. Quisiera delinear algunos de los conceptos relacionados con su técnica, que es única tanto en su teoría como en su trabajo clínico.

El terapeuta entiende e interpreta la ansiedad, las defensas y las fantasías desde el comienzo del tratamiento. Interpretará la transferencia positiva y negativa. Las interpretaciones se dan desde el comienzo del tratamiento. El terapeuta no calma al niño ni sus ansiedades. Cuando Alicia se niega a escuchar, se le interpreta la transferencia negativa. Klein trae a la consciencia los impulsos agresivos, ayudándola a entender las fantasías relacionadas con ellos y ayudando a reparar el objeto atacado, la madre.

Por ejemplo, durante una sesión la niña jugó al "kiosco", simulando la interacción madre-hija: unas veces ella era la madre, otras veces era la hija. La madre tenía todo y la hija exigía todo, de modo que dejaba vacía a la madre. Después de este juego, se mostraba agresiva y muy agitada. Klein habría interpretado su envidia por los contenidos de la madre y la necesidad de atacarlos, con el deseo de poseer la riqueza del interior del cuerpo de la madre. Esta fantasía se encuentra relacionada con su miedo a la retaliación.

Para Klein, el juego del niño es como el sueño de los adultos, en el que hay una fachada (el contenido manifiesto) y nosotros tenemos que descubrir el contenido latente. Klein considera el juego libre como un equivalente de la asociación libre del adulto. Entendiendo e interpretando las fantasías del niño, determina la futura libertad sexual del adulto. Klein subrayó la extrema importancia de la lucha entre los instintos de vida y muerte, así como también de los buenos y los malos objetos.

Para Klein, la terapia del niño no sólo es terapéutica sino también preventiva de enfermedades futuras, de futuras neurosis. Consideraba que cuando el niño cambia su mundo interno, puede hacer cambiar a los padres. De manera que Klein tenía muy poco contacto con los padres, esperaba su cooperación y confianza, pero los padres no eran parte activa del proceso de tratamiento.

La interpretación kleiniana tiene que contener el conflicto transferencial, las ansiedades y las defensas que experimenta con los objetos primarios, madre y padre. El terapeuta, en la transferencia, representa a la madre que el niño rechaza y ataca.

En una de las sesiones, Alicia se cubrió los oídos y no quería escuchar mi interpretación. Ella repetía: "Si hablas, no voy a volver más". Una interpretación kleiniana habría podido ser que temía que mis palabras fueran como la orina que le puede atacar, como ella siente que me ataca a mí y al interior de su mamá (cuando se orinó en algunas de las sesiones). Además, tenía miedo de ser atacada y lastimada por mí (retaliación, contraataque).

Después de diez meses de tratamiento, Alicia pudo controlar la enuresis y creó una canción: "Gracias a Beatriz no me hago más pis". Quisiera agregar que los kleinianos modernos ya no enfatizan más los órganos corporales, sino que se centran en los modos y funciones de los órganos.

Perspectiva de Anna Freud

Anna Freud habría descrito los factores posibles para la causa de los problemas de Alicia, en este caso, la tumultuosa situación familiar en el momento en que nació la nina. Se habría centrado en la inhabilidad de los padres para crear un entorno donde Alicia pudiera desarrollarse junto con un hermano mayor que compite por el amor de sus padres. Compartir el cuarto con su hermano a la edad de cuatro años podría ser un factor importante. Anna Freud vería las influencias favorables y estabilizantes de esta familia intacta, cuyos integrantes estaban preocupados y le brindaron apoyo cuando los síntomas aparecieron y buscaron ayuda psicológica.

Los padres de Alicia aparecen como perceptivos y deseosos de ayudarle. Esto tiene que contraponerse con la ansiedad excesiva e intrusiva, particularmente de la madre. En relación con el desarrollo de las pulsiones, la etapa libidinal es el comienzo de la latencia. Sus fantasías inconscientes interfieren en la aparición de los mecanismos de defensa maduros. La indicación de fijación de la etapa oral y anal está presente.

Las manifestaciones agresivas de Alicia eran claras: peleaba, era conflictiva, mostraba miedo ante situaciones agresivas y miedo a dañar a otros, y al mismo tiempo estaba frecuentemente enojada y tenía berrinches. Anna Freud también afirmaba que la enuresis puede ser entendida como la expresión de ataques sádicos y agresivos a través de la orina.

Las catexis libidinal (narcisista) y agresiva del self estaban claramente perturbadas. Alicia se pegaba a sí misma, se lastimaba frecuentemente y no se gustaba. En relación con la catexis libidinal y agresiva de objetos, el material mostraba que había llegado a un nivel edípico con regresiones intermitentes a etapas más tempranas del desarrollo, como la oral y la uretral.

Alicia sentía a su madre como una figura amenazadora y odiaba que su madre gritara. Un día le dijo: "Quiero morirme cuando gritas".

Anna Freud habría estudiado el aparato físico subordinado al desarrollo del yo y habría determinado que está dañado con hipoacusia. Un leve daño corporal a menudo potencia los síntomas de no querer oír. Alicia no quería ni oír ni responder. Aún más, habría dicho que en parte Alicia se identificaba con su hermano, en su deseo de ser un varón, al tiempo que su madre peleaba y gritaba.

Los conflictos de Alicia estaban internalizados, manifestándose en sus dificultades y problemas con sus objetos externos, sus padres y su hermano. Sus conflictos internos eran de naturaleza edípica y oral.

En relación con su diagnóstico, Anna Freud habría dicho que Alicia mostraba suficientes pruebas de regresión de la pulsión, particularmente oral y fálica, y fijación edípica. Y habría añadido que Alicia tenía un continuo deterioro en sus síntomas, que iban a interferir en su futura capacidad de aprendizaje.

Considerando su plan de tratamiento, Anna Freud habría visto a Alicia tres veces por semana, y a sus padres una vez por semana. Habría establecido un vínculo con la niña de manera amistosa y cálida, y habría trabajado con las defensas y la fortaleza del yo.

Anna Freud veía al niño como a alguien incapaz de establecer asociaciones libres, porque entendía que el yo inmaduro lleva a la dependencia del yo, al superyó y por lo tanto a la inhabilidad de modular las presiones que vienen del ello. *Anna Freud no interpreta la transferencia negativa.*

Anna Freud pensaba que es necesario preparar al niño para el trabajo analítico, haciendo que tome conciencia de sus problemas, dándole confianza en el tratamiento y en el terapeuta y creando una transferencia positiva que le permita al niño desear el proceso de tratamiento. Quería crear este vínculo para asegurar la continuación del tratamiento y creía que el niño tiene fuertes defensas y resistencias. El niño no pide tratamiento, sino que son los padres quienes le traen para ser tratado.

Sostenía que el niño no tiene libertad de acción y no creía en el juego como asociación libre. El niño puede interferir en el proceso analítico con su conducta agresiva y puede poner en peligro la seguridad del terapeuta y la suya propia. Según Anna Freud, más que asociar libremente, el niño actúa (*"acts out"*), ve al terapeuta como un nuevo objeto y lo trata como tal, de manera diferente a la forma en la que ve a sus padres. Para ella, es importante ayudar al niño a expresar sus sentimientos con palabras.

El terapeuta debe transformarse en la representación del ello del paciente, ego auxiliar al cual el niño se apega por protección y que es también tratado como un superyó externo. Según Anna Freud, el terapeuta "seduce" al niño tolerando la libertad de pensamiento, la fantasía y la acción. Dirige las interpretaciones para ayudar al niño con su ansiedad.

Su decisión de incluir a los padres era tanto técnica como teórica. Su opinión era que el análisis simultáneo de los padres y del niño ayuda a entender la interacción entre el niño y los padres. Anna Freud pensaba que los padres pueden también cumplir un rol en mantener los problemas del niño. Es la tarea de los padres ayudar al yo del niño a superar las resistencias y períodos de trasferencia negativa sin abandonar el tratamiento.

Advirtió al terapeuta que interpreta exclusivamente en términos de mundo interno, señalando que la investigación muestra que los factores patogénicos son operativos en ambos lados, interno y externo y una vez que están entrelazados, la patología se arraiga en la estructura de la personalidad, y solamente puede ser eliminada con medidas terapéuticas, las cuales afectarán su estructura. Sus interpretaciones eran realizadas más bien desde el yo, defensivo y adaptativo, mientras que Klein estaba más orientada al ello y el instinto de muerte.

Perspectiva de Donald Winnicott

Para Winnicott, el trabajo terapéutico era interpretativo pero también un ambiente sostenedor (*holding*), análogo al cuidado maternal. Describe la psicoterapia como una forma de juego, que tiene que ver con dos personas jugando juntas. El tratamiento que él le habría ofrecido a Alicia sería una estructura suficientemente buena, para darle la seguridad que el verdadero self puede surgir y aceptar los riesgos de la experiencia de vivir.

Winnicott es claro en relación con la importancia de dar interpretaciones, y dijo que una interpretación puede ser suficiente, quizás dividida en dos o tres partes a lo largo de la sesión. Habría brindado un ambiente constante y de sostén, que le permitiría a Alicia jugar y expresar sus conflictos. Y se habría ofrecido a sí mismo como terapeuta-madre constante que estaría allí para ella e interpretaría la necesidad de tenerle a él como una madre constante que la entiende de una modo calmado y nutritivo.

CAPÍTULO VII

Margaret Malher

Biografía

Margaret Mahler (1897–1985) nació en Sopron, Hungría, y emigró a Nueva York en 1938, donde residió el resto de su vida. Malher murió en Nueva York a los ochenta y ocho años de edad.

Su padre era médico internista, y su madre tenía diecinueve años cuando se casó con él. Margaret fue la primera hija de un matrimonio no feliz. Su madre no pudo afrontar el hecho de tener una hija siendo tan joven, de manera que fue el padre quien se ocupó de los cuidados de la niña, que creció sintiéndose cada vez más distante de su madre. El momento definitivo de rechazo se produjo cuando escuchó a su madre decirle a su hermana, cuatro años menor, que era su favorita y que la quería y adoraba más que a nada en el mundo.

La situación de Margaret es un triste ejemplo de devastación emocional causado por favoritismo maternal. Margaret compensó la atmósfera de un hogar sin amor con un extraordinario éxito en la escuela, donde se destacó en ciencias y matemáticas. Margaret Mahler creía que la razón por la cual se había interesado en pediatría y psicoanálisis se había debido al rechazo de su madre. Creció infeliz, con baja autoestima y sintiéndose profundamente celosa de su hermana. Su padre le apoyó mucho y le animó a destacarse en su crecimiento intelectual. Mahler fue la segunda mujer en Sopron que recibió el título de educación secundaria; a los dieciséis años, se mudó a Budapest para vivir con una tía que tampoco fue cariñosa con ella.

Alice Kovacs (psicoanalista que más tarde se casaría con Michael Balint y adoptaría el nombre de Alice Balint) fue la compañera de Margaret en la escuela secundaria con la que pasaba más tiempo y con la que compartió la lectura de un artículo de Sandor Ferenczi. Ferenczi introdujo el psicoanálisis y la teoría del inconsciente en Hungría, además de crear un importante centro de pensamiento psicoanalítico en Budapest. La madre de Alicia, Vilma Kovacs, fue una de las primeras estudiantes de Ferenczi y líder del grupo psicoanalítico. Era una mujer muy sociable y frecuentemente invitaba a Margaret a los eventos sociales. En una de las fiestas, Margaret conoció a Michael Balint y a Sandor Ferenczi. A través de Ferenczi, comenzó a interesarse en Freud y en el inconsciente. Ferenczi fue una importante influencia en el futuro profesional de Mahler.

En 1916, Mahler fue a la Universidad de Budapest para estudiar historia del arte y escultura durante un semestre, hasta que empezó a interesarse por la medicina. En la universidad encontró otra fuente de infelicidad, ya que fue discriminada como mujer y como judía. En 1917, se matriculó en la escuela de medicina de Budapest y, después de tres semestres, se cambió a la Universidad de Munich para proseguir su entrenamiento clínico; más tarde se mudó a Heidelberg, Alemania, donde asistió a la Universidad de Jena para estudiar con Ibrahim, un famoso profesor de pediatría. Mahler empezó a entender la importancia del juego y del amor para la salud mental y física en la infancia.

Alrededor de 1920, empezó a sentir la presión del odio hacia los judíos. Su hermana fue a vivir con ella en Viena para continuar sus estudios de música. En una ocasión, ambas fueron arrestadas por la policía local y encarceladas por la única razón de ser judías. Un amigo de la familia les ayudó a salir de la cárcel y les aconsejó que dejaran el país. En 1921, se mudó a Heidelberg para cursar su último trimestre en la escuela de medicina; debido a las presiones antijudías en Viena, volvió a Jena para finalizar sus exámenes y fue una de los dos estudiantes que se graduó *Magna Cum Laude* en 1922. Regresó a Viena para recibir la licencia de médico y poder ejercer.

En 1922, decidió cambiar su especialidad de pediatría a psiquiatría. En 1926, comenzó el tratamiento psicoanalítico para su formación con

Helene Deutsch. Deutsch no era amable con Mahler, pero Ferenczi habló con ella y Deutsch estuvo de acuerdo en continuar su análisis hasta que Mahler se certificara como psicoanalista. Siete años más tarde, en 1933, fue aceptada como analista, el mismo año en que se encontraba desolada por la muerte de Sandor Ferenczi.

Mahler no tuvo una buena experiencia durante su análisis. Fue despedida de su tratamiento por Helen Deutch y rechazada por Anna Freud, que veía su trabajo como una desviación de la teoría de las pulsiones; sin embargo, Mahler se mantuvo siempre activa y asistía a los seminarios en el círculo de Anna Freud. En uno de los seminarios conoció a su futuro esposo, Paul Mahler, químico de profesión. Malher era hijo único de un exitoso hombre de negocios que eventualmente habría perdido toda su fortuna en la crisis económica europea. En 1936, Paul y Margaret se casaron; ella tenía treinta y nueve años, y su matrimonio terminó en divorcio en 1953. Cuando los nazis adquirieron más poder, la pareja se mudó a Inglaterra durante unos meses.

En 1938, la Sociedad Psicoanalítica Británica les prestó dinero para que se mudaran a los Estados Unidos. Los Mahler tenían poco dinero, y cuando se fueron dejaron a su familia y a sus amigos. La mudanza fue una fuente de intensa angustia, en parte, porque no hablaban bien inglés. Cuando llegaron a Nueva York, Mahler recibió allí su licencia médica. Estableció su práctica privada en el sótano de un edificio y comenzó a construir su práctica psicoanalítica.

En 1939 conoció al Dr. Spock, un famoso pediatra, y en 1940 empezó a dar seminarios de análisis de niños, y se convirtió en una profesora importante dentro de ese campo. Se unió al Instituto de Desarrollo Humano y al Instituto Educacional, así como también a la Sociedad Psicoanalítica de Nueva York. En 1948, empezó sus estudios clínicos, con casos benignos y malignos dentro del campo de la psicosis infantil.

En 1944, su hermana viajó desde Viena a Budapest escapando de los nazis; su padre murió un mes antes de la invasión alemana a Hungría, y su madre fue asesinada un año después en Auschwitz. En 1950, pasó a formar parte del personal de la Escuela de Medicina Albert Einstein y fue directora del programa de psiquiatría de niños, posición que mantuvo hasta 1960. Fundó la guardería terapéutica para niños psicóticos en el Hospital Albert Eisntein junto con Manuel Furer, y en el Centro Masters de Nueva York para Niños.

Mahler se interesó mucho por el desarrollo del niño y, en 1955, ella y Furer desarrollaron un proyecto de investigación al que denominaron

"Historia natural de la psicosis simbiótica del niño". En los estadios tempranos, su investigación estaba limitada al estudio de la simbiosis de los niños psicóticos y de sus madres.

Ambos vieron la necesidad de validar sus descubrimientos con un proyecto paralelo en el desarrollo humano normal. La mayor parte de la investigación fue realizada en los Centros Masters de Nueva York, en el Centro de niños. El producto de esta investigación dio como resultado el desarrollo de su teoría acerca del nacimiento psicológico del infante humano.

Principales conceptos teóricos de Margaret Mahler

Mahler mostró un gran interés por la dualidad madre-infante y, junto con Fred Pine y Anni Bergman, documentó cuidadosamente el impacto de las separaciones tempranas de los niños y sus madres. Desarrollaron un estudio crucial de la madre y del niño. Sus observaciones los llevaron a conceptualizar la idea de que el niño es capaz de internalizar la representación de la madre entre los veinticuatro y los treinta y seis meses. Esto brindó la base científica para impulsar a las madres a ser constantes en los cuidados de sus bebés hasta que éstos estuvieran listos para una separación saludable. De 1959 a 1962, la investigación de un grupo control de madres y sus bebés normales comenzó en Los Centros Masters de Nueva York, en la sección de niños.

Mahler sostiene que las relaciones de objeto se desarrollan a partir de la unidad dual madre-hijo, que es la fase normal de la simbiosis humana. Toma de la biología el término simbiosis para describir el estado de fusión, indiferenciación y total dependencia que el lactante tiene con la madre. Y añade que la característica esencial de la simbiosis es la ilusión somatopsíquica con la representación de la madre y especialmente la ilusión de un límite común entre dos individuos distintos. Esta ilusión se conserva en los casos de pérdida de identidad y de desorganización psicótica.

Malher traza una línea en el desarrollo intrapsíquico que se extiende desde la matriz simbiótica madre-hijo hasta el logro de una identidad individual estable, dentro de un mundo predecible y con objetos percibidos de forma real.

La documentación de *separación-individuación* fue su contribución más importante en el desarrollo del psicoanálisis. Su trabajo más importante fue *The Psychological Birth of the Human Infant. Symbiosis and Individuation (El nacimiento psicológico del infante humano. Simbiosis e individuación)*, escrito en 1975 en colaboración con Fred Pine y Anni Bergman.

Los precursores del proceso de separación-individuación

Malher centró su estudio en niños desde los cuatro o cinco meses, momento en que comienza la fase de separación-individuación. Describe dos fases precursoras, la autística y la simbiótica, y señala que estas fases son inferencias y abstracciones a partir de la reconstrucción psicoanalítica del trabajo con pacientes psicóticos y fronterizos.

1. Fase autista (0–1 mes)
   Esta fase abarca las primeras semanas de la vida del bebé. El bebé está desligado, ajeno a los estímulos externos y ensimismado, y pasa la mayor parte del tiempo durmiendo. Más tarde, Mahler descartará esta fase.
2. La fase simbiótica normal (1–5 meses)
   Esta fase dura hasta los cuatro o cinco meses de edad. Aquí el niño es consciente de la madre, pero no hay sentido de individualidad. El bebé y la madre son uno, una unidad dual. Hay una barrera entre ellos y el resto del mundo.

> Desde el segundo mes en adelante, la consciencia de la necesidad del objeto que satisface marca el comienzo de la fase de la simbiosis normal, en la cual el bebé se comporta y funciona como si él y su madre fueran un sistema omnipotente, una unidad dual con un límite común. (Mahler 1975, p. 44)

3. El proceso de separación-individuación (5–36 meses)
   Este proceso, llamado separación-individuación, se encuentra dividido en subfases, cada una con su propio inicio, resultado y riesgos. Hay también una considerable superposición.
   Al comienzo de esta fase, la fase simbiótica normal termina. La separación se refiere al desarrollo de límites, a la diferenciación entre el bebé y la madre; la individuación se refiere al desarrollo del yo del bebé, al sentido de identidad y a las habilidades cognitivas. Mahler describió que el bebé de pocos meses rompe su cascarón autista en el mundo con conexiones humanas.

Los trastornos en el proceso de separación-individuación pueden derivar en perturbaciones de la habilidad para mantener un sentido confiable de la identidad individual en el adulto.

• La primera subfase (5–9 meses): fase de diferenciación
Subfase de diferenciación y desarrollo de la imagen del cuerpo-hatching (eclosión) (cinco a nueve meses). Mahler escribió que:

> La atención del bebé, que dura los primeros meses de simbiosis, es en parte dirigida internamente o enfocada en un sentido vago dentro de la órbita simbiótica, y gradualmente se expande al dirigirse hacia fuera la actividad perceptiva del niño durante largos períodos de vigilia. (Mahler, Pine, y Bergmann 1975, p. 54)

La diferenciación dura pocos meses; el bebé deja de ignorar la diferenciación entre él y la madre. El cascarón se rompe y aumenta el estado de alerta y su interés por el mundo externo, usando a la madre como punto de orientación.

• La segunda subfase (9–15 meses): fase de práctica
Subfase de práctica (practising) (de los nueve o diez meses, hasta los dieciséis o dieciocho meses).

Mahler conceptualizó este período en dos partes: 1) Fase temprana de práctica: marca el comienzo de la habilidad temprana del bebé de alejarse físicamente de la madre, gateando; 2) El período de ejercitación propiamente dicha, caracterizada por el libre caminar erecto; Malher ubica en este momento el nacimiento psicológico. "El bebé comienza a explorar activamente y se vuelve más distante con la madre. El niño se siente todavía uno con la madre" (Mahler, Pine, y Bergmann 1975, p. 65).

• La tercera subfase (15–25 meses): fase de aproximación
Subfase de aproximación (rapprochement) (desde los quince o dieciocho meses hasta los veinticuatro meses en adelante).

El bebé nuevamente se acerca a la madre. El niño se da cuenta de que su movilidad física demuestra una separación psicológica de su madre. El niño vacila teniendo a su madre a la vista, con sus ojos y su acción, y así él puede explorar su mundo. Su fuente mayor de placer son las interacciones sociales. El riesgo es que la madre no entienda esta interacción y pueda responder con impaciencia e indisponibilidad. Esto puede llevar al niño a un temor ansioso de abandono.

La aproximación (*rapprochment*) está dividida a su vez en subfases. 1) Comienzo: el deseo de compartir descubrimientos con la madre; 2) Crisis (dieciocho a veintiún meses): indecisión entre estar con la madre, emocionalmente cerca, y ser más independiente y explorar; 3) Solución (veintiún meses y más): las soluciones individuales son posibles gracias al desarrollo del lenguaje y del superyó. Malhler escribió que:

> Los trastornos durante la subfase de *rapprochement* pueden reaparecer en muchas formas individuales diferentes durante la fase final de tal proceso, en el cual una representación unificada del self tendría que retornar demarcada desde una representación integrada del objeto. (Mahler, Pine y Bergmann 1975, p. 108)

• La cuarta subfase: hacia la constancia objetal (24 a 36 meses)
Esta es la fase de consolidación de la individualidad y el comienzo de la constancia emocional del objeto.

Mahler afirma que las principales tareas de la cuarta subfase son 1) el logro de una individualidad definitiva, en ciertos aspectos de por vida, y 2) el logro de cierto grado de constancia de objeto (Mahler, Pine y Bergman 1975, p. 109). El niño entiende que la madre tiene una identidad separada, que es un individuo separado. Esto lleva a la internalización, la cual es la representación interna que el niño se ha formado de su madre:

> La internalización provee al niño de una imagen que le ayuda en un nivel inconsciente con el apoyo y el confort de sus madres. Las deficiencias en la internalización positiva pueden llevar a un sentido de inseguridad y baja autoestima en la adultez. (Mahler, Pine, y Bergman 1975, p. 109)

CAPÍTULO VIII

John Bowlby

Biografía

Edward John Mostyn Bowlby nació en Londres, Inglaterra, el 26 de febrero de 1907, y murió el 2 de septiembre de 1990 en su casa de verano en la Isla de Skye, Escocia. Siendo el cuarto de seis hijos de una familia de clase media alta, Edward John Mostyn Bowlby fue criado por una niñera. John veía a su madre sólo una hora al día, a la hora del té, porque ella consideraba que la atención parental y el afecto podría conducir al niño a volverse malcriado. Cuando tenía cuatro años, su niñera y principal cuidadora del bebé dejó la familia. Más adelante, Bowlby describió esta trágica pérdida como algo similar a la pérdida de su madre.

Su padre, Anthony Bowlby, era un cirujano del palacio del rey. A la edad de siete años, le enviaron a un internado, práctica muy común entre los varones de su estatus social. Más adelante dijo que él no mandaría ni siquiera a su perro a un internado a la edad de siete años. Como consecuencia de estas vivencias traumáticas durante su infancia, Bowlby desarrolló una enorme empatía por los niños que sufren.

En abril de 1938, se casó con Ursula Longstaff, también hija de un cirujano. Tuvieron cuatro niños. Mary, nacida en 1939; Richard, nacido en 1941; Pía, nacida en 1945; y Robert, nacido en 1948. Después de la Segunda Guerra Mundial (1946–1947), Bowlby compró su casa en Hampstead, Londres, donde vivió el resto de su vida.

Bowlby estudió psicología en Trinity College (Cambridge, Inglaterra). Más tarde, trabajó con niños delincuentes e inadaptados. Cuando tenía veintidós años, se inscribió en la University College Hospital en Londres y se graduó a la edad de veintiséis. Estando todavía en la escuela de medicina, presentó una solicitud para el Instituto de Psicoanálisis. Después de su graduación, hizo su entrenamiento en psiquiatría en el Hospital Maudsley. Cuando tenía treinta años, en 1937, obtuvo su certificación como psicoanalista y fue miembro de la Sociedad Psicoanalítica Británica en 1939.

Su analista fue Joan Riviere, y uno de sus supervisores fue Melanie Klein. Durante la Segunda Guerra Mundial, fue coronel en la Royal Army Medical Corps. Después de la guerra, fue director de la clínica Tavistock, y desde 1950, consultor de la Organización Mundial de la Salud. Bowlby comenzó su carrera en el pensamiento clásico psicoanalítico tradicional, pero se alejó de la metapsicología tradicional, y, en cambio, basó su pensamiento en evolución y etología. No participó en las tumultuosas discusiones de la Sociedad Británica entre los Kleinianos y Annafreudianos, desde 1940 a 1945; Bowlby se asoció al Grupo Medio que más tarde se llamó Independiente, quienes trataban de encontrar los orígenes de la psicopatología en experiencias interpersonales reales.

Bowlby conoció a Konrad Lorenz y leyó su libro *Los anillos del rey Salomón (1952) (The Rings of King Solomon)*, lo que le llevó a interesarse por la etología. Los estudios de la impronta (*imprinting*), especialmente de la impronta filial (filial *imprinting*), y sus funciones biológicas (protección y supervivencia) cobraron fuerza en su pensamiento. Además, los estudios de Harlow sobre el contacto en la población de los monos Rhesus le ayudaron a desarrollar sus ideas. Llegó a la conclusión de que la tendencia del niño a establecer una conexión fuerte con la figura de la madre es parte de la función de supervivencia de las especies como una protección contra los depredadores en el contexto de la adaptación, y esta tendencia no está sólo relacionada con la necesidad de alimentarse o con necesidades orales. Sus ideas fueron altamente criticadas por los psicoanalistas de la época.

Conceptos fundamentales en la teoría de Bowlby

Desde el principio de su carrera, Bowlby se mostró interesado por las secuelas que se apreciaban en los niños que se separaban de la madre durante el período de hospitalización, aquellas que aparecen en el niño que es separado de sus padres a una edad temprana.

En esa época, no se permitía a los padres quedarse con su niño en el hospital cuando le ingresaban. Durante la guerra, Bowlby trabajó con Anna Freud (con niños evacuados) y con René Sptiz (con niños huérfanos). Al final de los años 1950, reunió un cuerpo de observaciones y trabajo teórico que le indicaba la fundamental importancia del apego desde el nacimiento y a lo largo del desarrollo del niño. Estaba interesado en descubrir los modos reales de la interacción de la familia, tanto en el desarrollo normal como en el patológico.

En su teoría del apego, propuso la idea de que la conducta de apego era esencialmente una estrategia evolutiva de supervivencia para proteger al bebé de los depredadores. Joyce y James Robertson trabajaron con él en la Clínica Tavistock de Londres para estudiar la separación breve entre los padres y los niños en el momento de la hospitalización del niño. Basó su estudio en los niños de dieciocho a cuarenta y ocho meses de edad (uno a cuatro años).

Este trabajo fue documentado en películas en el año 1952, que mostraban los resultados de observar la conducta de los niños hasta los cuatro años después de la separación de la madre en el momento de la hospitalización. Estas observaciones tuvieron un gran impacto en el campo de la pediatría en Inglaterra. Estos descubrimientos cambiaron las reglas hospitalarias, permitiendo a las madres quedarse con sus hijos pequeños durante la hospitalización.

Mary Ainsworth, una estudiante de Bowlby, fue aún más allá y aplicó sus ideas sugiriendo la presencia de los diferentes estilos de apego que ella había observado.

En 1956, Bowlby comenzó a preparar su trilogía "El Apego y la pérdida":

Volumen 1   "El Apego" (1969), *Attachment and Loss.*
Volumen 2   "La Separación" (1972), *Separation, Anxiety, and Anger.*
Volumen 3   "La Pérdida, Tristeza y depresión" (1980), *Loss, Sadness and Depression.*

Antes de la publicación de la trilogía, los principales temas de la teoría del apego estaban basados en conceptos de etología y psicología del desarrollo. Sus tres artículos clásicos eran "La naturaleza de la ligazón del niño con la madre" (1958), "Ansiedad de separación" (1959) y "Duelo y luto en la infancia y la niñez tempana" (1960), que fueron presentados en la Sociedad Psicoanalítica Británica de Londres.

Después de la publicación de "Cuidado materno y salud mental", Bowlby desarrolló un nuevo entendimiento en los campos de la biología evolutiva, etología, psicología de desarrollo, ciencia cognitiva y teoría de control de sistemas. La conceptualización de su teoría comenzó con la publicación de dos artículos en 1958, "La naturaleza de la unión del niño con la madre", donde introdujo su concepto fundamental de "apego", y "La naturaleza del amor" de Harry Harlow, que incluye sus estudios con los monos Rhesus.

La teoría del apego fue finalmente presentada en 1969 con su primer volumen *El Apego*, de la trilogía "*El apego y la pérdida*". Bowlby modificó las explicaciones psicoanalíticas del apego, en respuesta a los psicoanalistas que habían rechazado su teoría. Aproximadamente al mismo tiempo, una ex-colega de Bowlby, Mary Ainsworth (1913–1999), estaba completando un estudio sobre la relación madre-niño en Uganda que se basaba en la naturaleza del apego del infante, a la luz de teorías etológicas y las ideas de Bowlby. Ainsworth clasificó a los bebés como seguros, inseguros (ansiosos) y no apegados (categoría que descartaría más tarde). Estos resultados contribuyeron enormemente a la evidencia subsecuente basada en la teoría del apego tal como se presentó en el libro *El apego*, que fue revisado en 1982 para incorporar investigaciones más recientes. El último libro de Bowlby, *Una base segura*, fue publicado en 1988.

De acuerdo con la teoría del apego, el apego en los bebés es primariamente un proceso de búsqueda de proximidad (*proximity-seeking*), una figura de apego identificable (figura de apego) en situaciones percibidas como de peligro o alarma, con el propósito de sobrevivir. El fin biológico es la supervivencia, y el fin psicológico es la seguridad. "La conducta de apego ha sido definida como buscar y mantener proximidad con otro individuo" (Bowlby 1969, p. 195).

Bowlby afirma que los bebés se apegan a los adultos que son sensibles y responden en una interacción social con el bebé y a aquellos que permanecen constantes como cuidadores durante algunos meses a lo largo del período que va de los seis meses a los dos años aproximadamente. Las respuestas parentales llevan a desarrollar modelos de apego que, a su vez, conducen a "modelos de funcionamiento internos" que guían los sentimientos del individuo, los pensamientos y las expectativas en relaciones posteriores.

Bowlby considera que el infante humano tiene una necesidad de seguridad, a través de una relación segura con el adulto que le cuida desde el comienzo de su vida, sin la cual no ocurre un desarrollo social y emocional normal. Bowlby escribió que: "Los niños que tienen una relación segura con ambos padres son más confiados y más competentes; los niños que no mantienen una relación segura con ninguno de ellos, tienen menos seguridad y competencia, y aquellos que tienen una relación segura con sólo uno de los padres, están en el medio" (Bowlby 1988, p. 10).

Además, sostiene que las experiencias tempranas con cuidadores da lugar gradualmente a un sistema de pensamientos, recuerdos, creencias, expectativas, emociones y conductas acerca de ellos y de otros. A este sistema lo llamó *modelo de funcionamiento interno de relaciones sociales* (*internal working model of social relationships*), el cual continúa desarrollándose con el tiempo y con las experiencias a lo largo de la vida.

A medida que el niño crece, usa sus figuras de apego como una *base segura* desde donde se atreve a explorar. Mary Ainsworth empleó este concepto, además de otros relacionados con la conducta de apego a los que llamó "extraña cautela" (*"strange wariness"*), y con las conductas de reencuentro, para desarrollar un instrumento llamado "procedimiento de situación extraña" (*strange situation procedure*). La situación extraña es un procedimiento creado en 1964 por Mary Ainsworth y los miembros de su equipo en Baltimore, para ser empleada conjuntamente con un estudio longitudinal intensivo del desarrollo de la relación de apego entre la madre y su hijo durante el primer año de vida. Esta herramienta de investigación fue usada para desarrollar y clasificar diferentes estilos de apego y para evaluar la separación y la conducta del niño en el reencuentro con la madre.

Ainsworth introdujo el concepto de "base segura" y desarrolló la teoría de que existen varios patrones de apego en los bebés, entre los que incluye: apego seguro, apego inseguro-evitativo, apego inseguro-ambivalente o ambivalente-preocupado. Más adelante, Mary Main y sus colegas identificaron el apego desorganizado-desorientado, para aquellos niños a los cuales les falta la estrategia coherente necesaria para afrontar situaciones que están relacionadas con la severidad de la separación. Este tipo de apego que los bebés desarrollan depende de la cualidad del cuidado que reciben.

El proceso de apego no es específico para el género del niño. El bebé va a formar apego con cualquier cuidador consistente que sea sensible y que responda a la interacción social. La cualidad del contacto social parece tener una mayor influencia que el tiempo que el cuidador pasa con el infante.

Bowlby menciona que el apego desorganizado está asociado con la presencia de factores de riesgo en la familia, tales como maltrato, depresión, trastorno bipolar, alcohol u otras sustancias que los padres puedan usar. Como consecuencia de estos factores de riesgo, Bowlby halló problemas clínicos en el desarrollo del niño, como agresión en la infancia, disociación y violencia. Esto también está relacionado con problemas en la regulación del afecto y las habilidades cognitivas sociales, características de grupos disfuncionales con problemas de conducta. Por ejemplo, pueden aparecer problemas de desatención y trastornos cognitivos, dependiendo de la duración de la privación. Por el contrario, el apego seguro lleva a un sentido general de competencia y autoestima.

Su mayor contribución fue dar significado a la proclividad biológica del bebé para formar apegos, iniciarlos, mantenerlos y terminar la interacción con el cuidador, así como también usar a esta persona como una "base segura" para la exploración y el automejoramiento. Para Bowlby, es esencial que las necesidades del bebé se vean satisfechas por un apego seguro e intacto con la madre. Además, pensaba que el niño que no tiene esta seguridad puede mostrar signos de privación parcial (desarrollo de una necesidad excesiva de amor o revancha, culpa y depresión) o privación total (apatía, insensibilidad, retraso en el desarrollo y más adelante signos de superficialidad, falta de concentración, sentimientos no reales, robo compulsivo o engaño).

Separación

Robertson y Bowlby (1952) describieron tres fases de respuesta a la separación: "*Protesta* (relacionada con la ansiedad de separación), *desesperación* (relacionada con el duelo y el luto) y *desprendimiento* (relacionada con los mecanismos de defensa, especialmente la represión)" (Bowlby 1988, p. 32).

Protesta *(relacionada con la ansiedad de separación)*

Esta comienza cuando el bebé siente la amenaza de separación. El bebé llora, siente rabia y busca a la figura parental.

Desesperación *(relacionada con duelo y luto)*

Aquí los movimientos físicos disminuyen, el llanto es intermitente, la tristeza prevalece; el niño se retira del contacto y puede mostrar rabia hacia otros niños o hacia su juguete favorito.

Desprendimiento o negación *(relacionada con la defensa)*

Aquí hay un retorno a la sociabilidad, aceptando a otros adultos que brindan cuidado. Puede darse una conducta anormal al reunirse con el cuidador. El desprendimiento puede persistir siguiendo al reencuentro y a la conducta de apego como una expresión del miedo al abandono.

En 1960, Bowlby sostuvo que cuando un cuidador está ausente para el bebé, las respuestas de protesta-desesperación pueden derivar en desprendimiento y pueden afectar a la habilidad del bebé para formar relaciones interdependientes y cuidadosas en la vida.

Otro concepto importante que Bowlby describió es la conducta de reacción frente a una pérdida significativa: el duelo. Categorizó cuatro fases en la experiencia de los niños y de los adultos relacionadas con el proceso de duelo:

1. Fase de embotamiento de la sensibilidad, que usualmente dura desde varias horas hasta una semana y puede ser interrumpida por un intenso estrés o rabia.
2. Fase de anhelo y búsqueda de la figura perdida, que dura meses y, a veces, años.
3. Fase de desorganización y desesperanza.
4. Fase de mayor o menor grado de reorganización (Bowlby 1980, p. 85).

Fase de embotamiento

El embotamiento de la sensibilidad ocurre después de una primera reacción a la pérdida de un objeto amado. Shock, estrés, miedo y quizás rabia pueden acompañar al entumecimiento. (Bolwby 1980, p. 86)

Fase de anhelo y búsqueda de la figura pérdida: cólera

La protesta sigue al embotamiento. La protesta puede tomar la forma de la negación y durar horas. Llorar es una forma común de protesta, y también es una forma común de intentar recobrar lo que se ha perdido. En esta primera parte del duelo, pueden aparecer la rabia y la hostilidad hacia los médicos e incluso hacia la persona perdida. El mundo se vuelve vacío y sin sentido debido a la ausencia de la persona, y pueden sobrevenir la búsqueda y el anhelo. La emoción predominante es una dolorosa tristeza. Puede darse un proceso de transferencia de sentimientos de apego por esa persona hacia recuerdos de la persona, hasta que gradualmente se llega a la comprensión interna de la pérdida.

Fase de desorganización y desesperanza

A través del proceso de revivir mentalmente a la persona perdida, el deudo comienza a aceptar la pérdida permanente y experimenta agitación y futilidad. Puede volverse retraído, introvertido e irritable. El mundo parece sombrío y vacío.

Es esencial que, contrariamente a lo que ocurre en una depresión clínica, la persona mantenga intacta su autoestima. Pueden aparecer síntomas somáticos como falta de apetito, falta de energía y problemas digestivos.

Fase de reorganización

En esta etapa, el duelo empieza a ceder y la persona comienza a establecer nuevos patrones y nuevas metas en su vida. Este proceso puede llevar meses e incluso años. Los recuerdos dolorosos comienzan a desaparecer y el dolor es reemplazado por los buenos recuerdos, el placer y el afecto. Surgen nuevas actividades y nuevas relaciones. Bowlby escribió: "Para que un duelo tenga un final favorable, parece que es necesario que la persona en duelo soporte estas turbulencias emocionales. Es importante aceptar que la pérdida es en verdad permanente y que su vida debe empezar a moldearse nuevamente" (Bowlby 1980, p. 93). Bowlby enfatizó que recordar y hacer el duelo por las pérdidas en el pasado es una parte crucial de cualquier proceso terapéutico.

La Ansiedad según Bowlby

Bowlby afirma que la ansiedad está relacionada con el sentimiento del riesgo de perder a la madre. Según su opinión, la ansiedad es la anticipación de la pérdida de la figura de apego. "Cuando la figura de apego no está disponible, el bebé experimenta estrés de separación. En los bebés la separación física puede causar ansiedad y rabia, seguidas de tristeza y desesperación" (Bolwby 1988, p. 30) y añade que: "Una amenaza de pérdida crea ansiedad y la pérdida real, tristeza; ambas pueden provocar ira, rabia" (Bowlby 1969, p. 209).

Cuando el niño es mayor, a la edad de tres o cuatro años, la separación física no es tal amenaza ya para el niño con la figura de apego. La amenaza a la seguridad en niños mayores y adultos es provocada por las ausencias prolongadas, la falta de comunicación y el rechazo o el abandono.

Fases en el desarrollo del apego

En su libro *Apego*, Bowlby describe varias fases en el desarrollo del apego; sin embargo, no hay límites claros entre ellas (Bowlby 1969, p. 265). Bowlby afirma que: "El bebé, cuando nace, tiene ya un número de sistemas de conducta listos para activarse, y cada sistema es activado por un estímulo, y finaliza por estímulos de otras clases" (Bowlby 1969, p. 265). Este sistema le permite al bebé tener una organización interna estable. En el pasado, se creía que las conductas de apego eran parte de un sistema de conducta, pero después de continuar con las observaciones e investigaciones, el consenso es que el principal componente del apego es un mecanismo psicológico.

Para Bowlby, la meta que regula el sistema no es el objeto (i.e., la madre como sostiene la teoría de objeto). La meta que regula el sistema es en un principio un estado físico, la necesidad de la proximidad de la madre, y más tarde es suplantada por metas más psicológicas (el sentimiento de cercanía con el cuidador), de manera que la meta es un estado de ser o sentir, en lugar de la relación con el objeto. Las fases en el desarrollo del apego son:

Fase 1: Orientación y señales con discriminación limitada de la figura (desde el nacimiento hasta alrededor de las doce semanas, aunque puede ser más larga):

> La habilidad del bebé para discriminar o distinguir una persona de la otra está limitada al estímulo olfativo y auditivo. La conducta hacia una persona cercana incluye orientación hacia la persona, seguir los movimientos de los ojos, agarrar y tocar, sonreír y balbucear. Frecuentemente el bebé deja de llorar cuando escucha una voz o ve una cara. (Bowlby 1969, p. 266)

Fase 2: Orientación y señales dirigidas hacia una (o más) figuras diferenciadas (desde doce semanas hasta los seis meses de edad, y más). La conducta es la misma que en la fase 1, pues el bebé se dirige a la gente de manera sociable, pero en esta fase lo hace de manera más marcada hacia la figura de su madre que hacia las otras personas.

Fase 3: Mantenimiento de proximidad con una figura discriminada por medio de locomoción, así como señales (seis o siete meses de edad hasta uno, dos o tres años):

> El bebé paulatinamente empieza a discriminar personas, y su repertorio de respuestas incluye ahora seguir a su madre cuando se va, saludándola a su regreso y usándola como base para explorar. Los extraños son tratados con gran cautela. Su apego a la figura de su madre es evidente para todos los que lo observan. (Bowlby 1969, p. 267)

Fase 4: Formación de una sociedad con meta (desde la mitad del tercer año):

> El niño empieza a adquirir consciencia de los sentimientos y motivos de su madre. El terreno está preparado para que los componentes del par (madre-niño) desarrollen una relación más compleja entre ellos, lo que Bowlby llama *"partnership"*. (Bowlby 1969, p. 268)

Otros conceptos desarrollados por Bowlby

Tres sistemas conductuales:

* El sistema de apego
* El sistema exploratorio
* El sistema del miedo.

Bowlby describe tres sistemas conductuales (sistema de apego, sistema exploratorio, sistema del miedo), los cuales regulan la adaptación del desarrollo del niño. El sistema exploratorio está conectado con el de apego. Bowlby afirma que "La conducta de apego ha sido definida como ver y mantener proximidad con otro individuo" (Bowlby 1969, p. 195). Además, sostiene que "El bebé está unido a la madre cuando la reconoce y actúa de una forma que mantiene su proximidad con ella" (Bowlby 1969, p. 199).

La figura de apego proporciona la base segura (*secure base*) esencial desde la cual el niño puede explorar el mundo. La ausencia de esta figura de apego interfiere con la exploración. Un apego exitoso permite el desarrollo de las capacidades sociales y cognitivas, y se establece el apego seguro. Por el contrario, si el niño no desarrolla un apego seguro, surge el sistema del miedo y la reacción del niño a los estímulos será percibida como peligrosa. "Los tres sistemas conductuales regulan el desarrollo de la adaptación del niño" (Fonagy 1991, pp. 8–9).

Los sentimientos

Bowlby describe los vínculos afectivos como la situación en la que un individuo tiene una mayor significación emocional que otro. Las figuras hacia las que se dirige esa conducta despiertan amor en el niño, y este saluda su llegada lleno de alborozo. Mientras el niño está en presencia de una figura de apego, o cerca de ella, se siente seguro.

Un vínculo afectivo se convierte en un vínculo de apego cuando el individuo busca seguridad en esa relación específica. Durante la infancia y la niñez, los vínculos se dan con los padres (o sustitutos de los padres) en los cuales se busca protección, confort y apoyo:

> Durante una adolescencia y madurez saludables estos vínculos persisten, pero son complementados con nuevos vínculos,

comúnmente de naturaleza heterosexual. Sin embargo, la comida y el sexo a veces juegan roles importante en las relaciones de apego; la relación existe por propio derecho y tiene en sí misma la función de supervivencia, es decir de protección. (Bowlby 1988, p. 121)

Además, Bowlby menciona un modelo operativo complementario del self, por el cual el niño con un modelo operativo de rechazo hacia el cuidador desarrollará un modelo operativo del self como no querido, no valorado e imperfecto. Para el autor, las características cognitivas y emocionales están relacionadas con el apego como una función de la naturaleza de las pasadas relaciones entre el bebé y el cuidador.

En su libro *Apego y psicoanálisis*, Fonagy escribe:

> Nosotros creemos que la capacidad de los padres para adoptar una postura intencional hacia el bebé todavía no intencional, pensar acerca del bebé en términos de pensamientos, sentimientos y deseos en la mente del bebé y en la de ellos mismos en relación con el bebé y su estado mental, es la clave mediadora para la transmisión del apego y explica las observaciones clásicas concernientes a la influencia de la sensibilidad del cuidador. (Fonagy 1991, p. 27)

En relación con la predicción del impacto del apego temprano en el desarrollo posterior, Bowlby no tiene dudas de que la diferencia en la seguridad del apego bebé-madre tendrá implicaciones a largo plazo y más tarde en las relaciones íntimas, en el entendimiento de sí mismo y en los trastornos psicológicos.

Bowlby se interesó por la capacidad del yo para crear defensas durante el proceso de desarrollo que organiza construcciones caracterológicas y sintomáticas. Los modelos de apego pueden ser vistos como mecanismos de defensa, usados por el niño para manejar los estilos idiosincrásicos en la interacción con sus cuidadores.

Integración entre teoría del apego y psicoanálisis

Bowlby y su teoría del apego generaron mucha controversia entre los analistas en los primeros años de la década de 1960. Fue muy criticado por ser mecanicista y no dinámico. Se decía que no aceptaba la teoría de las pulsiones, los procesos inconscientes y el concepto de fantasía inconsciente.

Hay autores, como Peter Fonagy y Mario Marrone, que intentan integrar la teoría del apego y el psicoanálisis, aunque admiten que se trata de una tarea complicada. Fonagy dijo que hay puntos de contacto (algunos obvios, otros sutiles), así como también puntos de divergencia significativos.

Fonagy trató de unir la teoría del apego y el psicoanálisis a través de una ciencia cognitiva como la mentalización, la teoría de la mente que supone la capacidad de los seres humanos para adivinar con alguna aproximación qué pensamientos, emociones e intenciones existen detrás de las conductas, como por ejemplo una expresión facial. La conexión entre teoría de la mente y modelo operativo interno abre áreas de investigación en el futuro. Fonagy, en *Teoría del apego y psicoanálisis*, afirma que "la mentalización es una función simbólica específica central tanto en el psicoanálisis como en la teoría del apego, y aparece en ambas teorías del pensamiento" (Fonagy 1991, p. 165) y añade que: "El bebé seguro se siente confiado para pensar en el estado mental del cuidador. Por el contrario, el niño que evita huye del estado mental del otro, mientras que el niño resistente se centra en su propio estado de estrés" (Fonagy 1991, p. 167).

Fonagy sostiene que también hay conceptos de la mentalización en psicoanálisis que se muestran de distintos modos en los diferentes autores; Freud, lo muestra en su concepto de unir, se refiere desde lo físico (inmediato) hasta lo psicológico (asociativo); Klein, cuando describe la posición depresiva, enfatiza el reconocimiento de lo dañado y el sufrimiento del otro, es decir, la consciencia del estado mental; y Winnicott, cuando reconoce la importancia del entendimiento psicológico del bebé por parte del cuidador en el surgimiento del verdadero self, y en el reconocimiento del aspecto dialéctico de la relación (Fonagy 1991, p. 167).

Proceso psicoterapéutico en Bowlby

Es importante mencionar que en 1988 Bowlby publicó una serie de conferencias explicando cómo la teoría del apego y la investigación pueden ser usadas en la comprensión y el tratamiento del niño y los problemas de la familia. Su meta consistía en tratar de cambiar el enfoque de los padres, la conducta de los padres y la relación de los padres en la intervención terapéutica. Una de sus principales metas fue llevar el tratamiento individual, la prevención y los programas de intervención, desde la terapia individual hasta los programas de salud pública, con intervenciones diseñadas para cuidadores adoptivos. Una de sus principales metas era aumentar la respuesta y la sensibilidad de los cuidadores.

En su libro *Una base segura* (1988), Bowlby consideró aplicar la teoría del apego a la terapia individual. Bowlby señaló a los terapeutas la necesidad de explorar en el paciente el modelo operativo de sí mismo y sus figuras de apego en el pasado, con la intención de revisarlas para reconstruirlas, a la luz de un nuevo entendimiento a través de la relación terapéutica. Ayudando a los pacientes en esa tarea, describió cinco formas principales de enfocar ese fin.

Cinco tareas terapéuticas durante el proceso de tratamiento:

1. La primera es proveer al paciente de una *base segura* donde se sienta seguro y confiado para explorar sus pasadas experiencias dolorosas. El terapeuta debe proveer de apoyo, estimulación, simpatía y, en ocasiones, orientación.
2. La segunda es que el terapeuta ha de asistir y ayudar a revisar y examinar las elecciones del presente, considerando la posibilidad de elementos inconscientes que puedan influir en sus elecciones, cuando el paciente tiene que decidir con quién desea mantener una relación íntima.
3. La tercera es estimular al paciente a examinar la relación entre ellos dos, el paciente y el terapeuta. Teniendo en cuenta que el paciente puede desplazar a la relación con el terapeuta percepciones, construcciones y expectativas de cómo una figura de apego siente y actúa hacia él, la forma del modelo operativo pasado de los padres y los de él mismo.
4. La cuarta tarea es que el terapeuta estimule al paciente a considerar cómo sus percepciones y expectativas presentes, y los sentimientos y acciones que surgen, pueden ser el producto de sucesos y situaciones que vivió en la niñez y en la adolescencia, especialmente con sus padres, o el producto de lo que le dijeron repetidamente.

   Este es frecuentemente un proceso difícil y doloroso, y a veces requiere que el terapeuta permita a su paciente considerar como posibilidad ideas y sentimientos hacia sus padres que puede juzgar inimaginables o impensables. El paciente puede sentirse conmovido por fuertes emociones y urgido a actuar; esas emociones pueden estar dirigidas a sus padres, a veces al terapeuta, y algunas de ellas pueden ser consideradas inaceptables, ajenas o temidas.

5. La quinta tarea supone que es importante permitir al paciente reconocer que estas imágenes (modelos) de sí mismo y de otros derivan de experiencias pasadas dolorosas, y quizás de mensajes engañosos provenientes de los padres, que pueden ser o no ser apropiados para su presente o su futuro.

Una vez que el paciente entiende la naturaleza de las imágenes (modelos) que le gobiernan y ha trazado sus orígenes, comienza a entender que eso es lo que le llevó a ver el mundo y a sí mismo como lo hace, o a sentir, pensar y actuar en la forma en la que lo hace. Estará en la posición de reflexionar sobre la exactitud y adecuación de esas imágenes, y sobre las ideas y acciones a las que le guiaron a la luz de sus experiencias emocionales con personas significativas actuales, incluyendo al terapeuta y a sus padres, y a él mismo en relación con cada uno. A través de este proceso el terapeuta permite a su paciente dejar de ser un esclavo de los estereotipos antiguos e inconscientes y sentir, pensar y actuar de nuevas maneras. (Bowlby 1988, pp. 138–139)

Tres importantes experiencias en el desarrollo del trabajo de Bowlby

Se ha dicho que hubo tres experiencias durante el trabajo de Bowlby que le llevaron al desarrollo de la teoría del apego:

1. *La experiencia de Bowlby con niños inadaptados y con delincuentes en 1944*: A los veintiún años, Bowlby trabajó en un hogar para jóvenes inadaptados. El estudio retrospectivo que realizó diez años más tarde, en el que examinaba la historia de cuarenta y cuatro ladrones (1944), reafirmó su teoría de que el trastorno de la temprana relación madre-niño puede ser entendido como un precursor del trastorno mental. Observó que los niños que habían sido seriamente privados del cuidado maternal, tendían a desarrollar los mismos síntomas que él había identificado en los jóvenes delincuentes privados de afecto.

2. *Durante 1952, James Robertson, con el estímulo de Bowlby, filmó un documental titulado "Un niño de dos años de edad va al hospital"*: James Robertson (1911–1988) era un trabajador social psiquiátrico

y psicoanalista, que ejerció en la Clínica e Instituto Tavistock de Londres, entre 1948 y 1976. James se reunió con Bowlby en la clínica Tavistock en 1948 para observar, en el hospital o en residencias, a niños que habían sido separados de sus padres. James pasó cuatro años documentando el impacto de estas separaciones en niños de dieciocho a cuarenta y ocho meses de edad. Este estudio cambió el sistema hospitalario en Londres, permitiendo a la madre acompañar al hijo pequeño durante la hospitalizción.

3. *La supervisión de Bowlby con Melanie Klein*: Klein supervisó a Bowlby en el tratamiento de un niño de tres años de edad. Klein recalcó el rol de las fantasías del niño acerca de la madre. En cambio, Bowlby enfatizó la historia factual de la relación madre-niño. Su punto de vista era que los niños respondían a acontecimientos sucedidos en su vida real y no a fantasías inconscientes. Esta perspectiva fue rechazada por los analistas de la época y Bowlby fue apartado de la comunidad psicoanalítica. A pesar de dicho aislamiento por parte de la comunidad psicoanalítica tradicional, consideramos importante incluir la teoría del apego debido a su actual relevancia en el campo del desarrollo del niño y a su influencia en la prevención de la patología futura en el niño.

CAPÍTULO IX

Pioneros alrededor del mundo

Hermine Hug-Hellmuth

Hermine Hug-Hellmuth (1871–1924) fue una psicoanalista austríaca considerada la primera psicoanalista de niños en Viena. Fue la segunda hija de Hugo Hug von Hugenstein, quien sirvió en la Guerra de Austria como oficial militar y civil. Su madre, Ludovika Achelpohl, era una mujer muy culta que educó a Hermine en su casa; sufrió tuberculosis y murió cuando Hermine tenía doce años. Después de la muerte de su madre, Hermine asistió a la escuela pública y se graduó como maestra. Enseñó en escuelas públicas y privadas antes de entrar en la Universidad de Viena en 1897, donde estudió ciencias físicas y donde obtuvo su doctorado en física en 1909.

Empezó a interesarse por el psicoanálisis y comenzó su propio tratamiento psicoanalítico con el analista vienés Isidor Sadger. Su interés por la teoría psicoanalítica creció, y decidió aplicar la nueva teoría en niños con problemas. En 1910, eligió centrarse en el campo del psico-análisis de niños y renunció a su posición de maestra. Al año siguiente, Hermine publicó su primer artículo sobre psicoanálisis, "El análisis de un sueño de un niño de cinco años", y en 1913 publicó "La naturaleza del alma del niño". Ese mismo año fue aceptada como miembro del Grupo de los Miércoles, que tiempo más tarde se convertiría en la Sociedad de Viena. Fue una de las tres mujeres aceptadas como miembros de la Asociación Psicoanalítica de Viena. Las otras dos mujeres fueron Margarete Hilferding (1871–1942) y Sabina Spielrein (1885–1941). Freud respetaba las ideas de Hermine y sus contribuciones psicoanalíticas y le otorgó la posición oficial de representante del psicoanálisis de niños.

Hug-Hellmuth fue la primera psicoanalista que escribió acerca de la importancia del desarrollo emocional del bebé en las primeras semanas de vida, sus sentimientos sexuales tempranos y la masturbación. También resaltó el valor del juego en niños como método de observación de su desarrollo. Contribuyó a la idea de la importancia del psicoanálisis en otros campos, como el pedagógico y el educacional.

En 1920, en el Congreso Internacional de La Hague, informó sobre sus tempranos esfuerzos por desarrollar una técnica psicoanalítica en su trabajo con niños, y también presentó su artículo "Sobre la técnica del análisis de niños".

En 1921, Hermine fue nombrada directora del Centro Educacional de Orientación (Educational Counseling Centre), un grupo asociado con el centro ambulatorio de la Sociedad Psicoanalítica de Viena. Allí, su trabajo se basaba en la observación y en el análisis de la conducta de los niños, con la idea de aplicar la teoría psicoanalítica a la educación de niños y a su salud psicológica. Sin embargo, su prometedora carrera se terminó pronto, en la noche del 8 de septiembre de 1924, poco después de concluir su libro *Nuevas maneras de entender la juventud*. Hermine fue asesinada por su sobrino de dieciocho años, al que había protegido después de la muerte de su media hermana, la madre del joven. Murió a la edad de cincuenta y tres años.

Sabina Spielrein

Sabina Spielrein (1885–1942) fue una psicoanalista rusa, considerada una de las primeras en ocuparse del desarrollo del psicoanálisis de niños. Nació en Rostov on Don y pertenecía a una familia judía. Su padre, Nikolai Spielrein, era un exitoso hombre de negocios; su madre, Eva Lublinskaya, era dentista y también fue pionera en la ampliación del rol de la mujer en la sociedad. Sabina era la mayor de cinco niños: su hermana menor, Milotschka, quien murió joven, y sus tres hermanos, Jascha, Isaak y Emil. Su hermano Isaak fue psicólogo y pionero en psicología laboral.

Los padres de Sabina eran muy estrictos, por lo que los niños recibieron una educación y crianza estricta. El padre tiranizaba el hogar, y la madre golpeaba a los niños severamente. Al mismo tiempo, el padre se interesaba mucho por su educación y les envió a las mejores universidades. Les animó a aprender idiomas, especialmente alemán y francés. Los niños tenían niñera, maestro de música y una gobernanta que les preparaba para la escuela.

Sabina era precoz, excelente en la escuela, y estudiaba piano. Le gustaban las ciencias, y desde muy pequeña quiso ser médica. Sabina experimentó dolorosas pérdidas. Cuando tenía quince años, su hermana menor, de seis años, murió de fiebre tifoidea, y su abuela, a la que se sentía muy unida, también falleció por esa época. A pesar de su depresión y de sus síntomas de histeria, pudo completar el Gymnasium con honores. Durante esos años sufrió emocionalmente, pero sus sentimientos empeoraron y a la edad de diecisiete se volvió disfuncional.

Sabina se sintió perdida, y en esa época, ser inteligente, judía y mujer implicaba una situación de confusión y dificultad. También tenía temores, por ejemplo al matrimonio. Sus padres no pudieron ayudarla en su dolor y confusión, de manera que la enviaron a tratarse en el Heller Sanatorium de Suiza, donde permaneció internada durante un mes. Sin embargo, el tratamiento no dio ningún resultado, y fue transferida a un hospital psiquiátrico en Zúrich, el Burgholzli, bajo la dirección de Eugen Bleuler, donde estuvo en tratamiento con Carl G. Jung, uno de los primeros seguidores de Freud.

Carl Jung utilizó la técnica psicoanalítica en el tratamiento de Spielrein; después de nueve meses fue dada de alta, pero continuó en análisis con Jung. Spielrein logró resolver sus problemas con su familia y su profundo temor. Entonces sintió un fuerte deseo de seguir con su sueño de ser médica. El Dr. Bleuler le escribió una carta de recomendación y se inscribió en la Escuela de Medicina de Zúrich.

Su relación con Jung se convirtió en una atracción romántica, y Sabina se enamoró de él durante su tratamiento. Jung tenía sentimientos eróticos hacia ella, y ambos compartían un apasionado interés por el psicoanálisis, lo cual les unía. La relación continuó hasta 1909, cuando Jung finalizó el *affaire* para salvar su matrimonio y su carrera. Jung había contactado con Freud en 1906, para solicitarle su opinión acerca del desafiante tratamiento de Sabina. Sabina también se puso en contacto con Freud y le pidió una consulta en 1909; Freud declinó la propuesta, pero eventualmente conoció a Sabina en 1911.

Este fue al mismo tiempo un caso doloroso pero también exitoso. Sabina fue científicamente productiva y realizó contribuciones muy valiosas en el campo de psicoanálisis de niños. Publicó más de treinta artículos, intercambió cartas con Sigmund Freud, Otto Rank, Wilhelm Stekel, Pierre Bover y otra gente dentro del campo de la investigación y del psicoanálisis. Además, retomó la relación con su familia e intercambió cartas con sus padres, hermanos y amigos.

Sabina se graduó en la escuela de medicina en 1910–1911. Aplicó su experiencia con pacientes psiquiátricos durante el tiempo que estuvo en Burgholzli, y escribió sobre pacientes esquizofrénicos. En su artículo "Elementos psicológicos en un caso de esquizofrenia" (1911), describió un único caso de investigación en psicosis con una orientación psicoanalítica. Esta era la primera vez que una mujer escribía un artículo de esta naturaleza.

Bleuler, Jung y Freud quedaron muy impresionados con este artículo y lo publicaron inmediatamente. Después del éxito de ese texto, Sabina se mudó de Zúrich a Munich y escribió otro artículo basado en su propia auto-observación. Este artículo de 1912, "La destrucción como la causa de llegar a ser", expresa sus experiencias y frustraciones personales. Para ella, este artículo fue el símbolo del hijo que fantaseaba tener con Jung, a quien habrían llamado Siegfried.

Sabina se casó con un médico ruso judío llamado Pavel Scheftel. Tuvieron dos hijas: Renata, nacida en 1913, y Eva, nacida en 1926. Cuando estalló la Primera Guerra Mundial, en 1914, Pavel fue a cumplir el servicio militar en Rusia, mientras que Sabina viajó a Génova con su hija. Durante la infancia de Renata, Sabina hizo muchas observaciones y transcripciones de los diálogos que mantenía con su hija, y posteriormente escribió artículos usando ese material.

En el primer Congreso Internacional en La Hague (1920), presentó el artículo "Los orígenes de las palabras 'mamá' y 'papá'", que fue más tarde publicado en Imago en 1922. En este artículo, Sabina describe tres fases del desarrollo verbal: *hablar* con expresiones corporales, el *estado mágico* y el *estadio verbal social*.

Sabina vivió años muy productivos: daba clases y conferencias y fue analista didáctica. En ese tiempo, compartió su teoría del desarrollo del niño y discutió la importancia de la succión y del pecho de la madre. Su teoría tuvo un impacto significativo en Melanie Klein, quien estuvo presente en el Congreso Internacional de 1920. En este mismo congreso, Sabina conoció a Jean Piaget y trabajó con él sobre temas que les interesaban a los dos, como la evolución del lenguaje. Piaget trabajaba el aspecto cognitivo del lenguaje, mientras que Sabina estaba interesada tanto en el aspecto cognitivo como en el emocional. Spielrein también analizó a Piaget durante ocho meses, y viajaron juntos al Congreso de Berlín en 1922. Esa fue la última vez que Sabina se encontró con Freud.

En 1923, cuando el psicoanálisis estaba floreciendo en Rusia bajo la protección de Trosky, Sabina regresó a Rusia con su hija. Fue el momento en el que se fundaron en Moscú la Sociedad y el Instituto Psicoanalítico. Spielrein, que había estudiado con Freud y Jung, permaneció muy activa académicamente, y se convirtió en la psicoanalista mejor formada de Rusia.

Sabina había estado separada de su esposo durante varios años, pero al enterarse de que él estaba teniendo un *affair*, y era padre de un bebé con una médica, regresó a Rostov en 1924 y se reunió con su marido. En 1926 tuvieron a su segunda hija, Eva.

En 1927, Pavel Sheftel fue asesinado en la Gran Purga de Stalin, lo que marcó el fin de una era en Rusia. En 1930, la situación política cambió con la introducción del dogma del Marxismo-Leninismo. Sin embargo, Sabina se quedó en Rostov, continuó siendo muy activa dentro de su profesión y se involucró con el ambiente de las escuelas y de la psiquiatría, tratando tanto a niños como a adultos.

Sabina desarrolló su propia técnica con niños, usando conceptos de desarrollo de la comunicación verbal y la influencia de la abreacción de lo reprimido. Sin embargo, en 1933, la práctica del psicoanálisis fue prohibida en Rusia, y en 1936 el Partido Comunista firmó una resolución que tuvo como consecuencia que Sabina perdiera su trabajo. En 1935, su padre fue enviado a un campo de trabajos forzados por razones políticas. Bajo el mandato de Stalin (1937–1938), sus tres hermanos fueron asesinados y enterrados en una fosa común. Poco después su padre moría, probablemente como resultado de un proceso depresivo.

Sabina y sus dos hijas sobrevivieron a la primera ocupación de los nazis en Rostov, pero en 1942, cuando los alemanes tomaron la ciudad, Sabina y sus dos hijas fueron asesinadas por la SS (Escuadron de la Muerte). Sabina tenía cincuenta y siete años.

Primeros artículos de Sabina Spielrein sobre análisis infantil

- "Elementos psicológicos en un caso de esquizofrenia" (1911)
- "Destrucción como la causa de venir a ser" (1912)
- "Contribuciones al conocimiento del alma infantil" (1912)

"Contribuciones al conocimiento del alma infantil", fue su primer artículo sobre análisis infantil. Sabina estaba muy interesada en el trabajo de Freud de 1909 acerca de "Juanito", y a través de la presentación del material de tres ejemplos clínicos, concluyó que los niños tienen fantasías de nacimiento y de sexualidad. Observó también que el origen de las ansiedades infantiles y las fobias puede encontrarse en las fantasías sexuales infantiles.

Otro de los temas que investigó fue el desarrollo infantil en relación con el pensamiento y la comunicación verbal, señalando así el camino a la aplicación del psicoanálisis en la educación. También se interesó por las ansiedades de la madre, por las ansiedades de la mujer embarazada, la identidad femenina y el rol de la empatía. Sabina se volcó en temas relacionados con la diferencia entre los sexos y con las diferencias psicológicas (diferencias entre la creatividad del hombre y de la mujer) y concluyó que esas diferencias no eran ni biológicas ni psicológicas, sino sociales.

Estableció además el concepto de desarrollo emocional del niño, y su trabajo se profundizó con la comprensión de Jung y Freud en lo relativo a la transferencia y contratransferencia. La relación entre Jung y Speilrein también forzó a Freud a pensar en las emociones del terapeuta y en las cualidades humanas de la relación entre el analista y el paciente.

A pesar de que fue una de las primeras personas que realizó aportaciones al campo de psicoanálisis de niños, las contribuciones de Sabina desafortunadamente no perduraron. Por ejemplo, cuando Anna Freud presentó su primer artículo en 1922 y Melanie Klein el suyo en 1921, Sabina había publicado diez años antes veinticinco contribuciones. Su trágica muerte interrumpió la trascendencia de su trabajo.

Phyllys Greenacre

Phyllis Greenacre (1894–1989) fue la hija del matrimonio formado por Isaiah Thomas, un prominente abogado de Chicago, y su esposa, Emma Russell. Phyllis era la cuarta hija de los siete hijos de la familia. Se graduó en el Rush Medical College de Chicago en 1916 y se mudó a la Phipps Clinic del John Hopkins Hospital en Baltimore para realizar su residencia en psiquiatría. Trabajó en el departamento de psiquiatría del Johns Hopkins Hospital y Medical School, desde 1916 hasta 1927. Participó activamente en el programa de residentes en psiquiatría, como profesora y por su relación con el departamento de investigación de estudios de neurosífilis. De 1927 a 1932, fue consultora en psiquiatría en la división del cuidado del niño del departamento de Welfare en Westchster County, Nueva York.

Durante los treinta años siguientes, Greenacre mantuvo su relación con el Departamento de Psiquiatría del New York Hospital y Cornell Medical College, primero como profesora asistente y más adelante como profesora de psiquiatría clínica. Comenzó su formación en psicoanálisis en el New York Psychoanalytic Institute, y se graduó en 1937; en 1942 fue nombrada analista didacta. Greenacre murió a la edad de noventa y cinco años en Ossining, Nueva York.

Principales contribuciones de Phyllis Greenacre

Aproximadamente al mismo tiempo que Greenacre empezaba a participar en el New York Psychoanalytic Institute, muchos psicoanalistas europeos habían inmigrado a Nueva York escapando de los campos de concentración y muerte de los nazis; recibió la influencia de las ideas de los psicoanalistas vieneses Heinz Hartmann y Ernest Kris. Greenacre fue muy devota de la práctica psicoanalítica e hizo muchas contribuciones a la investigación sobre el psicoanálisis clínico.

Sus intereses se centraban en el estudio del desarrollo infantil en relación con la génesis de los trastornos neuróticos posteriores. También se interesaba por la relación entre desarrollo personal y creatividad, y escribió artículos clínicos sobre el desarrollo del niño, formación psicoanalítica, psicoterapia y estudios de la creatividad.

"La predisposición a la ansiedad" (1941) fue su primer artículo; en él plantea que las raíces de la ansiedad podrían ser anteriores a la existencia del yo y explica su convencimiento de que:

> La sobrecarga de ansiedad de los neuróticos severos puede dividirse en tres formas:
>
> 1. La ansiedad básica, ansiedad ciega o amorfa, la cual está siempre presente en cierto grado a lo largo de la vida.
> 2. La ansiedad que surge en respuesta a las experiencias de peligro y frustración.
> 3. La ansiedad secundaria, que surge de la insuficiencia de las defensas neuróticas y de los peligros adicionales, reales o ilusorios, teniendo como consecuencia la producción de síntomas. (Greenacre 1952, p. 55)

En su artículo "La economía biológica del nacimiento", escribió:

> El efecto general del nacimiento es por estimulación sensorial, para organizar y convertir el narcisismo fetal, produciendo o promoviendo una pulsión propulsiva narcisista sobre y por encima del tipo de proceso más relajado de maduración fetal que ha existido *in utero*. Este es ordinariamente un patrón de libidinización agresiva de ciertas partes del cuerpo según las áreas de estimulación especial. De manera especial, el nacimiento estimula el cerebro en cierto grado promoviendo su desarrollo, de manera que pronto comience a hacer efectivo su control del cuerpo, contribuya a la organización del patrón de la ansiedad, aumente la defensa del niño y deje rastros únicos individuales que se superpongan a la ansiedad genéticamente determinada y a los patrones libidinales de ese niño. (Greenacre 1952, p. 25)

Greenacre escribió un artículo acerca del fetichismo, "Ciertas relaciones entre el fetichismo y el defectuoso desarrollo de la imagen del cuerpo" (1953), observando que los fetichistas tienen una imagen del cuerpo mutable, y, más adelante, escribió varios artículos sobre creatividad.

En el primer volumen de los dos que componen su libro *Crecimiento emocional: Estudios psicoanalíticos del dotado y la gran variedad de otros individuos* (1971), Greenacre describió uno de sus principales conceptos relacionados con el desarrollo del yo. Consideraba que el impacto y la influencia de las experiencias tempranas en la vida son de extrema importancia en el desarrollo posterior, especialmente en los meses de vida preverbal. También tuvo en cuenta el importante rol de la agresión y su interacción con la fase libidinal. Además, afirmaba que la respuesta de ansiedad comienza en la vida intrauterina y se organiza en el nacimiento como una reacción de ansiedad. Las variaciones en el proceso de nacimiento podrían ser factores orgánicos que aumentan la respuesta de ansiedad, mientras aumenta la ansiedad potencial y psicológicamente determina un mayor grado de reacción ante el peligro en etapas posteriores de la vida.

Greenacre escribió que hay dos áreas especiales en el desarrollo del proceso del yo. La primera es la variación constitutiva, seguida por la creencia de que el núcleo del yo autónomo tiene su origen en el crecimiento biológico del bebé, y añadió, que los patrones de crecimiento físico y aprendizaje dejan su marca en los futuros patrones del funcionamiento mental. Sostuvo que es importante examinar las diferencias individuales en las respuestas del bebé durante el primer año de vida. Según Greenacre, la segunda área en el proceso del desarrollo del yo tiene que ver con la naturaleza de la relación entre el bebé y la madre, la cual, añade, se va a expresar en el tratamiento psicoanalítico en relación con el analista.

En su artículo de 1958 "Determinantes físicos tempranos en el desarrollo del sentido de identidad", Greenacre afirma que:

> Al comienzo de la vida el sentido de identidad está presente: en el desarrollo de la autoimagen del cuerpo, la consciencia de los genitales, el rostro y el cuerpo como forma total. El núcleo de identidad se basa en la organización estructural, pero la consciencia de identidad, *el sentido de identidad*, está influenciada por factores de origen externo que afectan la consciencia de los atributos externos. (Greenacre 1958, p. 126)

Greenacre concluye entonces que la identidad tiene un núcleo estable tanto en el cuerpo y su estructura psíquica como en el funcionamiento físico:

> Ese núcleo estable de identidad se enfrentará a los cambios a través del desarrollo del niño que está relacionado con diferentes estadios del cuerpo así como con los logros de maduración del niño y sus problemas emocionales. (Greenacre 1958, p. 126)

Además, escribió:

> En la mayoría de las circunstancias el sentido de la propia identidad sigue a la organización de la identidad estructural, pero siempre permanecerá susceptible a la influencia de los cambios en las relaciones del individuo con su medio ambiente, aún si está en desarrollo en su vida familiar adulta, o como miembro de la comunidad o en relaciones con otro grupo. (Greenacre 1958, p. 126)

En la Parte II del segundo volumen de *Crecimiento emocional* (1971), Greenacre presenta estudios sobre la creatividad, y en la Parte III desarrolla temas relacionados con terapia y formación psicoanalíticas.

Además, Greenacre propuso una teoría de la agresión en su artículo de 1957 "La infancia del artista", en la cual resalta que la agresión es una respuesta positiva del bebé durante las experiencias de frustración y de gratificación en la vida temprana. Vincula la agresión con las presiones del crecimiento, cómo se expresa en la expansión y diferenciación del organismo durante lo que ella llama *período parasítico* de la vida fetal y añade que en esta fase el feto es completamente dependiente de la madre para su existencia, y que su desarrollo se ve influenciado por las mismas condiciones que afectan a la madre. La fuerza de crecimiento podría aparecer, por necesidad, como una forma no hostil de la agresión física; más tarde contribuirá al núcleo del yo autónomo, del mismo modo que el yo corporal se desarrolla en un yo psíquico. La agresión se vuelve hostil, según Greenacre, al inicio, de la relación de objeto.

Por otra parte, Greenacre subraya que se da una transición desde la frustración que lleva a una forma indiferenciada de sufrimiento que puede continuar proveyendo un potencial para el sadismo o el masoquismo; sin embargo, en esta fase de transición del yo corporal al yo psíquico, tenemos más conocimiento en relación con lo somato-psíquico y con los desórdenes sadomasoquistas.

En su libro *Trauma, crecimiento y personalidad* (1952), Greenacre estudia la manera en que ciertos eventos especiales o traumáticos impactan en la biogenética del desarrollo del bebé. Afirma que, cuando evaluamos el efecto del trauma, es importante considerar la fase de maduración en la cual ocurre el trauma, y si la naturaleza específica del trauma va a reforzar la libidinización de la fase dominante, replantear la fase dominante o llevar a la regresión, dependiendo de si la fase se encuentra más cercana a la inmadurez o a la madurez. Greenacre sugiere que:

(1) Cuanto más temprano ocurre en la vida un trauma severo, mayores serán los componentes somáticos en sus impresiones. (2) Si el trauma es muy severo o muy prolongado (crónico) puede producir una estimulación masiva que puede sofocar al organismo. (3) La activación prematura de las zonas libidinales pueden producir un desarrollo precoz pero vulnerable; y (4) esa excesiva estimulación sexual temprana en la vida, si es masiva o específica en origen, se transforma en una erotización primitiva y, en última instancia, en alguna estimulación genital mucho antes que la genitalización, la cual no se desarrolla antes de la etapa fálica. La erotización prematura que culmina en estimulación genital bajo

presión puede aumentar el componente de dolor en la amalgama placer-dolor, que es el núcleo de toda satisfacción, aquí vinculada con la excitación genital. El impacto del trauma dependerá del grado de prematuridad y de la exigencia hecha por ese estímulo especial. (Greenacre 1952, p. 295)

Greenacre añade además lo siguiente:

Es un factor observado clínicamente que la masiva estimulación o frustración severa se vuelve agitación genital, incluso en los bebés más pequeños, y es fácilmente observable en la erección en los varones. En estos niños se observa a veces persistencia a través del período de latencia, con una variedad de descargas autoeróticas y defensas, con enuresis, chupeteo, manierismos y masturbación dándose al mismo tiempo. (Greenacre 1952, p. 298)

Greenacre subrayó que todos estos casos muestran un aumento de narcisismo debido a la estimulación traumática en el primer o segundo año de vida, configurando el terreno para futuras identificaciones bisexuales, las cuales pueden ser intensificadas por la exposición constante a hermanos del sexo opuesto. Sostiene, además, que ejemplos de exigencias prematuras pueden verse en la masturbación temprana mucho antes que en la fase fálica, por ejemplo con seducción genital, como sucede a veces cuando las madres o enfermeras estimulan el pene del varón diariamente con el propósito de limpieza. Otros ejemplos pueden ser forzar la alimentación, dar enemas tempranos en la infancia o un pronto control de esfínteres. A su vez, Greenacre afirma que:

El bebé de ocho-diez meses de edad comienza a reconocer a las personas individualmente y responde al rostro de la madre, y el bebé nota la presencia o ausencia de los genitales externos, si es una exposición constante y estimulación de ese tipo. (Greenacre 1952, p. 299)

Ideas de Greenacre acerca del proceso psicoanalítico

En relación con el tratamiento psicoanalítico, Greenacre habla de *rapport* y *emotional engagement* (conexión emocional) entre el paciente y el terapeuta, lo que da un margen de comunicación real. Esta relación básica es generalmente ambivalente en pacientes que tuvieron serios trastornos en los primeros dos años de vida, aunque la agresión hostil puede ser ocultada por el paciente, especialmente si es ansioso y está necesitado.

Greenacre apoya la reconstrucción en el trabajo psicoanalítico, a través de prestar atención a los recuerdos encubridores, y por su creencia en que experiencias tempranas preverbales pueden ser descubiertas a través de ellos. Comienza el tratamiento sólo después de varias entrevistas previas para evaluar el nivel de funcionamiento del paciente. Piensa que las experiencias patológicas tempranas llevan a la psiconeurosis, especialmente si tuvieron lugar en los dos primeros años de vida. Las experiencias traumáticas pueden devenir síntomas que se ocultan a través de una exagerada transferencia positiva, la cual puede ser vista como una armadura defensiva. Greenacre elabora esta fase inmediata y consistentemente hasta que la hostilidad se descubre. Cuando el paciente expresa hostilidad de inmediato, ella trabaja este aspecto desde el comienzo, aliviando al paciente por el hecho de que no amenaza el tratamiento.

Sophie Morgenstern

Sophie Morgenstern (1875–1940) fue una psicoanalista francesa proveniente de una familia polaca judía. Comenzó sus estudios de medicina en Zúrich en 1906, y en 1915 trabajó en la clínica de Burgholzli bajo la dirección de Eugen Bleuler. Se mudó a Francia en 1924. Empezó su tratamiento psicoanalítico con Sigmund Freud y continuó su análisis en Francia con Eugenie Sokolnicka, una estudiante de Freud considerada la persona que introdujo el psicoanálisis en Francia. En 1925, Morgenstern trabajó como voluntaria en la clínica de niños dirigida por el psiquiatra Georges Heuyer, en el Hospital des Enfants Malades en Paris. Se casó con Abraham Morgenstern, con quien tuvo una hija, Laura, que murió durante una intervención quirúrgica en 1937; se desconoce la fecha de la muerte del marido.

Entre 1927 y 1939 Morgenstern publicó un libro y quince artículos. Todo su trabajo está basado enteramente en su experiencia con Sigmund Freud y en las lecturas de sus trabajos; durante la controversia entre Anna Freud y Melanie Klein, Morgenstern se alió con la postura de Anna Freud.

En su artículo de 1927, "Un caso de mutismo psicogenético", describió su técnica de los dibujos, sobre la cual continuó investigando toda su vida. Estudió no sólo cuentos de niños, sueños, sueños diurnos, juegos, juegos de modelar y dibujos, sino también las asociaciones libres cuando trabajaba con niños mayores, en búsqueda del contenido latente detrás del contenido manifiesto.

En otro de sus artículos, "Psicoanálisis infantil", publicado en 1937, describió cómo había desarrollado el concepto de la técnica del dibujo basada en los dibujos que los niños realizaban. Fue una de las primeras mujeres que practicó el psicoanálisis en Francia y la primera analista que usó la técnica del dibujo. Su mayor contribución fue hacer avanzar la técnica del psicoanálisis de niños a través de su método de dibujos.

Morgenstern creía que la neurosis del niño comparte la misma estructura y orígenes que la neurosis del adulto, pero que se muestra con mayor maleabilidad en el niño cuando el superyó puede facilitar la resolución del conflicto. Destacó la importancia de ser cauteloso con la formulación de las interpretaciones relacionadas con la curiosidad sexual, especialmente en sus pacientes jóvenes.

Sophie Morgenstern se suicidó en junio de 1940, cuando Alemania ocupó París en 1940. Tenía sesenta y cinco años de edad.

René Spitz

El psicoanalista austroamericano René Spitz (1887–1974) provenía de una familia judía. Nació en Viena, pero pasó casi toda su infancia en Hungría y murió en Denver, Colorado. Spitz descubrió el trabajo de Sigmund Freud al graduarse en la escuela de medicina. En 1932, abandonó Austria y se estableció en París durante seis años, donde enseñó psicoanálisis en la École Normale Superieur. En 1939, emigró a los Estados Unidos, donde trabajó como psiquiatra en el Hospital Mount Sinai en Nueva York desde 1940 hasta 1943.

Fue a comienzos de 1935 cuando Spitz empezó a interesarse por el área del desarrollo del niño. Fue uno de los primeros estudiosos que investigó y utilizó la observación del niño, observando tanto el desarrollo del niño normal como el del niño con problemas, y se centró en los efectos de la privación emocional materna.

Spitz desarrolló el término *anaclitic depression* (depresión anaclítica) para la privación emocional parcial, así como para la pérdida del objeto amado. Spitz concluyó que si el objeto amado vuelve al bebé en un período de tres a cinco meses, la recuperación es pronta; pero si el niño se ve privado del objeto amado durante más de cinco meses, el niño muestra signos de un serio deterioro paulatino. Llamó a la privación total *hospitalismo*.

En 1945, comenzó una investigación sobre hospitalización y en asilos para niños, donde encontró que el desarrollo desequilibrado causado por las condiciones del entorno negativo durante el primer año de vida producía daños psicosomáticos que no se podían reparar tomando medidas normales. Escribió además un libro muy importante, *El primer año de vida*, publicado por primera vez en 1965.

René Spitz contribuyó significativamente al área del desarrollo del yo. Entre dichas contribuciones se encuentra la descripción de marcadores específicos en diferentes períodos de la vida del niño, que incluyen:

1. *La respuesta de la sonrisa* (*smiling response*) aparece alrededor de los tres meses con la presencia de una persona no específica;
2. *La ansiedad en presencia de un extraño* aparece alrededor de los ocho meses;
3. *La adquisición del gesto semántico del "No"* aparece cuando el niño desarrolla obstinación, y más tarde, según los psicoanalistas, puede relacionarse con rasgos obsesivos y neurosis.

Berta Bornstein

Berta Bornstein (1899–1971) nació en Krakov, Polonia, y en 1920 se convirtió en una de las primeras analistas de niños.

Los padres de Bornstein dejaron Polonia poco después del nacimiento de Berta y se establecieron en Berlín, donde su padre trabajó como ingeniero. Fue la mayor de cuatro niños, con una hermana y dos hermanos. Cuando era joven, Bornstein fue maestra de niños minusválidos y empezó su formación psicoanalítica con Hans Lampl y Edward Bibring a la edad de veinte años. Participó en un seminario de niños dirigido por Otto Fenichel, en 1924, en el Instituto Psicoanalítico de Berlín.

En 1929 dejó Berlín y se trasladó a Viena, donde trabajó con Anna Freud; más tarde, estuvo en Praga y finalmente dejó Europa antes de la Segunda Guerra Mundial. Llegó a Nueva York en 1938. Permaneció leal a sus maestros a lo largo de su carrera. Su hermana fue también analista de niños, pero murió joven, en Praga, en 1939.

Bornstein introdujo técnicas innovadoras en el campo del tratamiento psicoanalítico de niños, y estaba especialmente interesada en todo lo relacionado con el campo de las defensas. Detectó la precocidad en los niños y ganaba su confianza en poco tiempo. Para Bornstein, el análisis de niños se basaba en el análisis de las defensas. Su enfoque particular eran las defensas del niño contra el insoportable sentimiento de tristeza y soledad. Su objetivo era ayudar al niño a tener consciencia de su tristeza antes de dirigirse a sus conflictos y ansiedades sobre su agresión. Es importante notar que Bornstein no interpretaba los deseos inconscientes (por ejemplo, la agresión contra la madre), no permitía la catarsis ni tranquilizaba al niño, ya que no quería que el niño se sintiera culpable, avergonzado, o humillado.

Bornstein fue una pionera de un nuevo entendimiento del período de latencia. Sugirió que la latencia podía dividirse en dos etapas: desde los cinco y medio hasta los ocho años de edad, y desde los ocho a los diez años, y sugirió que el factor común en ambos era el desarrollo del superyó, el cual lucha contra los deseos incestuosos y pregenitales expresados a través de la masturbación, y creía que la primera fase era más favorable para la psicoterapia.

Bornstein fue una maestra admirada, que enseñó en el New York Psychoanalytic Institute, en la Meninger Clinic y en la Universidad de Yale. Murió cuando estaba de vacaciones en su casa de verano de la isla de Vinalhaven, en Maine. Mientras caminaba en la orilla de la playa frente a su casa, tuvo un accidente cerebrovascular súbito, que le llevó a la muerte a los setenta y dos años, el 5 de septiembre de 1971.

Edith Jacobson

Edith Jacobson (1897–1978) fue una mujer de ascendencia alemana judía que emigró a los Estados Unidos después de escapar del régimen nazi. Su padre era médico y su madre se dedicaba a la música. Fue alumna de la escuela de medicina en Jena, Heidelberg, y también en Munich. Se graduó en medicina en esa última ciudad en 1922. Desde 1922 hasta 1925 fue residente en pediatría en la University Hospital de Heidelberg, donde comenzó a interesarse por el psicoanálisis, y en 1925 inició su formación en el Berlin Psychoanalytic Institute. Su psicoanalista fue Otto Fenichel.

En 1930, se convirtió en miembro de la Berlin Psychoanalytic Society, y en 1934 fue elegida para ser analista didacta en el Instituto de Berlín.

En 1935, los nazis la encarcelaron porque rechazó revelar información acerca de uno de sus pacientes. En 1938 padeció la enfermedad de Graves y diabetes. Fue hospitalizada en Leizig, y durante su internación escapó a Checoslovaquia con la ayuda de sus buenos amigos Annie Reich y su esposo. Poco después emigró a los Estados Unidos. Cuando llegó a Nueva York, Jacobson se hizo miembro de la Sociedad y del Instituto de Nueva York. Más tarde fue profesora y analista didacta.

Principales contribuciones de Edith Jacobson

Su trabajo teórico y clínico se centra en el funcionamiento del yo y del superyó, en los procesos de identificación subyacente al desarrollo del yo y del superyó y en el rol del yo y del superyó en la depresión. Junto con Hartmann, introdujo el concepto de *self-representation* (*la representación del self*).

Jacobson fue la primera teórica que intentó la integración de la teoría de las pulsiones con la estructural y con la teoría de la relación de objeto en una comprensiva síntesis del desarrollo. Amplió las contribuciones de Anna Freud, Heinz Hartmann, René Spitz y Margaret Mahler. Según Jacobson, biología y experiencia se influyen mutuamente e interactúan a través del desarrollo. También se interesó por las primeras etapas del desarrollo del niño.

Jacobson esquematizó la correlación de las diferentes etapas de energía y diferenciación estructural de la constitución y catexis de objeto y representación del self, y con el correspondiente desarrollo ideacional, afectivo y funcional (Jacobson 1964, p. 52). Este es su proceso de diferenciación estructural y energético a través de las diferentes etapas infantiles:

1. En la condición primaria (embrional) de dispersión difusa de la pulsión energética indiferenciada en el desestructurado "primitivo" self, la descarga se da mediante procesos fisiológicos silenciosos.
2. Con el nacimiento, crecen las catexis de los sistemas de la percepción, de la memoria del aparato motor y de las zonas erógenas pregenitales. La descarga al exterior comienza mediante reacciones primitivas y biológicamente predeterminadas (instintivas) al estímulo interno y externo.
3. En la etapa del comienzo de la diferenciación estructural y de la formación del yo, predominan el principio de placer y el proceso

primario. Hay una tendencia a la descarga inmediata de la pulsión y las señales de afecto comienzan a ser efectivas.

3a. Cuando el niño aprende a caminar y a hablar, y adquiere el control de sus esfínteres, es una etapa más organizada. Crecen el objeto y la consciencia del self, y la percepción y la organización de rastros de memoria se expanden. Se empieza a desarrollar la constancia de objeto.

4. La sexualidad infantil llega a su culminación, y tienen que situarse la fusión y la neutralización de pulsiones sexuales y agresivas. A pesar de que los procesos están organizados, la actividad funcional motora y la relación de objeto se desarrollan rápidamente. El concepto de self como una entidad que tiene continuidad y dirección se está formando. El principio de realidad y el proceso secundario se vuelven dominantes. La ansiedad señal (miedo de castración) ejerce una drástica influencia sobre la represión y la formación contracatéctica.

5. La neutralización de la pulsión mejora significativamente debido a la formación del superyó; comienza el período de latencia. El superyó establece un control duradero y dominante sobre las catexias de la representación del self. Estos cambios y el establecimiento de los logros físicos, intelectuales y morales mejoran la experiencia de un self consistente que mantiene su continuidad a pesar de los cambios. (Jacobson 1964, pp. 54–55)

Jacobson desarrolló sus propias ideas basadas en conceptos psicoanalíticos. Creía que una experiencia equilibrada temprana podía contribuir a un armonioso desarrollo de la libido y de la pulsión agresiva. La libido surgiría con las experiencias de bienestar por lo tanto habría menos agresión. Sin embargo, si las experiencias tempranas son frustrantes, las pulsiones agresivas podrían interferir en el desarrollo normal.

Como Jacobson lo conceptualiza, la libido ayuda a integrar las imágenes de objetos bueno y malo y self bueno y malo. Considera que el equilibrio entre experiencias buenas y malas podría moldear el futuro crecimiento del self y otras representaciones, y especialmente el rol de la agresión del niño. Esto se da porque la agresión facilita la separación y el establecimiento de diferentes imágenes del self y otros. Libido y agresión no pueden funcionar la una sin la otra. La libido promueve la unión, y la agresión promueve la separación. Ambas son necesarias para construir una identidad estable integrando experiencias del entorno.

Jacobson introdujo el concepto de *affective matching* (concordancia afectiva) entre la madre y el niño, y varios factores, como el temperamento del bebé, la adaptación o no entre el bebé y la madre y la capacidad de la madre para responder adecuadamente a las necesidades del bebé, juegan un papel importante en esta concordancia afectiva. Jacobson escribió: "La observación de los bebés deja poca duda respecto de que el niño desde muy temprano en su vida empieza a percibir, a responder y a imitar los gestos, las inflexiones de voz y otras manifestaciones visibles y audibles afectivas de la madre" (Jacobson 1964, p. 42). Además, recalcó que sólo podemos hablar de identificaciones del yo una vez que el niño desarrolla actitudes del yo y rasgos de carácter tomados de los padres, y manifiesta verdaderos intereses y prácticas del yo, significativas funciones del yo guiadas por el ejemplo y exigencias de los padres.

Jacobson creía que el estado psíquico temprano del niño es indiferenciado, con límites no claros entre el self interno y el mundo externo. Aquí, libido y agresión no se experimentan como una pulsión distintiva; según Jacobson, un recién nacido no puede diferenciarse a sí mismo de los otros; es sólo a los seis meses de edad cuando el bebé es capaz de hacer esta diferenciación. Gradualmente los componentes agresivos y libidinales se vuelven más diferenciados, lo cual lleva al desarrollo de nuevos sistemas estructurales: el yo y el superyó.

Jacobson observó que en el segundo año de vida hay una transición gradual hacia la individuación y autonomía del yo en la cual las representaciones del niño son más realistas. El niño descubre su propia identidad y aprende a diferenciar los deseos del self, del self realista y las imágenes de objeto. También considera que el superyó se desarrolla durante un largo tiempo y sólo se consolida durante la adolescencia. Jacobson piensa que en un desarrollo normal hay un equilibrio entre libido y agresión que lleva a una diferenciación madura entre el self y los otros. Una falta de equilibrio entre libido y agresión podría llevar a límites débiles entre el self y los otros, como se puede observar en los pacientes psicóticos. Además, recalcó el papel crucial de la influencia de los padres en relación con el desarrollo del yo y del superyó:

> El amor de los padres es la mejor garantía para el desarrollo de la constancia del objeto y del self, de la salud social y de las

relaciones de amor, y de las identificaciones duraderas y de un normal desarrollo del yo y del superyó. Sin embargo, las frustraciones instintivas y emocionales y las prohibiciones, combinadas con las exigencias parentales y la estimulación de búsquedas sociales y culturales, también contribuyen significativamente al desarrollo de un funcionamiento efectivo e independiente y de un yo confiado. (Jacobson 1964, p. 55)

En su artículo de 1951 "Contribuciones a la metapsicología de la depresión ciclotímica", Jacobson extendió su explicación de su concepto de *self-representation* (la representación del self). En dicho artículo describe el desarrollo de la *self-representation* del siguiente modo:

Hay dos fuentes para la formación del self: primero, desde una consciencia directa de nuestras experiencias internas, y segundo, desde la percepción indirecta del self, esto es, desde la percepción de nuestro cuerpo y nuestro self mental como un objeto. (Jacobson 1953, p. 56)

Además, añade lo siguiente:

El núcleo de las imágenes infantiles tempranas del self son nuestras primeras imágenes de nuestro cuerpo y de nuestras sensaciones. Como la primitiva imagen de objeto, nuestro concepto del self no es al principio una unidad firme. Está fusionado y confuso con las imágenes de objeto y está compuesto por un cambio constante de una serie de imagenes del self, lo que refleja principalmente una incesante fluctuación de nuestro estado mental. (Jacobson 1953, p. 56)

Jacobson sostiene que, en el desarrollo normal, las tempranas imágenes infantiles del self y sus objetos de amor se desarrollan en dos direcciones: (1) una parte de ellos forma un yo y representación del self consolidado y realista, mientras que (2) otra parte forma el núcleo del superyó y del yo ideal. Enfatizó que un paso importante en el desarrollo tiene lugar cuando el niño empieza a ser consciente de su impotencia y de su dependencia.

Cuando pierde la creencia en su propia omnipotencia, el niño prefiere la seguridad al placer, y por lo tanto aprende a aceptar el objeto de amor incluso si no le proporciona placer; Jacobson cree que este es un paso significativo en el desarrollo del masoquismo y de la depresión.

Con la madurez se desarrolla la capacidad de diferenciar lo verdadero de lo falso, lo correcto de lo incorrecto, lo razonable de lo irrazonable. Esto va a llevar al principio de realidad que reemplaza el principio de placer, lo cual le permite al niño aceptar lo que es realista y razonable. Idealmente, este proceso unirá la percepción del objeto realista y la representación del self así como la percepción de la función del yo y la capacidad de evaluar la realidad externa y la interna.

Con respecto a la autoestima, Jacobson afirma que parte del self es la expresión emocional de la evaluación del self y paralelamente las catexias libidinales o agresivas de la representación del self. Añade que: "La autoestima expresa la discrepancia o el acuerdo entre del concepto del deseo del self y la representación del self" (Jacobson 1953, p. 59).

Jacobson explica que la patología de la autoestima puede ocurrir en diferentes circunstancias, como (1) la patología del ideal del yo y el funcionamiento autocrítico del yo y del superyó; (2) la patología de la función del yo y de la representación del self; y (3) un aumento en o una inhibición de las descargas libidinales o agresivas. El empobrecimiento o enriquecimiento libidinoso del self tanto desde afuera como desde dentro, desde lo somático, psicosomático o desde fuentes psicológicas, pueden reducir o aumentar las catexias libidinosas o agresivas de las representaciones del self y llevar a las fluctuaciones de la autoestima, lo que puede llevar a estados de elación o de depresión.

Otro concepto que Jacobson presentó es la idea de que el éxito afecta al estado maníaco-depresivo (conocido como trastorno bipolar) de la misma manera que el fracaso. Explica que el éxito o el fracaso pueden despertar una derogación inicial del objeto amado. Esto no se tolera y puede llevar a una rápida reversión, anulación y negación de la situación previa. Con ambos, fracaso o éxito, puede darse un aumento de la agresión del objeto amado hacia la imagen del self. Si este proceso es patológico, el paciente se va a vaciar de libido y el objeto se recatectiza y como consecuencia habrá una devaluación del self y de su objeto amado. Esta dinámica derivará en pesimismo, en un sentimiento de vacío o de no tener valor, y la autoestima sufrirá.

Madeleine Rambert

Madeleine Rambert (1900–1979) nació en Lausanne, Suiza. Se formó como maestra y se interesó por el trabajo con niños con problemas. Inauguró una instalación en Croix-sur-Romainmotier que posteriormente transfirió a Lausanne. Comenzó su formación psicoanalítica en el Institute Jean-Jacques Rousseau de Ginebra. Más adelante, en 1942, fue miembro de la Swiss Psychoanalytic Society.

Rambert estaba de acuerdo con la Escuela de Viena y fue conocida por su uso de títeres en la terapia. Empleaba diferentes personajes, que representaban a la familia y a otros miembros de la sociedad, incluyendo médicos, curas y demás. Según ella, a través del juego con esos personajes, el niño expresaba sus conflictos en situaciones en las cuales tenía dificultad para verbalizar. Además, le permitía al niño satisfacer las fantasías sádicas y masoquistas que no podía expresar verbalmente. En 1938, su libro *Une nouvelle technique en psychoanalyse infantile. Le jeu des Guignols* (*Children in Conflict. Twelve Years of Psychoanalytic Practice,* traducido al inglés en 1949; *Niños en conflicto. Doce años de práctica psicoanalítica*) fue un éxito internacional.

Rambert describió tres fases en el tratamiento del niño:

1. exteriorización del conflicto;
2. realización consciente y eliminación del conflicto neurótico;
3. reeducación.

Erik Erikson

Erik Erikson (1902–1994) nació en Alemania y emigró a los Estados Unidos en 1933. Su madre, Karla Abrahamsen, provenía de una familia judía en Copenhague. Cuando Erik nació en Alemania, Karla ya estaba separada desde hacía varios años de su primer marido, Waldemar Isidor Salomonsen, que trabajaba en campo de las finanzas. No obstante, el niño fue inscrito en el registro como Erik Salomonsen. Se cree que su padre biológico fue un hombre danés llamado Erik. Erik Erikson nunca lo conoció, ni tampoco al ex-esposo de su madre. Las circunstancias de su nacimiento le fueron mantenidas en secreto.

Tras el nacimiento de Erik, su madre continuó sus estudios, se graduó como enfermera y se mudó con el niño a Karlsruhe, en el sur de Alemania; allí, en 1908, la madre de Erik (que tenía tres años en ese momento) se casó con su pediatra, el Dr. Theodor Homberger. Su nombre fue cambiado entonces a Erik Homberger, y en 1911 el Dr. Homberger le adoptó oficialmente.

El desarrollo de la identidad fue un tema que le interesó personalmente desde su infancia, así como también en su labor teórica. Erik era alto y rubio y fue educado en un hogar respetuoso de las tradiciones judías. En la escuela primaria se burlaban de él por ser judío; en el templo, por ser nórdico. Estas experiencias tempranas acrecentaron su interés por la formación de la identidad e influyeron su trabajo a lo largo de su vida.

Erikson estudió arte y más tarde enseñó esa esa disciplina. Mientras enseñaba en una escuela privada en Viena, su amigo Peter Blos (un psicoanalista alemán que emigró a los Estados Unidos escapando de los nazis) le sugirió que podría beneficiarse de un tratamiento psicoanalítico. Erik buscó a Anna Freud y comenzó su análisis con ella; también se formó en psicoanálisis en el Instituto Psicoanalítico de Viena y se graduó como psicoanalista. Además estudió el método de educación Montessori, que le llevó al campo del desarrollo del niño, y ocupó un puesto de profesor en la escuela creada por Dorothy Burlingham (una amiga muy íntima de Anna Freud y Sigmund Freud), donde Erikson estuvo varios años.

Erikson conoció a Joan Serson, nacida en Canadá, con quien se casó en 1933. Al contraer matrimonio, Erikson se convirtió al cristianismo. Ese mismo año, poco después de que los nazis tomaran el poder en Alemania, Erikson se graduó en el Instituto de Viena, y la pareja decidió emigrar con sus hijos: fueron primero a Dinamarca y luego a los Estados Unidos. Cuando obtuvo la ciudadanía norteamericana, Erikson cambió oficialmente su nombre por Erik Erikson. Según su hijo Kai Erikson, su padre se cambió el nombre para definirse como un hombre que se había hecho a sí mismo: Erik, hijo (*son*) de Erik.

En los Estados Unidos, se convirtió en el primer analista de niños de Boston (Massachusetts), enseñó en el Massachusetts General Hospital, The Baker Guidance Center y Harvard's Medical School y Psychological Clinic, y estableció una sólida reputación como clínico sobresaliente. Más adelante, enseñó en la University of California en Berkeley, en Yale, en el San Francisco Psychoanalytic Institute, en el Austen Riggs Center y en el Center for Advance Studies of the Behavioural Sciences en Stanford, California. Su libro *Childhood and society* (*Infancia y sociedad*) fue publicado en 1950. Estuvo diez años trabajando y enseñando en la clínica de Massachussets y diez años más en Harvard. En 1960 volvió a Harvard como profesor en desarrollo humano y se quedó en esa Universidad hasta su jubilación en 1970. Después de jubilarse, continuó escribiendo e investigando junto con su esposa.

Principales contribuciones de Erik Erikson

Erikson es principalmente conocido por su aportación para expandir la teoría de las etapas de Freud. Cada etapa implica ciertos períodos relacionados con tareas del desarrollo que son de naturaleza psicosocial. Erikson considera que cada ser humano atraviesa ocho etapas hasta alcanzar su desarrollo total, desde el nacimiento hasta la muerte. Observó que cada etapa de desarrollo psicosocial está marcada por un conflicto que cuando se resuelve con éxito provoca un resultado favorable, y describe los ocho estadios del hombre de la siguiente manera:

1. *Confianza versus desconfianza básica: infancia-nacimiento hasta los dieciocho meses.* Erikson se refiere a esta etapa como la etapa oral sensorial, donde la influencia más importante es el amor de la madre y el cuidado del niño, con énfasis en el contacto visual y táctil. Si este período es exitoso, el bebé desarrolla un sentido de confianza, lo que será la base para el desarrollo del sentido de identidad. Si el bebé está constantemente frustrado, puede desarrollar sentimientos de inutilidad y desconfianza en el mundo.

2. *Autonomía versus vergüenza y duda: temprana infancia-dieciocho meses hasta los tres años.* Esta segunda etapa es la etapa anal-muscular de la temprana infancia. La tarea es lograr un grado de autonomía mientras se reduce la vergüenza y la duda. Durante esta etapa, los niños aprenden a manejar sus habilidades por sí mismos. Esta es la época en la que el niño aprende a caminar, a hablar y a alimentarse solo; también desarrolla habilidades motoras y control de esfínteres. Realizar todas esas tareas le da al niño un sentido de autonomía y aumenta su autoestima; una de estas habilidades importantes es la capacidad de decir "NO" (los terribles dos). Durante esta etapa, los niños se sienten vulnerables y sufren vergüenza y dudan de sí mismos si tienen dificultades para lograr esas tareas con facilidad. La relación más importante es la que mantienen con los padres, quienes deben alcanzar un equilibrio entre permitirle al niño expandirse y al mismo tiempo permanecer firmes, porque los límites son importantes para

evitar el desarrollo de la impulsividad. Si el niño siente un poco de vergüenza y duda, esto es beneficioso. Si el niño siente demasiada vergüenza y duda porque los padres exageraron sus restricciones compulsivamente, puede haber un resultado desfavorable. Con el propio equilibrio de vergüenza y duda el niño desarrolla la virtud de la fuerza de voluntad o de la determinación.

3. *Iniciativa versus culpa: preescolar-tres años hasta los cinco-seis años*. Esta es la etapa genital-locomotora o etapa de juego, y la tarea es confrontar al niño con la iniciativa de aprender sin sentir demasiada culpa. Erikson tomó aquí en consideración el concepto de Freud, la clásica lucha edípica, y dijo que se resuelve a través de las identificaciones del rol social. El niño copia a los adultos que están alrededor de él y toma la iniciativa creando situaciones de juego. Iniciativa quiere decir tomar responsabilidades, aprender nuevas habilidades y sentir que se tiene un propósito. Los padres pueden alentar la iniciativa estimulando al niño a expresar libremente sus ideas y acciones. En esta etapa, el equilibrio es necesario: demasiada iniciativa y muy poca culpa pueden llevar a una tendencia inadaptada que Erikson llama ruthlessness (crueldad). El extremo de la crueldad es una conducta antisocial. Demasiada culpa puede llevar a la inhibición. Si hay un buen equilibrio, el resultado puede ser la fortaleza psicosocial de propósito. En esta etapa, la relación más significativa es con la familia cercana.

4. *Industria versus inferioridad: edad escolar—seis hasta los doce años*. Esta es la etapa de latencia, y aquí la tarea es desarrollar una capacidad para producir mientras se evita el sentimiento de inferioridad. Esta es una etapa social, porque maestros y compañeros, y otros miembros de la comunidad se añaden a la influencia de los padres y de otros miembros de la familia. Es importante el equilibrio entre industria e inferioridad con un poco de inferioridad, porque mantener al niño humilde lleva a la virtud de competencia. Si el niño no es estimulado para que alcance el éxito o es rechazado por maestros o compañeros difíciles, puede ser llevado hacia la inferioridad o incompetencia. Estos niños son aquellos a los que no se les permite ser niños, por ejemplo un niño actor o atleta, a quien no le es permitido tener otros intereses.

5 *Identidad versus difusión del rol: adolescente-doce hasta los dieciocho-veinte años*. En esta etapa, la tarea es descubrir que la persona está separada de la familia de origen. Esto es una necesidad para lograr

la identidad del yo y evitar la difusión del rol. "Identidad del yo" significa saber quién es uno y cómo se adapta a la sociedad. El proceso en esta etapa consiste en tomar las experiencias tempranas y establecer una filosofía de vida. Erikson sugirió a los adolescentes que podrían tomarse una moratoria psicosocial, un tiempo libre, hacer cosas diferentes que llevan a experimentar con la vida, como viajar o estudiar, hasta llegar a una identidad del yo. Erikson llamó a tener demasiada identidad del yo fanaticism (fanatismo), una tendencia inadaptada de creer que hay solamente un modo de hacer las cosas, que es el propio. Al mismo tiempo, en cuanto a la falta de identidad, Erikson se refiere a la tendencia maligna hacia el repudio; la persona repudia su necesidad de una identidad. Las relaciones más significativas en esta etapa son con los grupos de compañeros y amigos.

6. *Intimidad versus aislamiento: joven adultez-dieciocho a treinta y cinco*. Esta es la etapa inicial de ser adulto, de la búsqueda de un compañero y de amor. La relación del joven adulto debe ser material de dos yo independientes que desean crear algo más grande que ellos mismos. La tarea en esta etapa es lograr un grado de intimidad, como opuesto a permanecer en aislamiento. Esta es la etapa de encontrar relaciones satisfactorias a través del matrimonio y de la amistad y también del comienzo de una familia. En una experiencia exitosa, la persona siente la intimidad a un nivel profundo. Las experiencias no exitosas terminarán en aislamiento y distanciamiento de otras personas. La relación más significativa en esta etapa se da en la conexión marital y con amigos.

7. *Generatividad versus paralización: adultez media-treinta y cinco hasta los cincuenta y cinco-sesenta y cinco*. Erikson observó que en esta etapa, la mediana edad, la persona tiende a estar ocupada con un trabajo creativo y significativo y con temas que giran en torno a la familia. Esta es también una fase en la que uno puede sentir que tiene el control, un rol que siempre fue envidiado en el pasado. La tarea consiste en cultivar el equilibrio adecuado entre generatividad y paralización. La generatividad es una extensión del amor en el futuro, y Erikson añadió a la generatividad de trabajo y de formar una familia otras actividades como enseñar, escribir, inventar, producir arte y ciencia, es decir, todo lo que puede satisfacer la "necesidad de ser necesitado". La paralización, por otra parte, es la auto-absorción, el no interesarse por nada. Erikson también habla de *over-extension*

(sobre-extenderse), cuando la persona no se permite un tiempo para descansar y relajarse; también menciona *rejectivity* (repudiación), como un estado de muy poca generatividad y de paralización, en el que la persona no participa o no contribuye a la sociedad. La relación significativa de esta etapa está dentro del lugar de trabajo, la comunidad y la relación con la familia.

8. *La integridad del ego versus desesperación: adultez tardía, cincuenta y cinco—sesenta y cinco hasta la muerte.* La tarea en esta etapa es desarrollar la integridad del ego con una mínima cantidad de desesperación. Erikson describe la integridad como un sentimiento de realización acompañado por una sensación de que la vida tiene sentido y de que nosotros hemos hecho una contribución al mundo. Por otro lado, los adultos pueden llegar a esta etapa y desesperarse por sus experiencias y su sensación de fracaso, pueden temer a la muerte mientras luchan por encontrar un propósito en sus vidas. En esta etapa, la relación importante se da con toda la humanidad. Erikson describe, además, la tendencia inadaptada en esta etapa como *presumption* (presunción), que tiene lugar cuando la persona presume de una integridad del ego sin enfrentarse realmente a las dificultades de la vejez. También incluye el desdén (*disdain*), cuando la persona siente desprecio por su propia vida o por la de otro. Erikson describe la llegada de la sabiduría como el momento en el que la persona que tiene la fuerza de acercarse a la muerte sin temor.

Arnaldo Rascovsky

Arnaldo Rascovsky (1907–1995) fue un psicoanalista argentino proveniente de una familia judía de inmigrantes de Rusia. Rascovsky comenzó sus estudios de medicina en 1924 en la Escuela de Medicina de la Universidad de Buenos Aires. En 1926, trabajó en el Hospital de Niños, siguiendo la especialidad de pediatría hasta que, al final de 1930, comenzó a interesarse por el psicoanálisis y finalmente dejó la pediatría para ejercer la medicina psicosomática.

En 1939, conoció a numerosos analistas que habían abandonado Europa para escapar de la guerra y que se habían establecido en Argentina; entre ellos estaban Angel Garma, Enrique Pichon-Riviere y Marie Langer. En 1942 fundaron la Asociación Psicoanalítica Argentina, de la que Rascovsky fue presidente en dos términos.

En 1943, Rascovsky fundó la *Revista de Psicoanálisis* (Psychoanalytic Journal). Su primer número incluía un artículo de Melanie Klein titulado "Estadios tempranos del complejo de Edipo y la formación del superyó". Rascovsky también participó en el grupo que fundó la FEPAL (Psychanoanalytic Federation of Latin America) en 1960. A pesar de que Rascovsky no era psicoanalista de niños, desarrolló una teoría que está íntimamente relacionada con nuestro trabajo en el psicoanálisis de niños, y publicó muchos libros relacionados con el psicoanálisis infantil, entre los que se encuentran: *El conocimiento del hijo*, *La psique fetal* y *El asesinato de los niños*, entre otros. Su publicación más relevante fue su libro de 1995: *Filicidio. El asesinato, humillación, mutilación, denigración y abandono de los niños por los padres*. Aquí, Rascovsky observó que el filicidio directo, o el asesinato de los hijos, y también la diversidad de sus formas atenuadas como la negligencia, el abuso, la denigración, la mutilación y el abandono, están aumentando en nuestro mundo contemporáneo, junto con el desarrollo progresivo del proceso sociocultural. Explica que uno de los padres puede actuar de acuerdo con el propio sufrimiento de su niño interno y con aquello a lo que él/ella fue expuesto/a cuando era un niño/a. Como respuesta, el niño interno sufre pasivamente la agresión desde el superyó y tiende a identificarse con el agresor y a proyectar y perpetuar la acción filicida en sus propios hijos. Es importante destacar que Rascovsky acumuló una enorme cantidad de material que confirma su teoría y su hipótesis del abuso y negligencia de los padres, que a veces llevan al niño a la muerte.

En una escala mayor, Rasovsky escribió que "La guerra es la institucionalización del asesinato primitivo y de la denigración de los niños con la consecuente negación de sus perseguidores a través de la idealización. Es una acción social que ejecuta la compulsión a eliminar niños" (Rascovsky 1995, p. 256). Para él, esta es la expresión de la agresión de los padres que todavía persiste y preserva la condición dependiente de los niños, impuesta por los modelos culturales universales. Y añade que una de las formas más dañinas y encubiertas de sacrificio filial es el abandono.

Describe también la gran importancia de la presencia de los padres a lo largo de la infancia y de la niñez hasta que el niño es independiente. Además, explica que los padres deben ser contenedores de la agresión innata del niño, aceptando y trabajando a través de la agresión; de lo contrario, esta agresión aumentará y se volverá autodestructiva para el niño.

Rascovsky consideraba que la integración del self del niño proviene de una presencia cualitativa y cuantitativa de los padres y de sus sustitutos, y debe incluir una cantidad básica de constancia; si esto no ocurre, el abandono iguala al filicidio como una de las formas en que los padres matan a sus hijos, simplemente dejándolos sin el cuidado necesario para tener un desarrollo saludable desde el comienzo de sus vidas. Nosotros coincidimos con la declaración de Rascovsky en su libro *Filicidio*:

> Nuestra esperanza para la prevención y terapia reside en la modificación total de los factores que organizan lo individual y lo grupal, de manera de crear una sociedad en la cual hoy las luchas antagonistas entre las generaciones se conviertan en una sucesión transcendente de generaciones. (Rascovsky 1995, p. 264)

Rascovsky murió en Buenos Aires a los ochenta y ocho años de edad.

Françoise Marrette Dolto

Françoise Marette Dolto (1908–1988) fue la cuarta de siete niños en una familia católica francesa de exitosos ingenieros. Desde su nacimiento, estuvo bajo el cuidado de una niñera que sería despedida debido a su adicción a la cocaína, y respecto a su niñez Dolto diría más tarde que los adultos nunca le entendieron ni a ella ni a sus sentimientos. Sin embargo, tuvo una maestra privada que seguía el método Frobel, basado en el amor maternal y en principios metafísicos y religiosos.

Friedrich Frobel (1782–1852) fue un pionero alemán en educación, que sentó las bases de la educación moderna basada en el reconocimiento de que los niños tenían capacidades y necesidades únicas. Creó el concepto de "Kindergarten", que se extendió por Europa y América, y postuló que la tarea del maestro era proveer las condiciones de crecimiento sin intervenir demasiado en el proceso de aprendizaje. También enfatizó el juego y creó juguetes educacionales conocidos como "regalos de Frobel".

Dolto desarrolló un gran respeto por el deseo de aprender. Cuando tenía ocho años, quería ser "doctora de educación" para ayudar a los padres y comprender a los niños, pero su madre nunca le apoyó para que siguiera en esa dirección. Dolto vivió un episodio muy doloroso en su infancia, a los once años. Su hermana mayor sufría una grave enfermedad, cáncer óseo, y su madre le pidió a Dolto que en su primer día de comunión rezara por la salud de su hermana. Era obvio para Dolto que su hermana era la favorita de su madre. Sus rezos para salvar la vida a su hermana fracasaron, y su madre tuvo una violenta reacción hacia Françoise. Esta reacción fue para ella la prueba de que su madre le culpaba por la muerte de su hermana.

Comenzó en la escuela de medicina a los veintitrés años, y allí conoció a Marc Schlumberger, quien terminaba en ese momento sus estudios en psicoanálisis. Él le aconsejó al hermano menor de Françoise que se analizara con René Laforgue, el fundador de la Société Psychoanalytique de París. Un año después, Françoise comenzó su análisis con Jacques Lacan.

Dolto realizó sus prácticas hospitalarias en un conocido departamento de psiquiatría de niños y terapia del lenguaje dirigido por el Dr. Georges Heuyer. Allí, conoció a Sophie Morgenstern, que fue una de las principales pioneras del psicoanálisis de niños en Francia. En 1942, Françoise se casó con Boris Dolto, un eminente fisioterapeuta. Fue miembro de la Société Psychoanalytique de París hasta que el grupo se separó en 1953; después de esta división formó parte, junto con Jacques Lacan, Daniel Lagache y Juliette Favez-Boutonier, de la fundación de la Société Française de Psychoanalyse. Cuando este segundo grupo a su vez se dividió en 1964, ella permaneció con Lacan, el fundador de la Freudian School de París, que ella abandonaría en 1980, poco antes de la muerte de Lacan, en 1981. Dolto murió en 1988 a la edad de ochenta años.

Principales contribuciones de Françoise Dolto

Dolto, que en sus comienzos había estudiado filosofía, desarrolló una teoría acerca de los conceptos claves de sujeto, lenguaje, deseo y cuerpo. Su teoría de la *imagen inconsciente del cuerpo*, que expuso en detalle en 1984, está basada en la creencia de que a través de nuestro cuerpo se construye una imagen del cuerpo en el inconsciente desde el comienzo de la etapa fetal, un proceso que ella llamó *la inconsciente encarnación simbólica de ser deseado*. Esta imagen inconsciente del cuerpo posee varios componentes: una imagen básica, una imagen funcional, una imagen de las zonas erógenas y una imagen dinámica. Dolto coincide con Lacan cuando sostiene que esta estructura es sólo posible una vez que todas estas experiencias arcaicas se han verbalizado; esto es, la simbolización del lenguaje.

En relación con la ética de la educación, Dolto reconoce sólo una ley universal: el tabú del incesto. Afirma que el ser humano no es sólo el yo, sino que hay también una falta de unicidad en el ser humano. Les hablaba a los bebés con los cuales trabajaba, sin tener en cuenta su salud física o mental o si podían razonar, y sin intervenir nunca de forma imperativa, sólo indicativa.

Además, condenó cualquier acercamiento educacional que controlase a la persona o que la amenazara a través de la obediencia o de la imitación. Creía que hay que dotar al niño de apoyo, sin tener en cuenta su edad o su habilidad, y afirma que para que el niño tenga un normal desarrollo, tiene que ser visto como alguien que se convertirá en un buen adulto.

En 1986, Dolto declaró que la manera de prevenir una formación moral deficiente consiste en la tolerancia hacia las diferentes conductas de cada individuo. Sostiene que la confianza en sí mismo debe ser siempre restaurada en cada alumno, que todos tienen la libertad de expresarse, sin la obligación de que necesiten imitar o rivalizar, y que los niños deben aprender diariamente las leyes de comprar y vender, y las leyes de la sexualidad del país en el cual viven; también notó que cualquier deficiencia en estas áreas es más peligrosa para la sociedad que tener un bajo rendimiento escolar.

La creación de la Maison Verte

El fin de la Maison Verte (La casa verde), que abrió sus puertas en 1979, era ofrecer cuidado diario a los niños desde su nacimiento hasta la edad de tres años; estos estarían acompañados por un adulto y nunca se les dejaría solos. Siguiendo el plan original de Dolto para organizar una profilaxis temprana, el fin de la Maison Verte era buscar y limitar los efectos adversos de una separación temprana. Incluyendo adultos y niños, se podía implementar una separación gradual.

El elemento fundamental en el que se basaba la Maison Verte era la presencia de los padres, que brindaban a los niños seguridad acerca del entorno fuera de la familia. Dolto describió este cuidado preparatorio temprano como informativo y aclarador de malentendidos. En 1985, sugirió que este cuidado preparatorio debe, sobre todo, esclarecer la actitud de los padres mientras el bebé está todavía en la etapa fetal, y va dirigido al modo en que los padres imaginan a su niño y a la forma en la que se comunicarían con él, con chequeos posteriores al nacimiento y durante los primeros meses de vida.

Otro propósito básico de la Maison Verte era permitirles a los niños desarrollar la seguridad de ser ellos mismos. Dolto sostiene que el niño tiene que obtener la seguridad, primero, de que es él mismo, y ese "él mismo" es un estado de seguridad, y con este sentimiento no importa dónde esté, el niño sabe lo que su cuerpo necesita y es capaz de ser independiente de lo que los otros le digan.

Judith Silberpfenning Kestenberg

Judith Kestenberg (1910–1998) nació en Tarnov, Polonia, de padres judíos. Recibió instrucción en medicina, neurología y psiquiatría en Viena. Llegó a Nueva York en 1937, a los veintisiete años de edad, y completó su formación en el Hospital Bellevue, cuando Paul Schilder era director del programa de psiquiatría. Realizó su formación en psicoanálisis en el New York Psychoanalytic Institute, y se graduó en 1943.

Su esposo, Milton Kestenberg, nació en Lodz, Polonia, y era abogado antes de llegar a los Estados Unidos en 1939. Kestenberg se ocupaba de su inmobiliaria; después de la Segunda Guerra Mundial, llevó adelante demandas en las cortes alemanas, buscando compensación para las víctimas del Holocausto, y organizó ayudas para los niños. Milton y Judith se casaron en 1940 y tuvieron dos hijos, Howard y Janet; más tarde disfrutaron de sus cuatro nietos.

La pareja trabajó conjuntamente en su búsqueda de justicia para las víctimas del Holocausto, cuando Milton comenzó a representar a las víctimas, especialmente niños. Juntos crearon un Centro de Investigación Internacional de Estudio de la persecución organizada de niños, y ella fundó la Child Developmental Research Organization y los Holocaust Child Survivor Studies en Sands Point, Long Island, Nueva York.

Kestenberg fue psicoanalista, especializada en el desarrollo del niño, y se involucró en el estudio del estado emocional y psicológico de los sobrevivientes del Holocausto y de sus hijos. Publicó siete libros y ciento cincuenta artículos. Sus dos áreas de investigación fueron los sobrevivientes del Holocausto y el desarrollo infantil. Se destacó activamente en la enseñanza a psiquiatras, psicólogos, psicoanalistas y también de otras especialidades en el campo del desarrollo del niño, la salud mental y la terapia de los movimientos de danza. A comienzos de 1972, fue fundadora y directora de la Organization of Child Development Research (CDR), donde organizó el Centro de Padres en Long Island. Fue allí donde realizó estudios en desarrollo temprano y métodos de prevención primaria.

Kestenberg comenzó un proyecto piloto en 1953 para observar los movimientos del bebé, registrando las expresiones no-verbales de madres y bebés. Se observaban y registraban los movimientos rítmicos de gratificación, frustración y movimientos al azar, así como también del juego. Siguiendo el desarrollo del perfil psicológico de Anna Freud y basándose en el sistema de notación de movimiento de Laban, con modificaciones adaptativas a su foco psicológico, Kestenberg desarrolló el perfil del movimiento que ayudó a evaluar bebés, niños y adultos. Este sistema se conoció como KMP (Kestenberg Movement Profile) y su fin era entender los movimientos típicos del desarrollo y de la función psicológica. Estas técnicas fueron desarrolladas para ayudar a prevenir trastornos emocionales y para ayudar a los niños a evitar el estrés en períodos vulnerables del desarrollo. El fin principal del centro era optimizar el cuidado del niño usando el movimiento como herramienta para las técnicas de evaluación y reentrenamiento. La música, el arte, la destreza motora y el juego contribuían a la evaluación y a los procedimientos de reentrenamiento.

En el Centro para Padres y Niños, las madres y los padres acompañaban a los niños desde su nacimiento hasta la edad de cuatro años de edad, en un programa en sintonía con el desarrollo. Muchas de las evaluaciones de KMP eran observadas directamente y también filmadas y registradas en video. Como resultado de esta investigación, el grupo descubrió la existencia de dos fases adicionales de desarrollo, la uretral y la interna-genital, que se añadieron a las originales del desarrollo psicosexual de Freud, y demostraron la base potencial para la maternidad y paternidad en todos los niños. En esta investigación, al incluir a ambos, la madre y el padre, descubrieron cualidades femeninas en el hombre y cualidades masculinas en la mujer, a las que nos referimos actualmente como las fases genital interna y externa del desarrollo. Estos descubrimientos del grupo corrientemente vinculan el dominio de patrones de movimientos específicos con fases particulares de desarrollo y funciones psicológicas. Uno de los principales focos de esta investigación fue el desarrollo de técnicas para la prevención primaria de trastornos emocionales.

Kestenberg murió en Nueva York en 1998, a los ochenta y ocho años de edad.

Arminda Aberastury

Arminda Aberastury (1910–1972) nació en Buenos Aires, psicoanalista argentina, fue pionera del psicoanálisis de niños y adolescentes
en Argentina, donde se le consideró la embajadora de Melanie Klein.
Aberastury trabajó primero como maestra, y más tarde hizo cursos de
filosofía y educación, y fue profesora de psicología en la Universidad
de Buenos Aires.

En 1937 se casó con el psiquiatra Enrique Pichon-Riviere, quien
(junto con Ángel Garma, Arnaldo Rascovsky y otros) fundó la Asociación Psicoanalítica Argentina (APA) en 1942. La pareja tuvo tres hijos
(Enrique, Joaquín y Marcelo), pero se divorciaron en 1965.

Su interés por el psicoanálisis de niños comenzó en 1938. En los
inicios de su carrera, estuvo influenciada por el trabajo de Anna Freud,
así como también por el método de Sophie Morgerstern, pero más tarde
comenzó su correspondencia con Melanie Klein, y así aprendió su teoría
y su técnica. Finalmente se conocieron en persona en 1952.

En 1953, Aberastury fue nombrada psicoanalista didacta en la
Asociación Psicoanalítica Argentina, y enseñó durante veinte años en el
Instituto de APA, del que más tarde sería directora. Introdujo la enseñanza
del psicoanálisis de niños como parte del programa de formación psicoanalítica en 1948, y extendió su enseñanza de las ideas en psicoanálisis
de niños a pediatras, niñeras, maestros, doctores y dentistas de niños.

A pesar de que Aberastury estaba fuertemente influenciada por las
ideas de Melanie Klein, desarrolló su propio pensamiento en teoría
y técnica, especialmente en el área de la intervención con los padres.
Escritora prolífica, produjo numerosos artículos que fueron publicados
en la revista de la APA, y escribió el libro *Teoría y técnica del psicoanálisis
de niños*, publicado en 1962, donde desarrolla sus ideas acerca de la terapia de juego, sueños y dibujos.

Aberastury sufría una enfermedad crónica de la piel que le llevó a
quitarse la vida a los sesenta y dos años de edad.

Principales contribuciones de Arminda Aberastury

En su artículo "La fase genital temprana", Aberastury explica que la
aparición de los dientes en la fase sádico-oral lleva a la fantasía de destrucción, la cual domina esta etapa. La fantasía hace que el bebé aban-
done la relación con el pecho, y evoca la necesidad de reestablecer la
relación a través de otra parte del cuerpo. En este período de la vida, el

descubrimiento de la vagina en la niña y la necesidad de penetración en el varón llevan a la fase genital temprana. La unión pene-vagina reemplaza la unión boca-pecho.

Aberastury escribió que cuando el niño comienza a caminar, a hablar y con el destete, experimenta la vida genital temprana, y ocurre un cambio fundamental en su percepción con respecto al mundo. La relación con la madre cambia. El niño se separa de la madre y siente que a pesar de lo que había sentido en el momento de la aparición de los dientes, con la separación no le daña. Esta es la etapa de la elaboración de la ansiedad depresiva. Las primeras palabras del niño también significan para él la reparación del objeto amor-odio, que es ahora reconstruido internamente y proyectado al mundo externo. Las palabras sitúan al bebé en contacto con el mundo externo y este será su medio de comunicación.

Aberastury sostiene que empezar a caminar y la adquisición del lenguaje tienen el mismo significado atribuido al nacimiento: separación y reestablecimiento, sólo que de otra forma, ofreciendo ahora un nuevo contacto con el objeto perdido, la madre.

Freud afirma que la fase fálica ocurre al final del complejo de Edipo, mientras que Aberastury afirma que el complejo de Edipo marca el comienzo de la fase fálica y de la fase genital temprana. Con esta teoría, Aberastury modifica el proceso de desarrollo psicosexual, al sugerir que la fase anal aparece después de la oral y de la genital temprana. Según ella, esto ayuda a entender algunas patologías de la infancia temprana que aparecen en la segunda mitad del primer año de vida. La fase genital temprana del bebé es muy importante durante esta etapa y también tiene importantes consecuencias para la vida genital del adulto. La *etapa genital primaria*, como ella la denomina, está situada entre el sexto y el octavo mes de vida. Este curso de desarrollo es un concepto clave en la teoría de Aberastury.

En su artículo "La importancia de la organización genital del complejo de Edipo temprano", Aberastury describe además una organización genital del complejo de Edipo temprano que tiene lugar entre la fase oral y la anal, que normalmente abarca la segunda mitad del primer año de vida, y es anunciada por la aparición del exhibicionismo, del voyeurismo y de la exploración del cuerpo, culminando en la masturbación y en la identificación proyectiva con la escena primaria y la actividad de juego. Esto finalmente da lugar a la fase perversa-polimorfa. Este concepto lleva a la nueva formulación de la descripción tradicional del desarrollo de la libido en la teoría de Freud y de sus seguidores.

Aberastury notó que la misma intensidad se puede observar en el bebé cuando espera la aparición de la madre al comienzo de su vida, y también aparece en la relación con el padre alrededor de los cuatro meses de edad. El bebé luego comienza con el período de separación de la madre; este será el fin de la relación exclusiva con ella. Aberastury afirma que para que este progreso tenga éxito el padre tiene que existir desde el comienzo. Encontrar al padre en esta etapa le permite al bebé separarse de la madre, y además poder encontrar la fuente de la identificación masculina, que es necesaria tanto para el varón como para la niña. La condición bisexual del ser humano necesita la pareja, la madre y el padre, para lograr un desarrollo armonioso de la personalidad, mientras que el desplazamiento de la madre al padre se correlaciona con el pasaje de la etapa oral a la fase genital.

Aberastury explica que los mismos mecanismos que hacen posible la alucinación del pecho antes de la experiencia oral ahora aparecen en relación con las necesidades genitales: las fantasías de la niña acerca de que algo puede llenar la vagina, y las del varón acerca de algo que él puede penetrar.

Aberastury considera que cuando el niño comienza con la actividad del juego, alrededor de los cuatro meses de edad, los objetos funcionan como símbolos; entre los cuatro y los seis meses de edad, aparece la habilidad de sentarse, y así la relación con los objetos cambia. El niño juega a las escondidas, que es la primera actividad de juego conectada con la ansiedad de separación y el duelo por el objeto perdido. Aparece la exploración de los genitales y su reconocimiento, así como la diferencia entre los sexos se hace evidente también en su actividad de juego.

En este artículo, Aberastury señala la fase genital temprana en el bebé, la importancia del destete y la etapa del comienzo del complejo de Edipo. Y añade que las vicisitudes en este período de desarrollo explican en gran medida la patología que se ve en la edad del bebé, incluyendo no sólo los puntos de fijación, sino también las consecuencias de la fijación en la patología futura, por ejemplo en las fobias.

Contribuciones de Aberastury a la técnica del psicoanálisis de niños

Aberastury cree que el entendimiento y la interpretación de las expresiones preverbales llevan a métodos diagnósticos basados en el juego y en los dibujos.

A la manera de Klein, estableció parámetros para el tratamiento del niño pequeño, y notó que el juego se desarrolla en el consultorio en un espacio y tiempo limitados. Además, sostiene que cuando damos una interpretación del juego, tenemos que tener en cuenta: (1) la representación en el espacio; (2) la relación con la situación traumática; (3) por qué este juego aparece aquí, ahora y conmigo; (4) qué papel desempeña el humor en el juego. Aberastury añade que el juego, como el sueño, es una actividad llena de significado y que se encuentra en la base del aprendizaje y de la sublimación. Descubrió que desde muy temprana edad el niño entiende las interpretaciones y reacciona a ellas con palabras, modificando el juego o cambiándolo completamente. Aberastury también creía que es importante dar interpretaciones desde el comienzo del tratamiento para establecer la situación analítica. Claramente se refiere a la transferencia en el análisis de niños. Sigmund Freud descubrió que la compulsión a repetir situaciones traumáticas, y a elaborar esas situaciones por repetición y acción, es la base de la actividad de juego.

Melanie Klein estudió la tendencia del niño a jugar como consecuencia de su ansiedad aguda, la cual le lleva a una continua simbolización y personificación para poner a prueba en la realidad lo que es interno, proyectándolo, dividiéndolo y repitiéndolo. Aberastury coincide con Klein en la interpretación de la transferencia negativa a través de devolver el afecto a los objetos originales, aliviando la ansiedad transferencial, y continuando con el proceso psicoanalítico. Mantiene que la interpretación de la transferencia, descubriendo las ansiedades relacionadas con los objetos originales, permite la modificación de las imágenes primarias terroríficas. Por otro lado, el proceso del desarrollo de la libido facilita la elaboración de imágenes tolerantes, y la síntesis entre las diferentes partes del superyó hace posible la disminución de la disociación entre las imágenes idealizadas y las persecutorias.

Las ideas de Aberastury acerca de las entrevistas diagnósticas con el niño

En su artículo "Entrevistas en análisis del niño", Aberastury describe su enfoque para estructurar el período de diagnóstico. Los diferentes pasos de su procedimiento son los siguientes:

a. Una o dos entrevistas con los padres.
b. Un cuestionario completo de la historia del desarrollo.

c. Una descripción de un día en la vida del niño.

d. Una descripción de las celebraciones de un cumpleaños y de una fiesta.

Sostiene que, durante las entrevistas, es importante tomar notas que permitan una evaluación detallada del niño. Después de la evaluación, se mantendrá una entrevista con el niño. Su recomendación es no tomar notas durante la entrevista con el niño, para evitar inhibiciones durante el juego. Después de completar la evaluación, el analista deberá discutir el contrato con los padres y con el niño por separado. En lo que se refiere a las entrevistas a los padres durante el tratamiento del niño, recomienda que se hagan solamente cuando sea necesario, y que lo que los padres informan sea compartido con el niño.

Serge Lebovici

Serge Lebovici (1915–2000) fue un psicoanalista francés proveniente de una familia judía de Rumanía. Su padre, un conocido médico, especialista en dermatología, había emigrado de Rumanía a Francia en 1904 y su madre, Caroline Rosenfeld, procedía de una familia judía de Alsacia.

Lebovici comenzó su formación en medicina en 1933, y fue aceptado como médico residente en el Hospital de París después de su graduación. En 1938, se vio forzado a interrumpir sus estudios debido a la guerra. Después de completar su servicio militar, fue prisionero de guerra en Nurenberg, pero en 1941 lo liberaron, junto con su padre. Después, estando ambos libres, su padre fue arrestado por los nazis en 1942 y deportado a Drancy, y más tarde sería asesinado en Auschwitz.

Lebovici finalizó su disertación doctoral en 1941, y en 1942 se casó con Ruth Roos. La pareja tuvo dos hijas, Marianne (1943) y Elizabeth (1953) y dos nietos, Nicolas y Antoine.

Lebovici se especializó en psiquiatría infantil y ayudó a formar una generación entera de psiquiatras con orientación psicoanalítica en el Hospital Salpètrière. Durante la posguerra, dedicó sus estudios al entendimiento de los orígenes socioeconómicos de los trastornos infantiles. En 1949, firmó con otras personas un manifiesto antipsicoanalítico, pero pronto retiró su firma y dejó el Partido Comunista francés para dedicarse completamente al psicoanálisis.

En 1945 se entrevistó con el Dr. Georges Hueyer, jefe del servicio de psiquiatría de niños del Hospital des Enfants Malades, quien introdujo la psiquiatría infantil en Francia, y alentó la participación de los psicoanalistas. Heuyer le recibió con mucho entusiasmo y le impulsó a que continuara su trabajo con niños. Lebovici permaneció allí hasta 1961 y desarrolló el departamento de niños, especialmente con la creación del estudio e investigación con bebés.

En 1946 fue miembro asociado de la Sociedad Psicoanalítica de París el mismo año que ingresó en dicha Sociedad René Diatkine, y se hicieron muy amigos. En 1958, trabajaron juntos para fundar el Centro Alfred Binet en París, dedicado a la psiquiatría de niños y adolescentes. Fue el primer hospital de día destinado a niños con problemas graves de trastornos de la personalidad.

Fue ese año cuando comenzó su análisis con el Dr. Sacha Nacht, que duró dos años, en base de cuatro sesiones semanales.

En 1978, Lebovici fue nombrado Profesor de la clínica psiquiátrica de la Universidad de París en Bobigny. Allí entró en contacto las neurociencias, la etología y el etnopsicoanálisis.

En 1952, año de inauguración del Instituto de Psicoanálisis de París, Lebovici cumplió las funciones de secretario, e hizo posible que quienes no tenían formación en medicina pudieran ser psicoanalistas. Lebovici se negó a participar en las controversias dentro del campo del psicoanálisis infantil entre los grupos de Anna Freud y Melanie Klein, pero les aceptó a todos, Anna Freud, Melanie Klein, René Spitz y Donald Winnicott y les invitó a París. Lebovici intentó integrar con éxito lo mejor de las ideas de Anna Freud, Melanie Klein, Rene Spitz, Winnicott y otros, y también desarrolló sus propios conceptos, respetando y dándoles crédito a los autores de los cuales provenían. En Francia, Lebovici fue uno de los principales iniciadores de la observación de las interacciones tempranas entre madre y niño. Introdujo las ideas de Bowlby (teoría del apego), de Brazelton (competencia neonatal del bebé) y de Stern (*tuning* afectivo) a los clínicos franceses.

En su último trabajo, desarrolló el concepto de *enacción* para describir la respuesta emocional y física del analista en presencia de la madre y del niño durante la terapia. Otro concepto que introdujo fue el de *metaphor-generating empathy* (*empatía generadora de metáforas*), que utilizó para señalar la habilidad de verbalizar y representar los afectos experimentados durante las sesiones terapéuticas que incluían a los padres y al niño. La empatía le da al analista la posibilidad de producir metáforas, bien sea para justificar su teoría, o para llevarle a sus interpretaciones.

Además, mostró interés por las interacciones precoces de la madre con el bebé y por la inclusión del padre, los hermanos y los abuelos, así como por la adolescencia, el autismo y las relaciones entre las tres generaciones.

Tuve la suerte de asistir al Centro Alfred Binet de París y observar al Dr. Lebovici en 1974. Allí participé en la observación de la evaluación de una familia y de su hijo realizada por él, y pude ver su consultorio a través de un sistema de cámaras que permitía a los terapeutas en formación, colegas y visitas observar las entrevistas en una pantalla. Lebovici era dinámico en su interacción con los padres y con el niño. Sus intervenciones eran activas, estimulando al niño a hablar y a dibujar. Si determinaba que el niño necesitaba afecto, le abrazaba, tomando la iniciativa de estar físicamente cerca de él. Le leía historias, e incluso podía llegar a sentarle en sus rodillas. Durante la entrevista privada con los padres, estudiaba con exhaustividad la historia de la pareja, su pasado y su funcionamiento presente, incluyendo la vida sexual y la dinámica de la familia. Después de la entrevista con los padres y de la entrevista individual con el niño, Lebovici entrevistaba a los padres y al niño juntos, permitiendo que solamente los padres hablaran del niño. Después de un tiempo, los padres dejaban el consultorio, y Lebovici mantenía otra entrevista a solas con el niño, y preguntándole qué pensaba de lo que los padres habían dicho acerca de él.

Serge Lebovici murió en París en 2000, a la edad de ochenta y cinco años.

René Diatkine

René Diatkine (1918–1997) comenzó sus estudios de medicina en 1939 y los continuó durante la Segunda Guerra Mundial, en la que fue movilizado dos veces. En 1946, se graduó en medicina y realizó su formación en psiquiatría en el Necker Children's Hospital, trabajando con niños enfermos en el departamento del Dr. Heuyer. En esa época comenzó su análisis con Jacques Lacan y en 1952 se convirtió en miembro de la Sociedad Psicoanalítica de París dirigida por Lacan, aunque más tarde reanudó su análisis con Sacha Nacht.

En 1958, junto con Serge Lebovici y Philippe Paumelle, fundó la Asociación de Salud y ayudó a establecer el Centro Alfred Binet, una institución psicoanalítica para la enseñanza y el tratamiento de niños y adolescentes. Diatkine participó activamente en la creación de numerosas instituciones en Francia y otros países, y fue también un escritor muy prolífico en temas relacionados con el psicoanálisis de niños. Se interesó particularmente por su teoría del papel de las fantasías primarias y extendió la aplicación del psicoanálisis al psicodrama individual, a las técnicas de reeducación del lenguaje y al trabajo de campo, y colaboró con equipos multidisciplinarios de cuidadores de niños, así como en la coordinación de programas que incluían a maestros y bibliotecarios.

Diatkine enfatizó el hecho de que la potencia del material mental latente puede llevar a la posibilidad de reorganización psíquica, transmitiendo más que enseñando la riqueza y la disciplina del pensamiento psicoanalítico. Además, siempre luchó contra el reduccionismo.

Diatkine murió en París, en 1997, a la edad de setenta y nueve años.

CONCLUSIONES

Nuestro entendimiento de la dinámica mental de los pacientes, niños y adultos, se amplía a través de la revisión de diversas teorías. A través de ellas tenemos más herramientas para organizar nuestras ideas, para brindar interpretaciones y para entender mejor el proceso de desarrollo de la terapia que nos permita ayudar a nuestros pacientes, y también a nuestros hijos, en sus conflictos y ansiedades.

Aún hoy, después de más de cien años de investigación, estudio y desarrollo en el campo del psicoanálisis de niños, encontramos padres que se ausentan ocasionalmente durante largos períodos de tiempo, dejando a sus bebés con personas extrañas, sin pensar en los efectos psíquicos importantes que le puede producir al bebé.

Los famosos pensadores que incluimos en este libro, junto con muchos investigadores y mentes creativas, tienen diferentes ideas al respecto, y han conceptualizado sus observaciones e investigaciones utilizando diferentes terminologías. Algunos enfatizan el aspecto biológico, otros se centran más en el medio ambiente, mientras que otros enfatizan la relación de objeto. Sin embargo, todas las teorías tienen un importante denominador común.

Este denominador común es la gran importancia de las experiencias tempranas del infante en sus primeros años de vida, y la necesidad física y emocional de la calidad de la diada madre-bebé, que le permite al niño desarrollar una vida saludable, tanto biológica como emocionalmente. De modo similar, la importancia de la participación del padre desde el comienzo de la vida del bebé es reconocida por todas las teorías, mientras que la relación entre el medio ambiente social y el desarrollo de la personalidad es también de crucial importancia.

La constancia física y emocional es esencial en el cuidado del infante a lo largo del período del desarrollo temprano para lograr una personalidad saludable en el niño, futuro adolescente y adulto.

Los autores que hemos presentado entendieron que es muy difícil ser el cuidador ideal, pero que es importante considerar la óptima consistencia emocional y física para el bebé desde el momento del nacimiento.

En mi opinión, el objetivo del tratamiento psicoanalítico consiste en hacer consciente lo inconsciente, en disminuir la ansiedad y la severidad del superyó y en apoyar la solución de los conflictos neuróticos, con todos los elementos que nos llevan a la resolución de los síntomas.

Como padres y terapeutas, deseamos que nuestros niños experimenten un desarrollo y una adaptación saludables, y deseamos que continúen aumentando su capacidad de aprender y de sentir placer. Con este fin en mente, todos nosotros tenemos un gran interés en educar a madres y padres y enseñarles cómo ser madres y padres "suficientemente buenos", para que puedan comprender la importancia de su conducta y de sus interacciones con sus bebés. Por la misma razón, la separación de los hijos y el significado de tal separación para sus bebés debería ser algo ampliamente reconocido.

Basándome en mi propia experiencia, me gustaría ilustrar con algunos ejemplos lo importante que es la necesidad de educación en este campo para poder prevenir sucesos que van a llevar a los niños a ser vulnerables a futuros síntomas psicológicos, que pueden interferir en un desarrollo emocional saludable y normal.

Recientemente tuve la experiencia siguiente con una de las estudiantes de mi curso de psicoanálisis. Los padres de un bebé de trece meses decidieron tomarse diez días de vacaciones y dejaron al bebé con sus suegros, que venían de otro estado para cuidarle. Cuando volvieron del viaje, ella me dijo apenas me vio: "Dra. Reubins, usted tenía razón: no lo voy a volver hacer nunca más, mi hijo está enojado, no me quería hablar y se volvió muy agresivo".

Otro ejemplo interesante, que ocurrió hace dos años: Una pareja de profesionales me consultó acerca de su hijo de doce años, que presentaba síntomas de depresión, lloraba mucho, tenía ataques de pánico, ansiedad, quejas somáticas, dificultades sociales y un largo historial de problemas en la escuela. El niño había recibido varios tratamientos psiquiátricos, que le habían ayudado muy poco con sus síntomas. La familia había pasado por experiencias traumáticas cuando la madre estaba tratando de quedarse embarazada por segunda vez. Cuando pregunté quién se había ocupado del paciente en su primer año de vida, sus padres me informaron que habían tenido cinco niñeras diferentes porque ambos trabajaban. Cuando el bebé cumplió dieciséis meses de edad, la madre dejó de trabajar para ocuparse de él.

Recientemente, uno de mis pacientes mencionó durante la sesión que su hermana iba a hacer un viaje de dos semanas con su marido y que iban a dejar a su hijo de cuatro meses con una niñera que habían contratado hacía poco, sin tener en cuenta los efectos que la prematura separación podría tener en su bebé.

Sigmund Freud desarrolló el concepto de privación temprana. Para él, la ansiedad se desencadena biológicamente debido a experiencias internas y externas, y también por la pérdida del objeto.

Anna Freud nos guió con las líneas de desarrollo y la descripción de los mecanismos de defensa tempranos y maduros, contribuyendo a nuestro entendimiento de la necesidad de ofrecer al niño un entorno donde su desarrollo sea consistente tanto física como emocionalmente. Anna Freud prestó mucha atención a la calidad de los cuidadores, especialmente en los primeros años de vida.

Una de las aportaciones más importantes de Melanie Klein fue la de identificar la profunda importancia de la temprana infancia, y especialmente del primer año de vida, como constituyente de un período fundamental durante el cual ocurren los procesos psicológicos relacionados con la futura salud o patología del ser humano. Además creó un instrumento, la técnica del juego, para el análisis de niños pequeños, por el cual se puede explorar el primer año de vida y estudiar la transferencia positiva y negativa.

Donald Woods Winnicott nos iluminó con su constante observación de bebés y madres. Su legado de la "madre suficientemente buena" y del "ambiente suficientemente bueno" que continúa jugando un papel importante en la educación y la crianza de los bebés y el tratamiento de los pacientes. También sostuvo que, al comienzo de la vida del infante, la madre tiene que estar a disposición del bebé, y añadió que el ambiente contenedor y facilitador provee la estructura para la fusión de agresión y amor; al permitir la tolerancia de la ambivalencia y el surgimiento de la preocupación por el otro, llevando a una aceptación madura de la responsabilidad. Añadió que en un ambiente facilitador, la persona del infante llega a la integración, la personalización y la relación objetal.

Winnicott recalcó la evolución de la función simbólica en el espacio transicional entre el infante y el cuidador, indicando que se tienen que cumplir para permitir que esto ocurra: un sentido de seguridad relacionado con la experiencia del mundo interno; una limitada preocupación del niño por los sucesos externos, y la oportunidad de generar gestos creativos espontáneos. Winnicott establece además que la función de espejo de la madre es esencial para el establecimiento de la representación del self del bebé. Considera que los primeros estadios de ser visto, reflejado y sostenido por una madre y ambiente suficientemente buenos conforman lo más profundo del Self.

Margaret Mahler nos muestra, a través de su investigación, que el nacimiento psicológico del infante ocurre a los treinta y seis meses, edad que identificó a través de su observación y de sus estudios. Nuevamente, es el primer año de vida el que provee la base para la maduración física y emocional que lleva al niño a ser capaz de llegar al estadio de separación-individuación. Phyllis Greenacre también prestó mucha atención al crecimiento del infante y a su relación con la madre al comienzo de la vida.

John Bowlby estaba convencido de que la diferencia en la seguridad del apego madre-infante tenía implicaciones a largo plazo en las futuras relaciones íntimas y el entendimiento del self, así como en los trastornos psicológicos. La teoría de Bowlby difiere de la de Freud, por ejemplo en relación con el complejo de Edipo, que Freud establece en la etapa de los tres a los cuatro años de edad. Bowlby creía que el pensamiento de Freud era mecanicista y lineal; después de extensos estudios e investigaciones, concluyó que lo importante era la sensibilidad de la madre hacia el bebé durante el primer año de vida. Bowlby consideraba que cuando esta dualidad se establecía con éxito, proveerá la base segura que servirá como modelo permanente para el futuro bienestar el niño.

Por su parte, Arnaldo Rascovsky mantuvo que:

La humanidad necesita una revolución esencial con respecto al tratamiento de los niños. El país que desee buenos niños debe preservar la presencia de la madre, de manera que ella pueda estar con su niño durante los primeros años de vida. Esto no es respetado en el mundo contemporáneo. (Rascovsky 1995, p. 280)

Las cuestiones que se repiten en todas estas teorías son, entre otras, las siguientes: las consecuencias psicológicas de una privación temprana; la constancia emocional que necesita el bebé desde el comienzo de su vida; una madre y entorno suficientemente buenos; una base segura; la importante calidad de la relación única madre-bebé. Todos estos aspectos sirven de temple para futuras relaciones de amor. También funcionan como condiciones esenciales para que el niño se convierta en un adulto saludable, seguro e independiente.

Finalmente, estas teorías también se ocupan de las pérdidas dolorosas y de las separaciones a una edad temprana, así como de los factores ambientales que contribuyen a facilitar el desarrollo de defensas saludables.

Es mi interés en estos problemas el que me lleva a tener la esperanza de que, a través la transmisión y del entendimiento de estos legados, podamos educar a las futuras generaciones de psiquiatras, de psicólogos, de psicoterapeutas y, por último y principalmente, de padres.

BIBLIOGRAFIA

Aberastury, A. (1952). *La Transferencia en el análisis de niños, en especial en los análisis tempranos* (vol. 9, no. 3). Buenos Aires: Revista de Psicoanálisis.

Aberastury, A. (1957). *La inclusión de los padres en el cuadro de la situación analítica y el manejo de esta situación a través de la interpretación* (vol. 14, nos. 1–2). Buenos Aires: Revista de Psicoanálisis.

Aberastury, A. (1962). *Teoría y técnica del psicoanálisis de niños.* Buenos Aires: Paidós.

Aberastury, A. (1964). *La fase genital previa* (vol. 21, no. 3). Buenos Aires: Revista de Psicoanálisis.

Aberastury, A. (1970). *La importancia de la organización genital en la iniciación del complejo de Edipo temprano* (vol. 27, no. 1). Buenos Aires: Revista de Psicoanálisis.

Aberastury, A. (1971). *Aportaciones al psicoanálisis de niños.* Buenos Aires: Paidós.

Aberastury, A. (1972). *Entrevistas en el análisis de niños* (vol. 29, no. 3). Buenos Aires: Revista de Psicoanálisis.

Aberastury, A. (1973). *La percepción de la muerte en los niños* (vol. 30, nos. 3–4). Buenos Aires: Revista de Psicoanálisis.

Andreas-Salomé, L. (1987). *The Freud Journal.* London: Quartet Encounters.

Baranger, W. (1971). *Posición y objeto en la obra de Melanie Klein.* Buenos Aires: Kargieman, 1976.

Belmonte, O., Del Valle, E., Kargieman, A., & Saludjian, D. (1976). *La identificación en Freud*. Buenos Aires: Kargieman.

Blum, H. (1994). *Reconstruction in Psychoanalysis*. Connecticut: International Universities Press.

Bowlby, J. (1969). Attachment. In: *Attachment and Loss*, Vol. 1. New York: Basic Books.

Bowlby, J. (1969). El apego. En: El apego y la perdida, Vol. 1. Argentina: Editorial Paidos, 2012.

Bowlby, J. (1973). La Separacion. En: El apego y la perdida, Vol 2. Argentina: Editorial Paidos, 2009.

Bowlby, J. (1973). Separation anxiety and anger. In: *Attachment and Loss*, Vol. 2. New York: Basic Books.

Bowlby, J. (1980). La pérdida. En: El apego y la perdida, Vol 3. Argentina: Editorial Paidos, 2009.

Bowlby, J. (1980). Loss. In: *Attachment and Loss*, Vol. 3. New York: Basic Books.

Bowlby, J. (1988). *A Secure Base*. New York: Basic Books; London: Karnac.

Britton, R. (2008). "He thinks himself impaired: the pathologically envious personality". In: *Envy and Gratitude Revisited* (Edited by P. Roth and A. Lemma). London: Karnac.

Coles, R. (1992). *Anna Freud: The Dream of Psychoanalysis*. New York: Addison-Wesley.

Dolto, F. (1971). *Psychanalyse et Pediatrie*. Paris: Éditions du Seil.

Dolto, F. (1981). *Au Jeu du desir*. Paris: Éditions du Seuil.

Dolto, F. (1985). *La Cause des Enfants*. Paris: Robert Laffont.

Dolto, F. (1988). *La Cause des Adolescents*. Paris: Robert Laffont.

Erikson, E. (1950). *Childhood and Society*. London: Karnac.

Erikson, E. (1959). *Identity and the Life Cycle*. New York: International Universities Press.

Etchegoyen, R. H. (1981). *Biografía breve de Melanie Klein, vol. 2–3*. Buenos Aires: Revista psicoanalisis de Apdeba.

Fenichel, O. (1964). *Teoría psicoanalítica de las neurosis*. Buenos Aires: Paidos.

Fenichel, O. (1972). *The Psychoanalytic Theory of Neurosis*. New York: W. W. Norton.

Fonagy, P. (2001). *Attachment Theory and Psychoanalysis*. New York: Other Press.

Freud, A. (1926–1927). *The Psycho-Analytic Treatment of Children*. London: Imago.

Freud, A. (1936). *The Ego and the Mechanisms of Defence*. London: Hogarth; New York: International Universities Press, 1966; London: Karnac, 1992.

Freud, A. (1965). *Normality and Pathology in Childhood: Assessments of Development*. New York: International Universities Press; London: Karnac.

Freud, A. (1965). *Normalidad y Patologia en la Ninez.* Argentina: Editorial Paidos, 1971.

Freud, A. (1992). *The Harvard Lectures.* Connecticut: International Universities Press.

Freud, S. (1894a). *The Neuro-Psychosis of Defence. SE 3.* London: Hogarth.

Freud, S. (1896). *The Aetiology of Hysteria. SE 3.* London: Hogarth.

Freud, S. (1900). *The Primary and Secondary Process—Repression. SE 5.* London: Hogarth.

Freud, S. (1900). *The Unconscious and Consciouness—Reality. SE 5.* London: Hogarth.

Freud, S. (1900a). *The Interpretation of Dreams. SE 4–5.* London: Hogarth.

Freud, S. (1901). Symptomatic and chance actions. *Psychopathology of Everyday Life. SE 6.* London: Hogarth.

Freud, S. (1901b). *The Psychopathology of Everyday Life. SE 6.* London: Hogarth.

Freud, S. (1905c). *Jokes and Their Relation to the Unconscious. SE 5.* London: Hogarth.

Freud, S. (1905d). *Three Essays on the Theory of Sexuality. SE 7.* London: Hogarth.

Freud, S. (1909b). *Analysis of a Phobia in a Five-Year-Old Boy, Little Hans. SE 10.* London: Hogarth.

Freud, S. (1911b). *Formulations on the Two Principles of Mental Functioning. SE 12.* London: Hogarth.

Freud, S. (1913c). *On Beginning the Treatment. SE 12.* London: Hogarth.

Freud, S. (1914). *Children's Dreams. SE 14.* London: Hogarth.

Freud, S. (1914c). *On Narcissism: An Introduction. SE 14.* London: Hogarth.

Freud, S. (1914f). *Some Reflections on Schoolboy Psychology. SE 13.* London: Hogarth.

Freud, S. (1914g). *Remembering, Repeating, and Working Through. SE 12.* London: Hogarth.

Freud, S. (1915c). *Instincts and Their Vicissitudes. SE 14.* London: Hogarth.

Freud, S. (1915d). *Repression. SE 15.* London: Hogarth.

Freud, S. (1915e). *The Unconscious. SE 14.* London: Hogarth.

Freud, S. (1917e). *Mourning and Melancholia. SE 14.* London: Hogarth.

Freud, S. (1918b). *From the History of an Infantile Neurosis. SE 17.* London: Hogarth.

Freud, S. (1920d). *Associations of a Four-Year-Old Child. SE 18.* London: Hogarth.

Freud, S. (1920g). *Beyond the Pleasure Principle. SE 18.* London: Hogarth.

Freud, S. (1921c). *Group Psychology and the Analysis of the Ego. SE 18.* London: Hogarth.

Freud, S. (1923b). *The Ego and the Id. SE 19.* London: Hogarth.

Freud, S. (1925j). *Some Psychical Consequences of the Anatomical Distinction between the Sexes. SE 19.* London: Hogarth.

Freud, S. (1926d). *Inhibitions, Symptoms, and Anxiety. SE 20.* London: Hogarth.

Freud, S. (1930a). *Civilisation and Its Discontents. SE 21.* London: Hogarth.

Freud, S. (1931b). *Female Sexuality.*

Freud, S. (1933a). *New Introductory Lectures on Psycho-Analysis. SE 22.* London: Hogarth.

Gabbart, G. (2004). *Long-Term Psychodynamic Psychotherapy.* London: American Psychiatric Press.

Glenn, J. (1978). *Child Analysis and Therapy.* New York: Jason Aronson.

Greenacre, P. (1952). *Trauma, Growth, and Personality.* New York: Norton; London: Karnac.

Greenacre, P. (1953). *Affective Disorders: Psychoanalytic Contribution to Their Study.* New York: International Universities Press.

Greenacre, P. (1958). "Early physical determinants in the development of the sense of identity". In: *Emotional Growth.* New York: International Universities Press, 1971.

Greenacre, P. (1963). *The Quest for the Father.* New York: International Universities Press.

Greenacre, P. (1971). *Emotional Growth* (volumes. 1 and 2). New York: International Universities Press.

Grolnick, S. (1990). *The Work and the Play of Winnicott.* New York: Jason Aronson.

Grolnick, S., & Barkin, L. (1978). *Between Reality and Fantasy.* New York: Jason Aronson.

Grosskurth, P. (1987). *Melanie Klein: Her Work and Her Life.* New York: Alfred A. Knopf.

Grosskurth, P. (1991). *The Secret Ring: Freud's Inner Circle and the Politics of Psycho-Analysis.* New York: Addison-Wesley.

Isaacs, S., with Klein, M., Heimann, P., Isaacs, S., & Riviere, J. (1943). The nature and function of phantasy. In: *Development in Psycho-Analysis.* London: Hogarth, 1952.

Jacobson, E. (1953). "Contributions to the metapsychology of cyclothymic Depression". In: P. Grenacre, *Affective Disorders.* New York: International Universities Press.

Jacobson, E. (1964). *The Self and the Object World.* New York: International Universities Press.

Jacobson, E. (1971). *Depression: Comparative Studies of Normal, Neurotic, and Psychotic Conditions.* New York: International Universities Press.

Jones, E. (1960a). *Vida y Obra de Sigmund Freud. Vol. I.* Buenos Aires: Ediciones Horme.

Jones, E. (1960b). *Vida y Obra de Sigmund Freud. Vol. II*. Buenos Aires: Editorial Nova.

Jones, E. (1960c). *Vida y Obra de Sigmund Freud. Vol. III*. Buenos Aires: Ediciones Horme, 1976.

Joseph, B. (1995). *Diálogos con Betty Joseph*. Buenos Aires: APdeBA.

Kanzer, M., & Glenn, J. (1979). *Freud and His Self Analysis, Vol. 1*. New York: Jason Aronson.

Klein, M. (1921). "The development of a child". In: *Contributions in Psycho-Analysis 1921–1945*. London: Hogarth, 1948.

Klein, M. (1923). "Infant analysis". In: *Contributions in Psycho-Analysis 1921–1945*. London: Hogarth, 1948.

Klein, M. (1928). "Early stages of the Oedipus conflict". In: *Contributions in Psycho-Analysis 1921–1945*. London: Hogarth, 1948.

Klein, M. (1930). "The importance of symbol-formation in the development of the ego". In: *Contributions in Psycho-Analysis 1921–1945*. London: Hogarth, 1948.

Klein, M. (1931). "A contribution to the theory of intellectual inhibition". In: *Contributions in Psycho-Analysis 1921–1945*. London: Hogarth, 1948.

Klein, M. (1932). "The Psycho-Analysis of Children". In: *Collected Works*. London: Hogarth, 1975.

Klein, M. (1940). "Mourning and its relation to manic-depressive states". In: *Contributions in Psycho-Analysis 1921–1945*. London: Hogarth, 1948.

Klein, M. (1945). "The Oedipus complex in the light of early anxieties". In: *Contributions in Psycho-Analysis 1921–1945*. London: Hogarth, 1948.

Klein, M. (1946). "Notes on some schizoid mechanisms". In: *Envy and Gratitude, and Other Works, 1946–1963*. New York: Free Press, 1975.

Klein, M. (1948). "On the theory of anxiety and guilt". In: *Developments in Psycho-Analysis*. New York: Da Capo, 1983; London: Karnac, 1989.

Klein, M. (1950). "On the criteria for the termination of a psycho-analysis". In: *Envy and Gratitude, and Other Works 1946–1963*. New York: Free Press, 1975.

Klein, M. (1952a). "The origins of transference". In: *Envy and Gratitude, and Other Works 1946–1963*. New York: Free Press, 1975.

Klein, M. (1952b). "Some theoretical conclusions regarding the emotional life of the infant". In: *Developments in Psycho-Analysis*. New York: Da Capo, 1983; London: Karnac, 1989.

Klein, M. (1955a). "The psycho-analytic play technique: its history and significance". In: *New Directions in Psycho-Analysis*. London: Tavistock, 1955.

Klein, M. (1955b). "On identification". In: *New Directions in Psycho-Analysis*. London: Tavistock, 1955.

Klein, M. (1957). "Envy and gratitude". In: *Envy and Gratitude, and Other Works 1946–1963*. Vol. 3. New York: Free Press, 1975; London: Karnac, 1993.

Klein, M. (1960). "On mental health". In: *Envy and Gratitude, and Other Works 1946–1963*. New York: Free Press, 1975; London: Karnac, 1993.

Klein, M. (1961a). *Narrative of a Child Analysis*. London: Delarte Press, 1975.

Klein, M. (1961b). "A note on depression in the schizophrenic". *International Journal of Psychoanalysis*, 41: 509–511.

Klein, M. (1962). "Desarrollos en Psicoanalisis". Argentina: Editorial Horme, 1962.

Klein, M. (1963). "On the sense of loneliness". In: *Envy and Gratitude, and Other Works 1946–1963*. New York: Free Press, 1975; London: Karnac, 1993.

Klein, M. (1964). "Contribuciones al Psicoanalisis". Argentina: Editorial Horme, 1964.

Klein, M. (1965). "Nuevas Direcciones en Psicoanalisis". Argentina: Editorial Paidos, 1965.

Kristeva, J. (2001). *Melanie Klein*. New York: Columbia University Press.

Mahler, M., Pine, F., & Bergman, A. (1975). *The Psychological Birth of the Human Infant: Separation and Individuation*. New York: Basic Books.

Maier, H. (1965). *Three Theories of Child Development*. New York: Harper & Row.

Marrone, M. (2001). *La teoría del apego*. Madrid: Psimatica.

Nunber, H., & Federn, E. (1979). *Las Reuniones de los miércoles*. Buenos Aires: Nueva Vision.

Phillips, A. (1988). *Winnicott*. Cambridge, MA: Harvard University Press, 1988.

Pine, F. (1985). *Developmental Theory and Clinical Process*. New Haven: Yale University Press.

Quinodoz, J. M. (2004). *Reading Freud: A Chronological Exploration of Freud's Writings*. London: Routledge.

Racker, H. (1968). *Transference and Countertransference*. London: Hogarth.

Rascovsky, A. (1995). *Filicide*. New Jersey: Jason Aronson.

Richbacher, S. (2009). "Sabina Spielrein, una pionera del psicoanálisis y psicoanálisis de niños". Buenos Aires: Revista Psyche.

Robinson, P. (1969). *The Freudian Left*. New York: Harper & Row.

Schur, M. (1972). *Freud: Living and Dying*. New York: International Universities Press.

Segal, H. (1964). *Introduction to the Work of Melanie Klein*. New York: Basic Books, 1973.

Segal, H. (1979). *Melanie Klein*. New York: The Viking Press.

Spector, E., Hagelin, A., & Fonagy, P. (1993). *On Freud's "Observations on Transference-Love"*. London: Yale University Press.

Spitz, R. (1945). "Hospitalism: an inquiry into the genesis of psychiatric conditions in early childhood". In: *Psychoanalytic Study of the Child*. New York: International Universities Press.

Spitz, R. (1965). *The First Year of Life*. New York: International Universities Press, 1975.

Steiner, R. (2000). *De Viena a Londres y Nueva York. Emigración de psicoanalistas durante el nazismo*. Buenos Aires: Ediciones Nueva Visión, 2003.

Wallbridge, D., & Davis, M. (1981). *Boundary and Space*. New York: Brunner/Mazel.

Welter, V. (2011). *Ernst L. Freud, Architect: The Case of the Modern Bourgeois Home*. New York: Berghahn.

Winnicott, D. W. (1948). "Reparation in respect of mother's organised defense against depression". In: *Through Paediatrics to Psycho-Analysis*. New York: Basic Books, 1975.

Winnicott, D. W. (1953). "Transitional objects and transitional phenomena". In: *Playing and Reality*. London: Tavistock, 1971.

Winnincott, D. W. (1954). "Metapsychological and clinical aspects of regression within the psycho-analytic set-up". In: *Through Paediatrics to Psycho-Analysis*. New York: Basic Books, 1975.

Winnicott, D. W. (1956a). "Mirror-role of mother and family in child development". In: *Playing and Reality*. London: Tavistock, 1971.

Winnicott, D. W. (1956b). "Primary maternal preocupation". In: *Through Paediatrics to Psycho-Analysis*. New York: Basic Books, 1975.

Winnicott, D. W. (1958). "The capacity to be alone". In: *The Maturational Processes and the Facilitating Environment*. New York: International Universities Press, 1965; London: Karnac, 1990.

Winnicott, D. W. (1960). "Ego distortion in terms of true and false self". In: *Maturational Processes and the Facilitating Environment*. New York: International Universities Press, 1965; London: Karnac, 1990.

Winnicott, D. W. (1962a). "Ego integration in child development". In: *The Maturational Processes and the Facilitating Environment*. New York: International Universities Press, 1965; London: Karnac, 1990.

Winnicott, D. W. (1962b). "A personal view of the Kleinian contribution". In: *The Maturational Processes and the Facilitating Environment*. New York: International Universities Press, 1965; London: Karnac, 1990.

Winnicott, D. W. (1962c). "The aims of psychoanalytic treatment". In: *The Maturational Processes and the Facilitating Environment*. New York: International Universities Press, 1965; London: Karnac, 1990.

Winnicott, D. W. (1962d). "A personal view of the Kleinian contribution". In: *The Maturational Process and the Facilitating Environment*. New York: International Universities Press, 1965; London: Karnac, 1990.

Winnicott, D. W. (1963a). "The development of the capacity for concern". In: *Maturational Processes and the Facilitating Environment*. New York: International Universities Press, 1965; London: Karnac, 1990.

Winnicott, D. W. (1963b). "From dependence towards independence in the development of the individual". In: *Maturational Processes and the Facilitating Environment*. New York: International Universities Press, 1965; London: Karnac, 1990.

Winnicott, D. W. (1964a). "What about the father?". In: *The Child, the Family, and the Outside World*. Massachusetts: Addison-Wesley, 1987.

Winnicott, D. W. (1964b). "What do you mean by a normal child?". In: *The Child, the Family, and the Outside World*. Massachusetts: Addison-Wesley, 1987.

Winnicott, D. W. (1964c). "The only child". In: *The Child, the Family, and the Outside World*. Massachusetts: Addison-Wesley, 1987.

Winnicott, D. W. (1964d). "Why children play". In: *The Child, the Family, and the Outside World*. Massachusetts: Addison-Wesley, 1987.

Winnicott, D. W. (1964e). *The Piggle*. New York: International Universities Press, 1977.

Winnicott, D. W. (1964f). *Home Is Where We Start From*. New York: W. W. Norton, 1986.

Winnicott, D. W. (1965). *Los Procesos de Maduracion y el Ambiente Facilitador*. Buenos Aires: Editorial Paidos, 2009.

Winnicott, D. W. (1965). "On security". In: *The Family and Individual Development*. London: Tavistock.

Winnicott, D. W. (1971). *Realidad y Juego*. Barcelona: Editorial Gedisa, 2013.

Winnicott, D. W. (1971a). "Creativity and its origins". In: *Playing and Reality*. London: Tavistock, 1971.

Winnicott, D. W. (1971b). "Contemporary concepts of adolescent development and their implications for higher education". In: *Playing and Reality*. London: Tavistock, 1971.

Winnicott, D. W. (1984). *Deprivation and Delinquency*. London: Tavistock.

Winnicott, D. W. (1986). *Holding and Interpretation: Fragments of an Analysis*. New York: Grove Press.

Winnicott, D. W. (1987). *Babies and Mothers*. Massachusetts: Addison-Wesley.

Winnicott, D. W. (1988). *Human Nature*. New York: Schocken Books.

Young-Bruehl, E. (1988). *Anna Freud: A Biography*. New York: Summit Books.